クリニック経営・成功の法則

〝集患〟プロフェッショナル

PROFESSIONAL

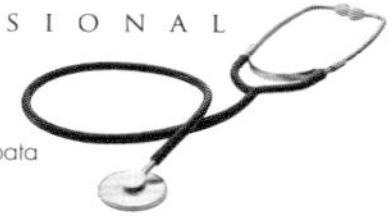

(株)ニューハンプシャーMC
柴田雄一 Yuichi Shibata

“集患外来”受診のススメ

貴院の“集患”状況はいかがですか？

本書では，貴院の状況を診察・診断し，

改善への具体策を提示しています。

本篇に入る前に，

本書の主人公，鈴木医師の“集患外来”の診療の様子を

少しだけお見せしましょう。

医療経営コンサルタント　清宮影虎

集患外来　問診票

初診の方は、下記の質問にお答え下さい。

（受診日）20×× 年　4 月　某日

氏名　鈴木健一　（男・女）〇〇年　〇月　〇日生　43 才

職業　クリニック院長（神経内科専門医）

1．どのような症状でお困りですか。

・症　状　（ 立地が悪い為、患者が集まらず、資金繰りが悪化している ）

2．具体的な症状はありますか。

☑ 新規患者数が増えてこない（又は減っている）
☑ 来院患者数が減っている（又は離反する患者が増えている）
☑ 平均来院回数が減少している
☑ 診療単価が低い
☐ その他（　　　　　　　　　　）

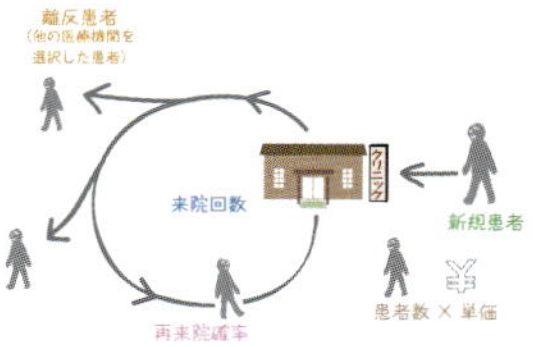

3．これらの症状がいつ頃からどのように始まりましたか。

（ 開院　　　）頃より（ 突然 ・ **だんだんと** ）

4．これらの症状は、どのように変化してきていますか。

（変わらない ・ **悪化している** ・ 改善している）

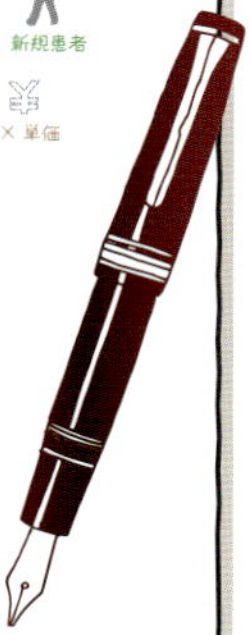

ご協力ありがとうございました。

清宮影虎

RFM 分析

分析	評価	所見
患者ロイヤリティ・セグメンテーションモデル 【図表 28】（→P.273）	＊	開院時からの離反率　75%
離反防止のためのターゲットセグメンテーション 【図表 30】（→P.281）	C	離反しそうな患者を発見できていない

予約診療調査

分析	評価	所見
予約診療率	B	80%　低め
予約キャンセル率	B	13%　キャンセル率の低さではなく その後のフォローが未徹底

追跡調査

分析	評価	所見
3 月新規患者追跡調査 【図表 31】（→P.286）	C	詳細不明　9 人 / 3 月新規患者　43 人　要コンタクト

疾患分析

分析	評価	所見
疾患別患者分布表 【図表 33】（→P.296）	C	生活習慣病患者が集まっていない

【総合所見】

◆患者数が増えなければ 3 カ月後には倒産します（延命措置をしても半年が限界）。即借入金の返済保留を行い、現金支出を抑えてください。

◆医業収入が増えない原因は、以下に示します。
①新規患者が減り続けている→新規患者が獲得できていない
②一日当たりの患者数も減少している→患者が定着していない
③平均来院回数が減少している→来院の促進ができていない
④低診療単価で推移している→診療単価を意識していない

◆収支計画表＆資金繰り計画表の作成、及び目標達成シミュレーションを実施後、すぐに以下の対策を打ってください。
①新規患者獲得プログラム
②患者離反防止プログラム
③来院頻度増加プログラム
④診療単価適正化プログラム

検査・診断結果

問診日：20○○年 4 月 某日
発行日：20○○年 5 月 某日

鈴木　健一 様

1. 基本検査

財務分析

分　析	評　価	所　　見
貸借対照表	D	短長期ともに支払能力はもうない
損益計算書	D	毎月 200 万円の赤字
資金繰り表	E	3 カ月で倒産、延命措置して半年

レセプト分析【図表 5】

分　析	評　価	所　　見
新規患者数	D	2.0 人 / 日 開業時から右肩下がり
1 日平均患者数	D	13.9 人 / 日 開業計画書目標の半数以下
月平均来院回数 （再来院確率）	C	1.60 回 / 月 減少傾向
診療単価	C	5,767 円 / 回 適正単価よりも低め

SWOT 分析

分　析	評　価	所　　見
強み、弱み、 機会、脅威	*	分析ができていない

2. 測定検査

新規患者経路分析

分　析	評　価	所　　見
新規患者経路シェア 【図表 12】（→P.176）	*	「口コミ」44%、「広告宣伝」56%
新規患者経路動向 【図表 13】（→P.177）	C	「口コミ」は安定、「広告宣伝」が激減

患者分布調査

分　析	評　価	所　　見
患者マッピング 【図表 15】（→P.189）	C	立地の悪さをカバーできていない

②患者離反防止プログラム

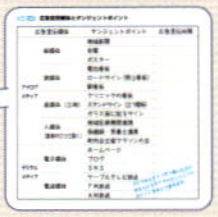
【図表14】(→P.185)

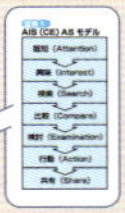

【図表5】(→P.133)

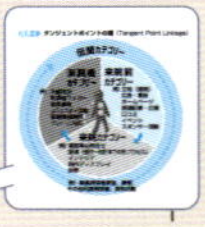
【図表4】(→P.118)

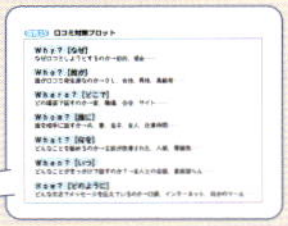
【図表22】(→P.240)

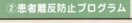

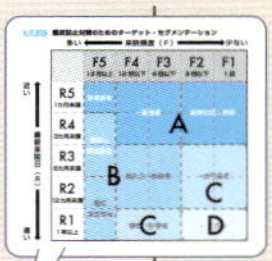

【図表30】(→P.281)

□離反防止対策のためのターゲット・セグメンテーションを設定します

A □予約診療率を上げるための対策を打ちます

□『新規お試し患者』の離反防止のためにアプローチを行います

B □疾患別のアプローチを企画していきます

□アプローチを実施していきます

C □ターゲット B が終了後に同様のアプローチを実施します

D □上記各ターゲットの対策終了後に実施していきます

③来院頻度増加プログラム

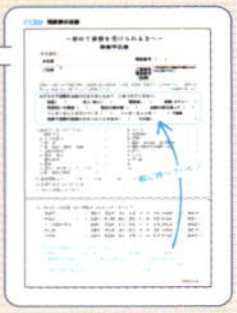
【図表11】(→P.175)

□コミュニケーション密度を上げる対策を打っていきます

□患者のニーズを把握します

□クリニックのシーズを再確認します

□ニーズとシーズのマッチングを行います

□ターゲット患者を設定します

□ターゲット患者とのタンジェントポイントを構築していきます（同時にトリガーも設定します）

④診療単価適正化プログラム

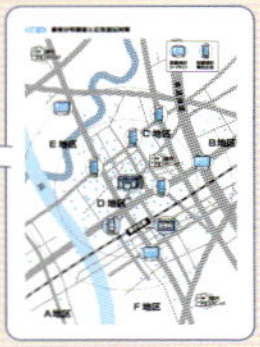

【図表15】(→P.189)

□患者ウォンツを満たすための方法を検討します

□オーダーが増えるような需要喚起方法を検討します

□適正診療単価の設定をします

□適正単価を引き上げるためのオーダーシミュレーションを行います

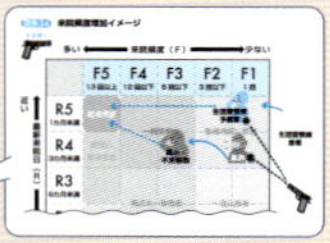

【図表34】(→P.310)

集患クリティカルパス

1カ月目

目標管理

□収支計画表及び資金繰り計画表の作成を行います

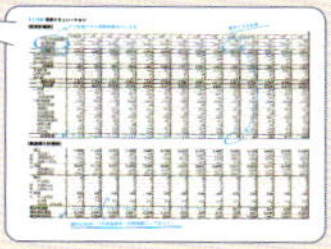

【図表 7】（→P.157）

□目標達成シミュレーションを行います（３月実績をもとに以下の３つのケースを想定してシミュレーションを行います）

ケース①新規患者だけで増やす

ケース②既存患者の来院頻度を上げて増やす

ケース③新規と既存の両方で増やす

□一年間の目標一日平均患者数と診療単価を設定します

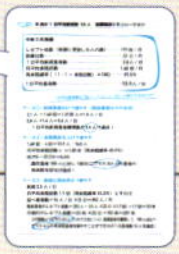

【図表 10】（→P.169）

①新規患者獲得プログラム

□問診票を変更して経路分析の精度を上げていきます

【広告宣伝対策】

□広告宣伝媒体別にタンジェントポイントを抽出し、対策を立てていきます

□患者分布調査結果より鉄媒体（看板類）の設置場所を決めていきます

□イベントを企画してタンジェントポイントを増やします

□デジタルメディア（ホームページ等）のタンジェントポイントについても検討していきます

【口コミ対策】

□来院行動の動機を AIS(CE)AS モデルを使用して仮説設定します

□タンジェントポイントの環を構築していきます

□口コミ対策プロットを作成します

2カ月目

目標管理

□プロセスマネジメントを行います

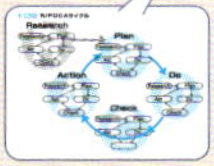

【図表 23】（→P.249）

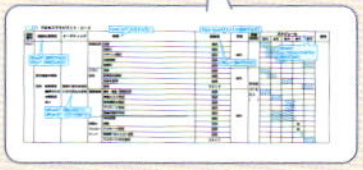

【図表 24】（→P.251）

□目標値のモニタリングを行います

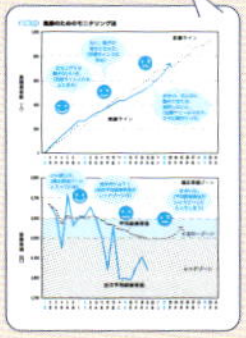

【図表 25】（→P.254）

①新規患者獲得プログラム

□経路分析を再度実施します

【広告宣伝対策】

□電柱看板を設置します

□ロードサインを設置します

□各種広告、広報、告知を行います

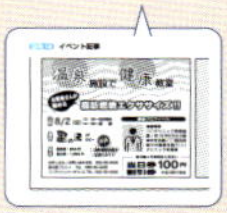

□イベントを実施します

【図表 18】（→P.205）

【口コミ対策】

□口コミツールミックスについて吟味していきます

□口コミツールを導入します

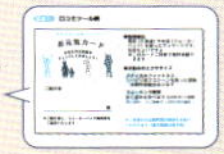

【図表 21】（→P.238）

目次

序

「患者集めのために書かれた本ってないもんだね」

これは作中に出てくる主人公のセリフである。実際、一般の書店だけでなく医学書を取りそろえているような書店でさえ、医科診療所、いわゆるクリニックに特化した患者集めに関する出版物はほとんどない。存在はするが、筆者が知る限りで自信をもってお勧めできるようなものはこれまでなかった。

一方、医業経営に関する出版物は数多い。医業経営を扱う書店の本棚には、税務、会計、開業、接遇などを取り扱った本で埋め尽くされている。なぜ、患者集め（以後、〝集患〟という言葉を用いる）をテーマにした本が出版されていなかったのか、その理由を三つの仮説としてあげてみた。

仮説その一、これまで〝集患〟ノウハウやセオリー（理論）を学ぶ必要性がなかった
仮説その二、ノウハウやセオリーを皆隠しもっている
仮説その三、実は誰にもわからない

まずは仮説その一　学ぶ必要性がなかった。必要性がないから売れない。だから出版されない。真っ

当な理由である。

開業医にも良い時代があった。日本経済は拡大していた。人口も増加していた。医療費も診療報酬も増え続けた。開業すれば自然に患者が集まり、間もなく待合室は患者で溢れた。当時は患者を一所懸命になって集める必要性はなかった。医療だけ一所懸命やっていればよかったのである。

しかしながら状況は一変した。医療費が膨れ上がった結果、診療報酬は下がった。少子化や経済不況による受診抑制で患者が減った。そこに、近年の開業ラッシュである。毎年1000施設ペースで増え続けている。実際には、毎年5000もの施設が開業し、毎年4000施設が閉院もしくは休院しているのである。高齢により承継せず（できず）に閉院するケースも含まれてはいるものの、経営が立ち行かなくなり閉院という憂き目に会うクリニックが相当数あるのだ。それを証明するかのように、クリニックの3分の1が赤字との調査報告もある。このように、クリニックを取り巻く経営環境はきびしくなってきた。

また、『お医者様』から『患者様』になった。つまり、医療は施すものでなく医療サービスを提供するものになり、その立場が逆転してしまったのである。このように医療がサービスになってきたことで、今度は書店に開業や接遇をテーマにした出版物がいっせいに並んだ。

当然〝**集患**〟の必要性も出てきているから、〝**集患**〟（もしくは〝増患〟）をタイトルに入れた本も出版された。ただし、クリニックの看板やホームページの事例集、他院の〝**集患**〟に関するノウハウ事例を羅列している程度だった。決してそれらの本を否定しているのではない。自院でも使える事例がその本に載っているのであれば、積極的に参考にすればいい。しかしながら、どれだけ使える事例があるのだろう。しかも、〝**集患**〟のためのマーケティングノウハウやセオリーを勉強したいと思っている院長にとって、事例だけでは冒頭のセリフのような感想をもつのではないだろうか。

仮説その二　ノウハウやセオリーを皆隠しもっていて誰も公にしていないのだろうか。実際のところ、筆者もわからない。ただし、この業界特有の、公にならなかった理由も確かに存在する。

一つ目の理由としては、医師の専門分野や標榜科によって、クリニック経営の収益構造がまったく異なってしまうことがあげられる。そして、立地条件や周辺環境によってもアプローチの仕方がまったく変わる。そのために、クリニックに関して言えば、事例集のような本は読者にとって基本的にはしっくりこないのだ。

二つ目の理由は、クリニックの経営には本音と建前の世界があるということだ。医療の世界に身を置いていると、そうそう声を大にして『儲けたい』とは言えない。したがって、クリニックの院長や院長経験者が、経験的にどうやって患者を集め儲けていくかを知っていても、それを堂々と公言しようとは思わないのだろう。

三つ目の理由は、患者が集まらないという悩みを、なかなかオープンにしにくいということがある。だから〝**集患**〟についての相談内容自体が公にはなりづらい。院長が相談できる相手は、クリニックに出入りする会計士や税理士、開業コンサルタント、取引金融機関の担当者、それ以外の出入り業者となる。ただし、彼らの本業は別のところにあり、〝**集患**〟は専門ではない。これは整形外科の専門医にお腹が痛いと相談しているようなものだ。

では、中小企業診断士や経営コンサルタントを生業としている人たちが、〝**集患**〟に関するノウハウやセオリーを隠しているのだろうか。彼らはそれで飯を食っているのだから、たぶんそこは隠しているのだろう。しかも彼らには守秘義務がある。

また、憂慮もある。彼らの隠しもつノウハウやセオリーが、古くなってしまっている可能性がある。インターネットや携帯電話の急速な普及によって、コミュニケーション革命が起きて、マーケティングも一気に多様化している。それによって〝**集患**〟のやり方も日々変化している。それに対応していかねばならないのだ。

経営のスピード感も昔とは違う。かつての古き良き時代には、開業すればすぐに患者は集まっていた。半年や1年そこそこで損益分岐点を超えて患者数が集まった。したがって準備した運転資金が少なくても黒字化までもっていくことができた。しかし患者が集まりにくい今では、損益分岐点を超える患者数になるまで時間がかかる。よって必然的により多くの運転資金の準備と、より緻密な資本計画が必要となる。それに失敗すれば、準備資金も底をつき、耐えきれず倒産する。つまり患者が集まらないこの時代に、運転資金が底をつく前にスピーディに患者を集める必要性が出ているのである。そこで綿密に練られた即効性のあるマーケティングが重要になる。このスピード感と精度こそが昔の**集患**ノウハウやセオリーとの決定的な違いなのだ。

ほかにも〝**集患**〟ノウハウが公になっていない理由がある。書店の本棚には、一般企業向けのマーケティングの出版物が溢れんばかりの状況である。にもかかわらず、一向にこちら側へは流れてこないのは、医療が人の命にかかわるものであるため、営利優先ではいけないという理由から、医療機関の運営から経営まで、完全に国の統制下において保護され規制された市場であるからだ。診療報酬によって価格統制され、さらに広告も規制のもとにある。規制がダメだということを論じるつもりは毛頭ないが、それによって一般企業のマーケティングをそのまま流用することができず、結局は他分野からの参入障壁が高くなっているのだ。

そして仮説その三　では、実は誰にもわからないのだろうか。もしそうであれば筆者は、自信をもって言いたい。**〝集患〟**のノウハウとセオリーを包み隠さず披露したこの『〝集患〟プロフェッショナル』がある。本書は、単なる小手先のテクニックや事例のような知識を寄せ集めたような本ではない。**〝集患〟**に関する経験則を論理的に体系化していった、知恵を絞り切った本であり、**〝集患〟**を科学した専門書である。

■

さて、本篇へ入る前に内容に少しふれておこう。

主人公である鈴《すず》木《き》健一《けんいち》は、40代で都心から少し離れた新興住宅地に戸建て開業した医師である。専門は神経内科で、内科、神経内科、アレルギー科を標榜するクリニックの院長である。

しかし、開業当初から思うように患者が集まらず苦戦を強いられ、クリニックは倒産寸前の状態だった。そこで、もう一人の主人公である清宮影虎《きよみやかげとら》が登場し、**タンジェントポイント戦略**というマーケティングセオリーを駆使して、窮地をしのぎ、クリニックを立て直していく話である。

この話の核となるのが、**タンジェントポイント戦略**である。この戦略コンセプトは、ブランディング（ブランド構築）の分野で使われているマーケティングセオリーがベースになっている。大手広告代理店の博報堂や電通が、それぞれタッチポイントやコンタクトポイント（ともに訳すと接点）とそれぞれ名称を用いて、ブランディングを実際に展開し成果を上げている。それを筆者が医療経営の世界に持ち込み、進化させたものである。

ベースになったこのセオリーは、消費者との数ある接点を最適化管理することで自社や自社商品のブランドを構築していき、企業競争力を向上させるというコンセプトである。

『なぜルイ・ヴィトンのバッグを、わざわざ高いお金を出してまで買いたがるのか？』

それがブランディングであり、実はそこに企業側の緻密な戦略がある。消費者が意識していなくても、**ブランド（やそれを販売する企業）と消費者にはあらゆる接点機会があり、それが意図的に作り出されている**。その接点機会は、テレビや雑誌などへの有料広告だけではない。ブランドに関する様々な記事や、店舗立地、店のインテリアや接客の瞬間、ホームページや口コミもあり、一つひとつ演出を加えている。例えばヴィトンの広告は、具体的な商品説明をするような広告でなくイメージ広告が多い。つまり、商品の機能に関することを伝えていないのだ。にもかかわらず人がそれをほしくなるのは、〝イメージ〟の力である。

広告規制下にあるクリニックは、限られた広告表現しかできない。だからこそ、広告の縛りがきびしいクリニックにおいては、このブランディングを応用した**タンジェントポイント戦略**が最も適したマーケティングセオリーと言えるのである。

このストーリーは、四つのプログラムや多数のフレームワークを上手に活用して、タンジェント（線や面が一点で接した）とのポイント（瞬間）という機会を探っていくシーンを中心に展開される。また本書は汎用性が高いため、ケースで取り上げている科だけではなく、内科系、外科系、眼科、皮膚科などでもそのまま応用できる。また、歯科や治療院においても、十二分に適用可能である。

いろいろとむずかしいことを最初に書き並べた。ケースの内容も重量感たっぷりに仕上がっている。とはいえまずは、肩肘張らずに楽しんで読んでいただけたらと思う。

では本篇スタート。

第1章

開業はしたけれど…

「現状維持では　後退するばかりである」

ウォルト・ディズニー（実業家）

「何でここにあるんだろう」

内科医の鈴木健一は、ふとつぶやいた。捨てたはずの一枚の名刺が、なぜか机に置かれている。すぐに妻直美の仕業だとわかった。

〈あまり気が進まないけど、連絡してみるか。会うだけだし〉

そんなことを思いながら一通のメールをその名刺の名の元へ送信した。

話はその１年前にさかのぼる。

念願かなった開業

「本日2月14日快晴の空のもと、皆様の多大なるご協力によって、ここ『夢が丘』の地にて『鈴の木クリニック』を開院することができました」

健一は、ついに念願の開院の日を迎えた。

借入れ１億５０００万円で実現した開業で、不安もある。とはいえその不安を打ち消すほどの期待に胸を膨らませながら、お祝いとして贈られた花に囲まれて開院式の冒頭に挨拶をした。

「当院は、内科、神経内科、アレルギー科を標榜しております。神経内科については、原因不明の痛みやしびれを訴えて受診される患者様が多いため、理学療法士による物理療法を行います。また、不定愁訴やアレルギーに対しては、漢方を中心に処方する方針をとっていきます。地域住民の皆様のかかりつけ医として、お気軽にご利用いただければ幸いです」

鈴木健一、42歳、神経内科専門医。18年間の勤務医生活を経て、都心から電車で1時間ほどのベッドタウン『夢が丘』に内科系クリニックをオープンさせた。外壁にレンガ風タイルを用い運動施設を備えた内装は木のぬくもりを感じる新築一戸建てだ。

「鈴木先生、いや鈴木院長、本日は開院おめでとうございます」

「中野さん。開業までいろいろご支援くださり、本当にありがとうございました」

医療機器販売会社「荒川医療器」に所属する開業コンサルタントの中野に対して、健一は心から感謝の気持ちを伝えた。この日の開業まで2年、立地の選定や事業計画、設計士の紹介、医療機器の納入、ホームページ開設、そして官公庁の各種届出と、開業に関するサポートを無償で行ってくれている、健一にとってとても心強いパートナーであった。

「この中野、院長に何かあればすぐに駆けつけますから」

「いや、中野さんが作成してくださった開業計画書どおりにいけば、大丈夫ですよ」

そこへ顧問税理士となる吉田が、二人の会話に割って入ってきた。

「中野さんだけでなく、この吉田にも税務以外のことでもわからないことがあれば聞いてください。私、マーケティングなんかも得意なんですよ」

中野と吉田は、これまで手掛けてきたクリニックは皆患者が集まっていることなどを健一へいろいろ話してくれた。

「中野さんや吉田さんにお会いできてよかった。これからの『鈴の木クリニック』もどうぞよろしくお願いします」

健一は、そう言って二人に頭を深く下げた。開業、そして経営という初めての経験をする健一にとって、彼らの言葉はとても心強い。また健一自身も手ごたえをつかんでいた。開業前に行った内覧会は、将来的な展望を考えて投資した広い運動施設（リハビリテーションルーム）が近隣住民の人達でいっぱいになっていた。総数にして３００人を超えていた。今日の開院式も多くの参加者で院内はごったがえしている。開院初日もさっそく20名の患者が受診していった。

開業した2月は、結局一日平均患者数は13人となったが、３月は16人、４月は17人と患者も増えてきた。

「健一さん、よかったわね」

5月の連休を迎えたある日の夜、健一の5歳年下の妻、直美が言った。

「うん、とりあえず順調といっていいかな。この前さ、俺と同時期に開業したっていう医局の先輩に会ったんだ。開院初日の患者数が1名だったんだって」

「あら、大変ね」

「しかもさ、その1人も奥さんなんだってさ。数年前に開業した先生も最初の３カ月くらい一日平均10名以下だって言っていたよ。最初はそんなものなんだろうね」

「じゃぁ、私たちはいいほうってことかしらね」

「そうだよ。スタッフのみんなも患者さんへの接遇も良くできているし、俺も患者さん一人ひとりに丁寧に対応しているから心配ないさ」

「あなたって楽観的でいいわね。ところで、地域住民の方へ鈴の木クリニックをもっと知ってもらえるようなこと何かしているの？」

「何もしていないさ。良い医療をきちんと施していきさえすれば、患者さんも自然と集まってくるから大丈夫だよ」

「ふーん、本当にそれだけでいいのかな…」

直美は、それ以上言わなかったが、楽観的な健一を見ていて一抹の不安を感じていた。

実際に健一は、この現状を楽観視していた。開業計画書では、初年度の**一日平均来院患者数**を30人と設定している。目標設定も健一自身のなかでは低めにしていたつもりだったので、何カ月かすればクリアするだろうと深刻には考えていなかった。

診療単価も計画は７５００円で設定していたが、初月の2月こそ７４９０円と近い数字だったが、翌月3月が６５２０円、さらに4月は５２３０円にまで下がってきていた。それすらも健一は、特に気にとめることはなかった。

患者が増えない

「11月を過ぎれば季節的に増えると思ったんだけど、逆に減ってるのか…」

健一は、直美が作ってくれた鈴の木クリニックの月別の**一日平均来院患者数**の推移を示すグラフ（図表１上）を見ながらため息まじりにつぶやいた。**診療単価**も結局開院３カ月目以降**６００点を超える月はない**。初めて受診に来る**新規患者数**においては、右肩下がりの状態である（図表１下）。

図表１　鈴の木クリニックの実績

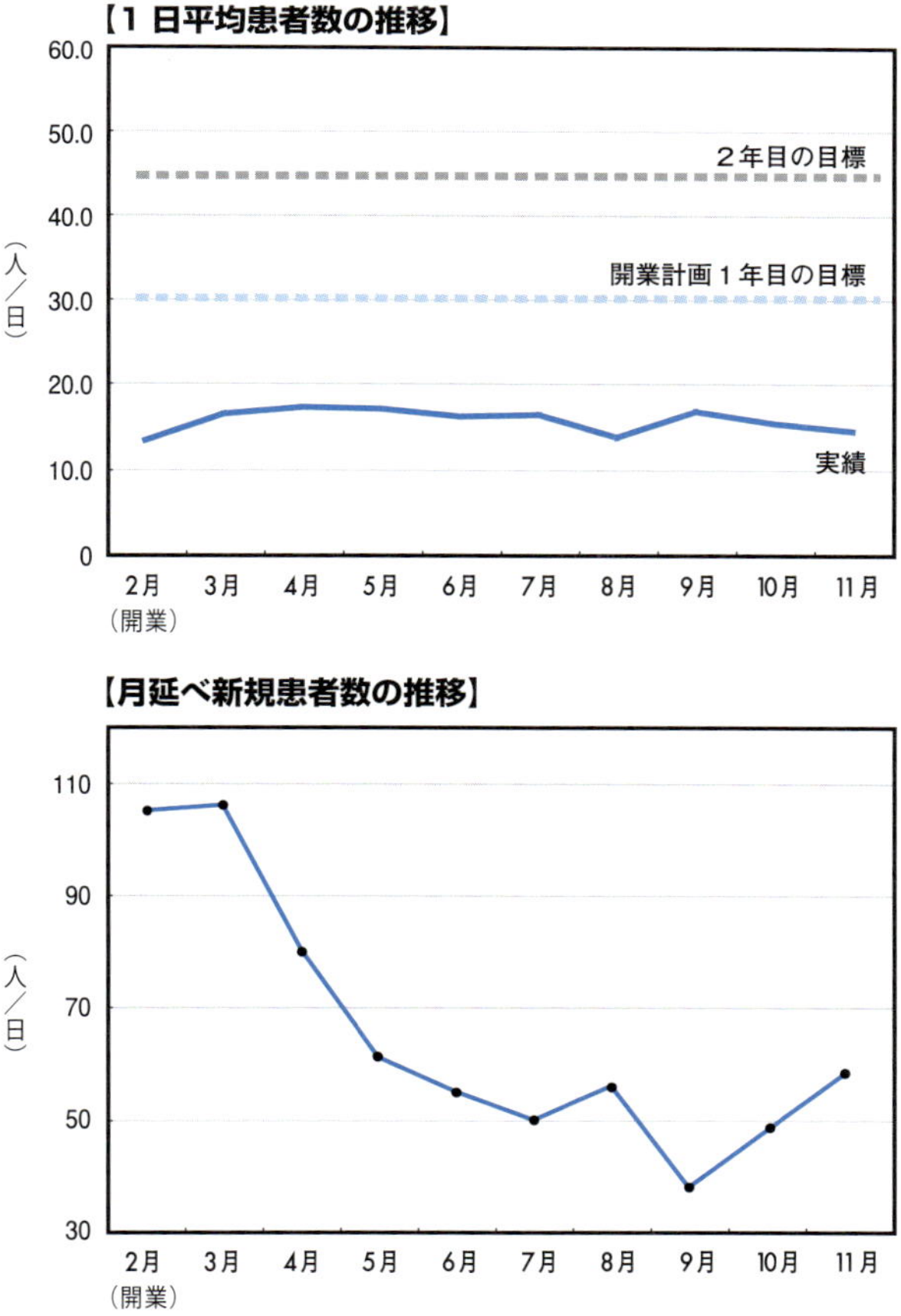

〈12月からインフルエンザ流行らないかな…〉

患者へインフルエンザの予防接種の注射を打ちながら、そんな不謹慎なことさえ、ふと頭をよぎることもあった。

開業コンサルタントの中野は、最近は顔も出さなくなっている。8月に**一日平均来院患者数**が2月と同じ13名まで下がったとき、中野が勤める荒川医療器の別の担当者が別件で来院した際に一度声をかけたことがあった。

「中野さん元気にしてる?」

「はい。またこの春に開業予定があるそうで、すごく忙しそうです」

「そっか。たまには顔を出してって言っておいてね」

結局、その後3カ月以上経っても中野から連絡すらない。

税理士の吉田にも、どうしたら患者が増えるのか相談はしてみた。しかし、**口コミ**を増やせとか、患者満足度を上げろとか、本で読みかじった程度の誰でも言えるような抽象的なアドバイスばかりである。実際には、アドバイスにすらなっていない。

健一はそんな吉田へ具体的なコメントを求めて、**口コミ**を増やす方法や患者満足度を向上させるためにどうすればいいか聞いたことがあった。その答えが、**口コミ**を増やすには、患者へ丁寧な対応を心掛ける。患者満足度向上については、患者さんじゃなくて患者さまと呼ぶようにする——というようなものだった。はっきり言ってそんなことを聞きたいのではない。それで患者が増えるんだったらとっくに増えている。開院式のときの二人のあの心強い言葉は何だったのだろう。健一は、そう思えてならなかった。

開業した後輩からは、税理士から患者が増えない時期にはアドバイスをもらって勉強になったという話を聞いている。税理士にも当たりはずれがあるのだろう。専門は税理だからしかたがないことかもしれない。結局不満を言ったところで、誰が助けてくれるわけではない。そのように健一は思うようしてきた。

とはいえ、このままの患者数で推移すれば、残り数カ月で開業時に準備した運転資金も底をついてしまう。そんな状況になってから、資金繰りのことが頻繁に健一の頭をよぎるようになった。そのたびに背筋がぞくっとして、先の見えない恐怖と不安にさいなまれ、食事ものどを通らないようになっていった。

経営コンサルタントへの依頼

「今日も私の作った料理、まったく手をつけてないじゃない」

最近食事量も口数も少なくなっている健一に対して、直美は心配ではあったがしばらくそっとしておいた。しかしとうとう見かねてある晩、直美が健一にそう切り出したが、健一はその問いかけにただうなずくだけで何も返事がない。

「中野さんや吉田さんじゃなくて、他の誰かに相談してみようよ。影虎君とかさ」

直美のその言葉に、ようやく健一は反応した。

「影虎君？　ああ、直美と同級生で経営コンサルタントの彼ね」

「そう。最初の頃、開業の準備を手伝ってもらったじゃない」

「わかってるって。彼はよかったと思うけど、結局、荒川医療器の中野さんならば無償だからって途中で乗り換えたんだぜ」

「私の反対を押し切ってね」

「しょうがないだろ。彼のは有償で中野さんのは無償なんだから」

「影虎君さ、中立性を保ちたいから他の業者を紹介したときにその謝礼として支払われるリベートは受け取らない代わりに有償でやっているって言ってたじゃない。でも結局中野さんのところを通して入れた医療機器のリース料だけで毎月100万円も払っているでしょ。ほとんど使ってないのにね」

「90万円だよ。今になって考えれば、中野さん達はそのリベートをもらう。だから医療機器が多くなればなるほど彼らにとってメリットになる。俺たちの経営のことは、第一優先じゃなかったのかもね。やられたって感じだけど、結局は俺が決めたことで、すべて俺の責任だよ。悪かったね！」

健一が少しムキになってそう言うと、直美も強い反応を示してきた。

「私、あなたの責任がどうこう言っているんじゃないわ。相談してみたらって言っているだけじゃない。いまさら経営がきびしいからって相談することをカッコ悪いって思ってるんでしょ。その変なプライドどうにかしたら？」

直美が声を荒げて言ったことは、図星だった。しかし健一は、それを素直に認めることができなかった。そして、こんなに悩んでいる自分に向けてプライドを傷つけるような言葉を発した直美に対して怒りさえ感じていた。その怒りにまかせて何を言うかわからなくなり、健一はそれ以上の反論はせずに席を立った。

健一は自分の部屋へ戻り書斎の椅子に腰かけると、その怒りを抑えるために天井に向かって大きく息を吐いた。

〈家族だって、所詮俺の悩みなんてわからないんだ。孤独なもんだ…〉

健一はそんなことを思いながら、机の上に置いてあった一冊のパンフレットを手に取った。それは、医師の健一でも知っている外資系の戦略経営コンサルタント会社のものであった。

誰にも相談できないでいた健一は、直美に内緒で大企業の役員を務めていた叔父に会いに行っていたのだ。そのときにある経営コンサルタントを叔父から紹介された。当初乗り気ではなかったが、悩んだ末に昨日、そのコンサルタントと面会していた。

その彼は、クリニックへの経営コンサルティングの実績はなかった。しかし大手の医薬品卸の経営改善プロジェクトやある自治体病院の立て直しに関するプロジェクトを手伝ったことがあって、医療業界のことについて一般的な知識はあるように思えた。しかも彼の学歴や経歴は非の打ちどころがない素晴らしいものである。

その面談では、ワンマンショーのように彼は一方的にしゃべり続けた。しかも、こうあるべきといった表現が多く会話で使われて、健一のコンサルタントへの第一印象はあまり良いものではなかった。

その彼の話には、彼がこれまで手掛けてきたことが頻繁に出てきた。大手飲料メーカーの売上をウン十億円伸ばしたり、赤字だった老舗百貨店の財務状況を1年足らずで黒字へ転換させたりと、医師の健一には初めて聞くようなビジネス業界のダイナミックな事柄ばかりを聞いているうちに、だんだんと心をもっていかれた。

さらに彼の会話は進んだ。自分が知っているビジネスで効果を出したマーケティング手法をそのまま利用すれば、絶対に経営は立ち直るだろうと自信たっぷりに話した。彼のこうあるべきだと繰り返す言葉とズバズバ遠慮なくモノを言う態度が、不安で心が折れそうになっていた精神状態の健一にとって、それも心地良くまた心強く感じられた。そのうえ、半年で今の患者数の何倍にもすると、健一へ言い切った。しかも分析などは担当者を一人つけ、会社側でやると言っている。さらには、有名な会社の一流コンサルタントを顧問にするということ自体に心をくすぐられ、彼から支援を受けたいと思うようになっていた。

しかしながら、コンサルティング契約は躊躇していた。その理由は、フィー（報酬）の高さである。着手金がウン百万円で最終的には7ケタになっていた。紹介してくれた叔父へその金額の妥当性を尋ねると、普通なら何千万円の見積もりが出されるだろうと言われた。それでもコンサルティングによって企業は、実際に何倍もの利益を得るのだから十分にやる価値があるのだという。事実、その彼と叔父の会社とは何年も契約を結んでいて相応の実績を出していた。しかし、実際に自分が払うとなればそう簡単な話ではない。

健一は、大きく息を吐き呼吸を整えると、携帯電話に手を伸ばした。その彼に連絡を取るためである。直美との口論によって噴き出したその怒りに任せて半分ヤケになって、電話をかけていた。無論提示されたフィーなど払えるわけがない。着手金を提示の半分とすることを条件に契約の意思を示した。クリニックへのコンサルティング経験がないということもあって、その条件でよいと回答を得られた。しかも3カ月間は自信があるからその着手金だけでいいということだ。4カ月目以降に契約を更新する際に、そこからきちんとフィーを払うということで結局契約することとなった。

一見無謀なようだったが、もちろん健一なりに勝算はあった。彼との契約を更新する4カ月目までに患者数が今の倍になれば十分フィーも払っていけるだろうと、漠然とではあったが考えてのことである。また分析作業等も向こうでやる契約なので自分の手を煩わすこともないし、スタッフ1人雇ったと考えればいいと自分を納得させた。

健一はその彼と今後の実務的な話を済ませて、自分の書斎からリビングへ戻った。まだ食事の片づけをしていた直美が、気まずそうに健一のほうを向きながら口を開いた。

「さっきは、ごめんね。ちょっと言いすぎた」

健一は、その言葉にも反応を示さなかった。まだ、自分のプライドを傷つけるような発言を許せていなかった。直美への当て付けのように、健一は彼女の顔を見ないで言った。

「俺さ、一流のコンサルタントを雇ったから。今その契約の電話をしてきた」

直美は、驚いていてもう一度何と言ったのかを聞き返してきたが、健一はそれにさえも答えようとしなかった。しかし、直美はそんな態度を示していた健一へ意外な言葉を返してきた。

「私も一緒に頑張ろうっと」

「お前の友人の彼じゃないんだぞ」

「わかってるわ。でもあなたが決めたことだからいいんじゃないの」

直美が影虎へ頼まなかったことに対して非難するだろうと健一は思っていたにもかかわらず、彼女のこのような想定にない反応に健一は少し動揺した。しかし、それを悟られまいと健一は無反応を装った。さらに直美は、そんな健一へ話しかけてきた。

「でもそんなところだからお金もすごくかかるんでしょ。よければ独身時代から続けていた私の定期預金を解約してもいいからね」

その言葉に健一は涙が出るほどうれしかったが、素直に表現することはしなかった。また自分としてもプライドがあり、彼女からの申し出を断った。

確執

わずかばかり残っている運転資金から捻出した着手金を振り込んで数日後、そのコンサルタントは健一のもとへ訪れた。彼の名は山本五一。白髪で恰幅が良くて話す声がでかい。そんな山本に対して、健一とともに同席していた直美もまた、健一が受けた最初の印象と同じように彼の押しの強さを少しの雑談で感じ取っていた。

その雑談が終わると山本は、健一へ現状を手際よく聞き出していった。次に健一から差し出された財務諸表を受け取った。それを見るや今抱えている財務面での問題点を指摘してきた。山本は、内科系クリニックに関するすべての経営指標の全国平均値をすべて頭に叩き込んでいるようである。もちろん他院との比較によりリース料の高さも指摘された。

健一と直美は、山本の口からよどみなく出てくる指標にただただ感心して聞いていた。それ以降もワンマンショーのごとく、山本は持論を展開していった。その内容は理路整然として健一は共感をもって聞くことができている。山本はそれから1時間ほど続けて、話を終えた。

「院長、1週間でいいので時間をください」

最後に山本は、そう言って戦略立案することを約束し帰っていった。

「叔父さんの言うとおり、頭の切れる人で良かったな」

健一は山本を見送った後、少し安心してそう言った。

「――う、うん。健一さんがそう思ったならいいんじゃないかしら…」

直美は、健一とは対照的に不安を抱いていた。山本の話は論理的で説得力がある。しかし、話が大きすぎる気がする。大企業と違って鈴の木クリニックのようないわば零細企業には、当てはまらないように思えてならなかった。集客について二人が知らないマーケティングセオリーを駆使して話をしていた。だがそれも一般企業での話であって、医療にかかわる広告規制について少し不勉強であることも気になっていた。

1週間後、直美のその不安は的中した。山本から送られてきた戦略立案書は、様々なデータを用いて非常に良く分析されている。さらにどこで調べたかわからないが、この地域の医療需要や競合分析も行われている。そこから導き出されたこの地域で求められているであろう診療ニーズも示されている。それから図や表を巧みに使いこなして、誰が見てもわかるくらいシンプルに理想的なマーケティング戦略が描かれていた。

しかし一見素晴らしいその戦略も、それらを一つひとつ実行しようと考えるとむずかしいと思われるものばかりだった。確かに、健一の神経内科専門医である強みや関連性と診療報酬上の優位性などを考えれば理想が示されている。それはもう一人別の医師を雇い入れることが前提にある。当然、収支計画や資金繰り計画は、様々なリスクが勘案されていて完璧に練られていた。

しかしながら、そんな都合よく非常勤で雇えるわけがない。当然、雇うための方法も示されている。医師を専門とするヘッドハンティング会社や紹介会社を使えという方法論のみが表記されていた。ただそれが現実的ではないことは、医師である健一が一番よくわかっている。

また、集患のための立案されたマーケティングも理屈はわかる。しかし、医療広告規制に引っ掛かりそうなものや大掛かりなものばかりで実効性に欠けていた。

そこで健一は山本へ連絡を入れて、現在の医師招聘のむずかしさや広告規制について彼に説明した。山本もそこはプロフェッショナルな対応を取ってきた。健一の話を聞き入れ、数日で代替戦略を練ってきたのである。近隣病院への医療連携によって患者を獲得する方法やインターネットの活用など、だいぶ広告規制に配慮された対策になってきた。しかし、出身医局の違いによる連携のむずかしさや、医療についての世間的な配慮など細かい点が理解できていない内容なのである。この業界について経験がないのだから、少しくらいわからなくても当然なのかもしれない。そう思うことにして、再度修正を求めた。

その求めのつど分析材料となるデータや資料の提出を依頼された。しかしいっこうに具体的な対策に移っていく様子がない。健一は先に進まない気がしてきた。さらには、医療業界について一般的な知識があると当初思っていたが、実はまったくといっていいほど知らないこともわかってきた。そうなると当然、健一が山本へ逆に教える機会が多くなってくる。そんな状況が続き、健一と直美に相当な不安が募っていった。

　そんなある日、山本と直美の間で衝突が起きた。日曜日にクリニックで山本と話し合いをしていたときのことだ。健一がちょっと席を外して部屋へ戻ろうとすると、直美が山本に向かって叫んでいるのが聞こえたのだ。

「何でもっと、私たちの意見を取り入れようとしないんですか。いちいち他の業界ではどうだったって、あなたは今、街の小さな内科クリニックの経営を立て直そうとしていらっしゃるんでしょ！」

　それを聞いた健一は、急いで止めに入ろうと部屋に戻ったが時すでに遅かった。山本も直美の言葉でプライドをそうとう傷付けられた様子で、顔を真っ赤にして反論した。

「奥さんは、経営の素人でしょ。経営のプロの私の言うとおりにするべきなんです。そうしていれば、間違いありません。最初からいろいろと口をはさみすぎなんじゃないんですか」

　健一は、熱くなっていた二人の間に割って入るが、直美の怒りは収まらない。

「私たちは、もう生きるか死ぬかの瀬戸際なんです。分析が重要なのはわかります。でも今は、もっと即効性のあるアドバイスが欲しいんです。それくらいのこと、経営のプロであるあなたにはわからないんですか！」

健一は、直美の手を引っぱって部屋の外へ連れ出した。直美の眼は真っ赤になっている。

「どうしたんだよ。もっと冷静になろうよ」

「冷静にって言うけど、これが冷静でいられる状況？」

「だからって怒りをぶちまければ済むのか？　もう少し山本さんに従ってみようよ。それ以外の道はもうないんだ」

「健一さん、そんなことで本当にいいの？　それに彼に従うって言ってるけど、お金だけ払って自分じゃ何も取り組もうとしていないじゃない」

「俺だっていろいろ考えてるし、やっているよ」

「じゃあ、何をやっているのよ」

「分析のデータを出すとか」

「それもスタッフの子たちでしょ。自ら汗をかこうとしているとは思えないわ」

「俺だって一応院長だよ。医・者・な・ん・だ・か・ら・さ、医・療・に・集・中・す・る・べ・き・な・ん・だ・よ」

「カッコつけてる場合じゃないわ！」

怒りが収まらない直美の声のトーンが上がり、さらに続けて健一へ怒りをぶつけてきた。

「影虎君なら、こんなことにはなっていないはずよ。男のプライドか何か知らないけれど、素直に彼に相談すればよかったんだわ！」

冷静に対応していた健一も、その言葉にカチンときた。

「だったら、もういい。別に手伝ってくれなくても、自分で何とかしてやるよ！」

「あっ、そう。じゃあ、もう帰る。勝手にして！」

そう言い放つと直美は、怒りを示すかのごとくわざと大きな音を立ててクリニックを出ていった。結局その日健一は、山本にお詫びをして彼には帰ってもらった。

それ以来直美は、いっさい山本と会おうとはしない。健一に対しても無視するようになってしまったのである。

直美の一件以降も、山本は相変わらず分析ばかりで具体的なアドバイスはない。さすがの健一も、今月12月に患者向けに院内で行う漢方講座を一人で企画し、スタッフに細かい作業を手伝ってもらって何とか開催にこぎつけた。また知り合いを通じて、ある市民団体から講演依頼を受けた。来月開催予定で数百人集まるという。健一は、当然即答して引き受けた。

山本はといえば、何十ページにもわたる経営戦略計画書を仕上げて、再び健一のもとへやってきた。それを健一へ手渡す際、自信満々の笑みを浮かべてこれで再建できると話してきた。鈴の木クリニックのあるべき姿がきれいにまとまっている。しかしながら、今日明日の飯を食うのに必死な人に数年後の夢を語ってもお腹は膨れない。まさにそんな感じで、即効性のありそうな対策は結局見つけることはできなかった。

月200万円の赤字

山本の作成した経営戦略計画書は、机の上に放置されていた。しかもこの冬は頼みのインフルエンザも12月どころか1月になってもたいして流行らず、来院患者数も増えることはなかった。ただ2月は、12月に行った漢方講座や1月の講演会の効果も手伝ってか、昨年9月以来久しぶりに**一日平均来院患者数**が16人を超えた。

とはいえ鈴の木クリニックの経営が火の車であることには変わりはない。毎月200万円前後の赤字が、開院当初から続いている。さらには山本とのコンサルティング費用を無理やり捻出したことで、2月にはとうとう運転資金も底をつき、銀行から1000万円の追加融資を受けることになった。そのときでさえ、経営状況を知っているはずである税理士の吉田から何の連絡もない。もう、正直に自分をさらけ出して相談できるような人物は、健一にはいなかった。また直美の態度も相変わらずだ。正月の休みも一人で実家に帰る始末で、会っても必要最低限しか話をしていない状況が続いている。しかし、健一も健一で、自分からホコを収めようとはしなかった。

月2回あった山本の定期訪問でも、結局あるべき論だけがむなしく続いた。健一も、山本への信頼はもう完全になくなってしまっていた。

〈コンサルタントって名乗っている奴らはもう絶対信じない…〉

山本の話をうわべで聞きながらそんなことを思っていた。健一はその日に、契約更新しないことを山本へ告げた。その際山本はもうじき成果が出るだろうから、契約更新の4カ月目ギリギリまでその決定を待ってくれと健一に頼んできた。しかし、健一はその申し出をきっぱりと断った。

その後健一は、家に戻りドアを開けた。するとその場で膝から崩れ落ち、ドスンと音を立てて膝と両手をついてしまった。山本との契約は、健一にとっていわば最後の勝負だった。その失望感と裏切られた感、そして絶望感が一気に健一を襲ってきて、全身から力が抜けてしまったようである。その音を聞いた直美が、部屋から飛び出してきた。

「どうしたの、健一さん!」

直美は、健一のもとへ急いで駆け寄り引き起こそうとした。

「大丈夫、何でもないから。別にちょっとつまずいただけだよ」

「本当に？　どこか具合が悪いんじゃないの？」

「平気平気、ピンピンしているよ。でもやっと、俺に話しかけてくれたな」

「心配させといて、何言ってるのよ」

健一が自分の弱いところを直美へ見せまいと、意地を張り強がっていたのを直美はわかっていた。というのは、健一が最近悩んでロクに眠れていないことも、直美にだまって追加融資を受けたことも知っていたのである。

素直になれない健一は、これからも自分一人で悩み苦しむだろう。うなだれている健一を前に直美はそう思い、自分の意地は心にしまおうと気持ちを切り替えることにした。

「これからまた私に手伝わせてね。いいでしょ？」

直美はそう言って自分の肩を健一へ貸した。健一は直美の肩に手を置くとポツリと言った。

「もう山本さんとは契約しないことにしたよ」

「そっか、勉強代を払ったと思って諦めるしかないわね」

「まあな」

そう久しぶりに会話を交わしながら、直美の肩を借りて健一は起き上った。

「ちょっと転んだだけでしょうけれど、少し横になったら？」

「そうするよ」

二人は肩を組み寄り添って、寝室へ向かった。


翌朝直美は、あとから起きてきた健一へ元気よく言った。

「おはよう！」

「うん」

しばらく二人の間に会話がなかったこともあって、健一は同じようなトーンで挨拶を交わすのが少し気恥ずかしく無愛想に返事した。

「健一さん、私今日から仕事が終わったらクリニックへ行くわね。何か手伝えそうなことあるかしら」

直美はあえて明るく振るまった。その甲斐もあって、何日かすると健一も、気力を取り戻してきたようだった。

そうは言っても、経営状況が良くなったわけではない。しかも山本の件もあって人間不信に陥っている。自分たちで何とかしようと、必死に患者を集めるための方法を考えた。しかしそう簡単にポンポンと妙案は浮かんではこない。それでもようやく二人で考えた案をいくつか試みた。

だがそれも成果らしい成果は得られず、**結局３月の一日平均患者数が14人を割ってしまった**。ただ前勤務先の病院で引き続きもっていた水曜日の外来を辞めることになったので、結果的には診療日数が増えて延べ患者数や総診療点数は微増した。とはいえ４月に入っても13人で推移していて患者が増える気配はまったくない。健一も患者集めのために自身で院内のポスターを作成したり、自ら企画した講演会の企画を老人会などへ持ち込んだりと、自らが進んで動くようになった。しかし、結果にはつながらずしだいにやる気もそがれ、それが不安感と焦燥感となって健一を襲ってきた。結局健一はまた、自ら何も動こうとしなくなっていった。そして請求書が届くたび、また支払日が来るたびに、ただただ死刑台へと向かって歩を進めているそんな精神状態に追い込まれていった。

一枚の名刺

「あら健一さん、おかえりなさい。どこへ行ってたの？」

桜の木が青々とした葉に覆われ始めた４月も後半を迎えたある日曜日、直美がどこからか帰ってきた健一へ声をかけた。

「うん、ちょっと都内の本屋へね」

「また医学書？」

「医学書専門コーナーへ行くには行ったけど、今日はそっちじゃないんだ。実はクリニックの経営、特に集患に関する本を探してたんだ。一般書と違ってこの辺りの本屋にはないからね」

健一は、やる気の失せてしまった自分を変えるきっかけを模索していた。その一つが本だった。

「何か良さそうなの買えた？」

直美の問いかけに、健一は首を横に振り、こう言った。

「あれだけ本があるのに、患者集めのために書かれた本ってないもんだね。相変わらず開業本は多かったけどさ。それらの本にも付録程度集患についてふれていたのはあるけど、『患者中心の診療を心掛けろ』『差別化をしろ』『接遇教育をしっかりしろ』って似たようなことばかり羅列されているだけ」

「それって、重要じゃないかしら」

「そんなのは百も承知だよ。それをどう具現化するのかが知りたいんだよ。とどのつまり『で、何をすればいいの！』と叫びたくなる。そんな内容ばかり。税理士の吉田さんも多分、これらの本を読みかじったんだろ。それをそのまま俺たちに言っているだけなんじゃないの。それで偉そうにアドバイスするなんて、所詮コンサルティングするなんて言っている連中はみんなそんなもんだよ」

「みんななんて、偏見じゃないかしら。まぁ、今の健一さんに言っても無理よね。——ところでその本のことだけど役に立ちそうなのは、まったくなかったの？」

「あるにはあるけどね。マーケット分析方法が書かれている程度。分析は、山本さんで十分懲りたよ。

もっとひどいのは、タイトルに集患めいたことは謳っていても、内容は人事制度や財務会計のことばかり書いてある本もあるんだよね」

「それじゃ、今の私達にはしっくりこないわね」

「そう、困ったな」

「健一さん、ほかに相談できる人いないかしらね。健一さんのお友達にも開業している先生いるんでしょ？」

「まあね。何人かいるよ」

「だったら、相談したら」

健一は、直美のその問いに生返事をするだけだ。直美は健一の性格をわかっていて、あえて問いかけていた。山本などの件で専門家への偏見はとても強くなっている。しかも、プライドが邪魔して、友人になんか今の状況を曝け出すとは到底思えない。とはいえもう時間がない。言い争いを覚悟で、直美が切り出した。

「影虎君は？」

健一の眉がピクンと動いただけで、何も応答がない。

「私も、彼が救世主なんて別に思っていないよ。ダメモトでもいいじゃない。とりあえず会ってみようよ」

「そのうち相談してみるよ」

健一は直美と口論になることを避けてそう言ったが、実際そんな気は毛頭なかった。その晩健一は、書斎で開業前に買いあさっていた開業本やクリニック経営に関する本を読み返していた。無論患者集めのためである。

「これが最後の本か。これも参考にはならないだろうな」

健一は、つぶやきながらその本を手に取った。

〈何だ、これ?〉

本から少しだけしおりみたいなものが出ている。健一は、気になってそれを抜き取った。

〈あっ、名刺か〉

以前しおり代わりにでもしたのだろう。その名刺は偶然にも先ほど直美との話に出てきた人物のものであった。

「清宮影虎《きよみやかげとら》か…」

実は昨年の秋頃、思うように患者が増えず少し不安になったとき、何となくこの名刺を探したことがあったが見つからなかった。しかし開業コンサルティングの途中で別の業者へ乗り換えた後ろめたさもあって、特にそれ以降積極的に探すこともしていなかった。

〈もうコリゴリだ〉

健一はそう思いながら手の平に置いた影虎の名刺を握りつぶし、部屋の隅のごみ箱をめがけて投げ捨てた。結局、その最後に手に取った本も彼にとって有益な情報を与えてくれることはなく、医学雑誌を読み不安な気持ちを紛らわせて眠りについた。

翌日の夜、健一はクリニックから帰宅し鞄を置きに自分の書斎へ入った。

「何でここにあるんだろう」

机の上に一枚の名刺が目についた。それは昨日クシャクシャにして捨てたはずの影虎のもので、丁寧にしわを伸ばしてある。直美がやったことだった。健一の部屋を掃除していた際、ゴミの脇に落ちていたその名刺を拾って置いたのである。

健一は、そのうち相談してみると直美に確かに答えた。もちろん本意でない。直美もそれを十分知っての行動なのだろう。しかし直美の思いを無視してまた意地を張って連絡せずにいたら、彼女と再び仲たがいするかもしれない。そんな思いが、健一を無理やりだがパソコンに向かわせた。

〈あまり気が進まないけど、連絡してみるか。会うだけだし〉

健一は、そう思いながらキーボードを叩き出した。昨年開業したことや直美のことなど挨拶程度のことを数行程度で書き記していく。そして送信ボタンの上にカーソルを置き、一瞬だけためらうが、結局マウスをクリックする指が動いた。

影虎からの連絡

それから、何分か経って健一の携帯電話が鳴った。携帯電話を手に取ると画面には、『清宮影虎』と表示されている。ふっと一呼吸間をおいて電話に出ると、３年前と変わらない落ち着いた声が聞こえてきた。

「ご無沙汰しております」

「お久しぶりです。清宮さん」

「先生、開業されていたんですね。おめでとうございます。連絡くだされればよかったのに。水臭いですよ」

「いや、お忙しいと思って」

もちろん本当はそんな理由ではなく、大人の小さなウソである。

「先生、たとえ開院式に参加できなくても、スタンド花くらいはお送りさせてもらいたかったのに」

影虎は、続けて話した。

「クリニックのホームページを拝見しました。開業のお手伝いをしていた頃描いていたイメージそのものですね」

「そうなんです。清宮さんはじめ、いろいろな方の協力のおかげです」

「私なんて、結局は何もお手伝いできなくてとても残念な思いでした。ところで当初予定されていた立地と違うんですね」

「土地の選定もいろいろありましてね」

「そうだったんですか。それで開業されて、1年以上経っていますが、患者数は伸びていますか?」

「ええ、まぁ。順調ですよ」

健一は、またウソをついた。今度は大人の小さなウソではなく、虚栄心からのウソだったかもしれない。

「そうですか。それはよかった。最近開業されている先生は、軌道に乗せるまで結構苦労されているんです。一昔前と比べると近年の開業ラッシュで、黒字になるまで時間がかかるようになっていますからね。患者集めもいっそうの工夫が必要になってきてしまっているんですよ。立地で失敗したクリニックは、もっと大変ですよ」

健一は、影虎の最後の言葉に心のなかで同意していた。健一自身、鈴の木クリニックの立地はベストだと思っていなかった。好立地と思われる場所は、空いているはずもない。またこのあたりの幹線道路沿いにはすでに多くのクリニックが開業している。医師会内にある紳士協定で幹線道路沿いの開業もむずかしく、当初の予定とは少し違う、幹線道路から少し入ったところを開業地に選らばざるを得なかったのだった。

それでも、開業前はそんな悪い場所でもないと考えていたし、何とかなるだろうと思って健一はその地を選択した。しかし今は、この今の状況を立地のせいだと思っていた。ただ、それを言い訳にしても何も変わらない。今はその思いは封印してる。そんなことを思っていると再び影虎が話してきた。

「好立地と呼ばれる場所は、患者との**タンジェントポイント**が多いところですからね。それだけで**タンジェントポイントの環**が回転し始めますから」

〈何だろう、**タンジェントポイント**って?〉

健一は、聞き慣れないその言葉に引っ掛かった。しかし、あえて聞き返すことはなかった。

「ところでメールには何か相談があるということでしたが…」

影虎の言葉に健一は少しあわてた。

「あっ、そうでした。あの、接遇に力を入れようと思っているんですが、清宮さんのお知り合いでどなたか詳しい方いらっしゃいませんか?」

健一がとっさに思いついた、影虎にした三度目のウソである。

「私でもよければその相談に乗りましょうか。何かお困りなことでもあるのですか?」

ウソなのだから、相談ごとなどない。健一が何を言おうか考えていると、影虎が再び話し出した。

「電話では話しづらかったら、久しぶりにお会いしましょうよ。今週水曜の夜東京駅の近くであれば時間が取れるんですが、先生のご都合はいかがですか?」

その誘いをやんわり断ろうとしたが、その日健一も都内で用事があることを思い出した。ついでだし、世間話でもしていればいいかと考えた。直美の顔も浮かんでくる。結局、影虎からの誘いにとりあえず乗ることにした。

集患のためのヒント

約束の水曜日、健一は都内で用事を済ませ、影虎との待ち合わせ場所へ当たり障りのないウソの相談内容を考えながら向かった。

待ち合わせ場所へ到着するとすでに影虎がいた。3年前より髪が伸びているが、相変わらず仕立てのよさそうなスーツを身にまとっている。足もとも手入れされた革靴を履き、背筋もピンと伸びていて身長以上に大きくみえる。その影虎がこちらに気付いてゆっくりと近寄ってきた。

「鈴木先生、お久しぶりです」

健一は、軽く会釈してこう言った。

「相変わらずスーツがお似合いですね」

影虎との会話が、経営的な内容にならないように話を誘導しようと健一は決めていた。言ったこと自体は健一の正直な感想ではあるが、誘導するためのフリでもあった。

「それはうれしいですね」

影虎がそれに素直に反応すると、続けて健一は話を膨らませるように言った。

「前から思っていたんですが、清宮さんって、いつもおしゃれですよね」

これも以前より思っていたことではあったので、会話自体はウソ偽りのない本音のやり取りではあった。３年前開業コンサルティングを受けていたときに着ていたスーツやネクタイの色づかいなども、健一の頭のなかに印象深く残っていた。その頃の話も入れながら影虎のセンスの良さをほめていると、影虎が意味深な笑みを浮かべながら言った。

「先生、実はおしゃれのためだけにこのスーツを着ているわけではないんです。別の理由があるんです」

影虎は、その会話のあとに少しの間を作り、健一の注目を惹きつけた瞬間を見計らうように会話を再開させた。

「これは**タンジェントポイント戦略**の一つなんです」

電話で聞き流したあの言葉が、影虎の口から再度出てきた。

「清宮さん、それって何ですか？」

「もともと、**ブランディング**の分野で取り入れられている考え方なんですよ。なぜ人はルイ・ヴィトンのバッグを何万、何十万円と出して買うと思います？」

影虎は、健一へ逆に質問してきた。

「そういう人は、ルイ・ヴィトンが好きだからでしょうか」

「先生、そのとおりです。あのモノグラムと言われているLとVが重なったあのブランド・ロゴが好きなんです。好きな人はそこに価値を感じ、その価値へ大金を投入するんです」

「好きな人は、ヴィトンを持っているというそれだけで満足するようですね」

「あのロゴを見れば誰もがあのブランドだとわかるので、人に見栄も張れちゃうんです。それも高級で高価で高品質というイメージや価値が、すでに人の心に浸透しているおかげだからなんです」

「ブランドに疎い人でも、さすがにヴィトンは知っていますものね」

「そう、ルイ・ヴィトンは世界でも有数のブランドの一つです。こういったブランドの認知度や価値を企業が消費者へ戦略的に埋め込んでいくことを**ブランディング**というんです。この戦略的に埋め込んでいくための方法論の一つが、**タンジェントポイント戦略**なんです。消費者とブランドが接するあらゆる瞬間点にフォーカスして認知度を上げ、それぞれの接点つまり**タンジェントポイント**において一貫性のある価値を提供するために練り上げられた策をマネジメントしていくというのがこの戦略の意味です」

健一は、影虎が言っていることをよく理解できていなかったが、とりあえず会話をつないだ。

「では、そのスーツってブランド物ですか？」

「ブランド物ですが、ブランド物ではありません」

不思議そうにしている健一をしり目に話が続いた。

「このスーツ、どこのブランドかわかりませんよね。ルイ・ヴィトンのようなロゴが見えているわけでもないし。デザイナーズスーツのような奇抜なデザインでなく、ごく一般的なビジネススーツですから、何かそれとわかる特徴があるわけでもありませんしね」

影虎は、静かに話を聞くために近くのホテルのラウンジへ行こうと健一へ言い、歩を進めだした。

「先生が私とお会いしたとき、このスーツをほめていただいたのは、社交辞令にせよ先生の頭のなかで、私とスーツという二つのイメージが結び付いたからではありませんか？」

健一は、小さくうなずいた。

「実は、**真実の瞬間**を大事にしていて、意識的に私が先生の深層心理に埋め込んでいるんです。その二つが合致したのも会った瞬間でしたでしょ」

『**真実の瞬間**』という言葉が気になったが、興味ある話だったので、そのまま相槌を打ちながら影虎の言うことに耳を傾けていた。

「このスーツは仕立て屋で仕立てたものです。特に有名な仕立て屋とかではなくて、街中にあるごく普通の小さな店なので、デザインはブランド物ではありません。ただ、服地はブランド物です。ちなみに、ダンヒルを使っています。100年以上も前にアルフレット・ダンヒルがロンドンで創業したイギリスを代表するファッションブランドです」

「ライターのメーカーでしたっけ」

「もともと馬具メーカーでしたが、ファッション業界へ進出しています。バッグやスカーフが有名な同じくファッションブランドのエルメスもフランス発祥の馬具メーカーでしたから、馬から車に変わる時代にビジネス展開が頻繁にあったんでしょうね」

「お詳しいですね。清宮さんは、そんなにダンヒルが好きなのですか？」

「いえ、そうでもありません」

「えっ、そんな好きではないのになぜそれを選んだんでしょう」

「この服地を選んだときの直感と、この服地にあった**物語**が気に入ったからなんです」

「その**物語**って何ですか」

「この服地ってあるメジャースポーツの日本代表選手が着用しているものと同じなんです。しかも、日本代表のため特別に作られたオフィシャルな服地なんです。以前どこかでたまたま代表選手達が着用しているのを見て、何となくいいなと、そのとき思ってたんですね。その服地が限定的に流通していて、偶然にその小さな街の仕立て屋で見つけたんです。これが私にとってちょっとした運命的な出会いを感じてその場で仕立てることを決断してしまったんですよ」

影虎は、うれしそうにまたちょっといたずらっぽくそう話してきた。

「でも清宮さん、オーダースーツって高いんでしょ」

「そうでもないですよ。デパートで『吊るし』と言われている既製の高級ブランドスーツを買うよりも全然安いですよ。ついでにもう一つウンチクをいいですか？」

「ええ、もちろん」

「仕立ての良くみえるスーツってどこが違うかというと、服地のほかに毛芯が重要なんです。スーツって、生地と生地の間に毛芯と呼ばれるものが挟まっています。建物でいえば鉄骨の役割です。肩にはバス芯といって本物の馬の尻尾を使用しています。また毛芯を重ね合わせて自分の体に合わせてより丸みのある立体的なフォルムになっているんです。だから、普通の吊るしのスーツとは違って見えるのでしょうね」

「へぇー、知らなかった」

　これまでスーツに対してこだわって買ったことのなかった健一にとっては、影虎の話は新鮮だった。感心していた健一へ影虎は、さらに健一の興味を誘うことを言い始めた。

「先生だから、ここは種明かしをしましょうか」

「種明かし？」

「実は、本音を言えばウンチクを言いたいがためにこんなこと言っているわけではないんです」

「そうじゃなかったの？」

「話を聞いていて、先生のなかに『清宮は、とてもこだわりのある人間だ』というイメージが何となく付きませんでしたか？」

「そう言われてみれば」

「スーツにこれだけこだわりをもつということは、仕事にもこだわりをもって取り組んでいるんだろうと、人って結構勝手に連想するんです。逆に私が、ヨレヨレのスーツを着てたら同様のイメージは抱かれますか?」

健一は首を横へ振った。

「私のスーツによって、先生にそういったイメージや似たような価値を埋め込むことができた証拠です」

「さっきの**ブランディング**とか**タンジェントポイント戦略**とか言っていた話と同じじゃないですか」

今度は影虎がうなずいた。

「つまりスーツというアイコンが先生のなかで私を印象付ける。そして、こだわりをもって仕事をする人間像を作った。そういう**ブランディング**という一連の行為によって作られた私のイメージ自体がブランドなのかもしれませんね。といってもルイ・ヴィトンのような世間的な認知もその価値もまったくないですけれどね」

影虎は、笑いながら話を続けた。

「しかも先生には、本音を言って種明かしをしてしまったからせっかく埋め込まれたいいイメージも崩れてしまいましたけどね」

健一も、笑みを浮かべて顔の前で手を振り、そうでないという意思表示をした。

「本当ですか。ならばもう一つ付け加えますか。私が服地の**物語**を先生に語りました。この**物語**ってその対象のもつ価値を上げることができるんです。ただの仕立ての良さそうなスーツが、日本代表の特注服地であったり、その服地との運命的な出会いまでが頭のなかに盛り込まれたりして、**ただのスーツに付加価値が生まれてくるんです**」

影虎の話に健一も自然と大きくうなずいていた。

「例えば、売価３００円の福島名産の桃が白い網状の保護材のままスーパーの食料品売場に並べてあるとしますよね。その横へ中身が同じ桃で、原価１００円の桐箱とそこにはこぎれいなポスターが貼ってある。そこに『これは戦国時代に名をはせた名将伊達正宗公ゆかりの地で、丁寧に一つひとつ作られた伊達氏献上桃です』とその産地の桃の**物語**が記されています。売価は６００円。同じ桃なのにもかかわらず物語を添えて少し演出しただけでおいしそうな気がしません？　そうすると結局、倍出して買う人も出てくるんです」

「買うかも」

「人間って絶対的な価値基準をもって行動しているわけじゃないんです。今のように相対的で曖昧《あいまい》な価値基準なんですよ。1万円の指輪と、吸水性抜群の高級素材を使った1万円のバスタオル。しかも、王室御用達。奥さんへはどちらのプレゼントのほうが喜ぶと思われますか?」

「迷いますね。でも、1万円の指輪じゃたいしたものは買えないから、バスタオルかな」

「奥さんへということなら、ほとんどの人はそう答えると思います。1万円の価格帯の指輪といえば、シルバーのおもちゃみたいなものでしょう。きちんとしたものを買おうとすれば5万や10万は下らないはずです。その価格帯からすれば1万円なので、5分の1や10分の1以下の価値でしかありません。一方バスタオルは、貰いもので済ましている方も多く、こだわって購入する人は少ないと思います。

つまり貰いものであればゼロ円の価値が1万円ですから、自分でバスタオルを買わない人にとってはすごくうれしいはずです」

「鈴木家のバスタオルも、あまり気にもとめてないからわからないけど、お歳暮とかで貰ったよくわからないブランド物で何か特徴があるわけでもないですしね。自分では確かに買わないものですね」

「ただし、高校生がバイトして少しずつ貯めて買った1万円の指輪をクリスマスイブに渡したとかいう**物語**が付いていれば別ですけれどね」

「そうか、今まで妻の直美に高いプレゼントを渡しすぎていたかもしれませんよ」

健一は笑ってそう話した。

「まぁ、それはそれでいいことじゃないですか。ちなみに私のこのスーツは、もちろん今流行っているツープライス・スーツのように2万９８００円では買えません。安さを価値基準に置いている人にとっては何倍もするし、必要ないと思うでしょう。でも私のような価値観をもつ人にとっては、すごくお買い得なんです。高級ブランドの店で仕立てたらツープライスの10倍は覚悟しないといけませんから」

「なるほどね。でも清宮さんってそうやってブランディングとかいろいろ考えて行動されるんですか」

「仕事柄、そのように考える癖は身に付いているのだと思います。だって今お話したことって、クリニックの**マーケティング**や**集患**においてとても重要なことが含まれているんです」

健一は、影虎の言葉に一瞬ドキッとした。自分が患者集めに行き詰まり経営的に困っていることについて影虎へは一言も言っていない。それにもかかわらず、影虎は見透かしたように、患者集めについて話をしてきた。

「直美から何か聞いていますか？」

思わず影虎へ聞いていた。

「いえ特に何も。あぁそうそう、開業までの苦労話をずいぶんと話していましたよ」

直美は、今のことについては何も伝えてはいないようだ。なぜか、健一は少しほっとした。影虎の話には、医療の世界では絶対聞かないようなセオリーや独特の視点からの考え方が多く盛り込まれており、以前の付き合いのときからもそうであったように様々な**気づき**を得られる。でも今日は自分のクリニックの経営の話はいっさいしたくなかったので、また違う話題へ話をそらして目的地までの会話をつないでいった。

医者の経験年数＝経営者の経験年数の錯覚

「先生ここで、お茶しましょう」

健一と影虎は、外の喧騒とは別世界のように雑音が取り除かれた静かなあるホテルのラウンジに着いた。案内された席へ座り注文をし終えると、影虎が改まって健一のほうを向いた。

「鈴木院長、開院おめでとうございます」

「ありがとうございます。でも急に院長って、何だか堅苦しいんでやめてくださいよ」

「いや鈴木院長、呼び名は重要です。今では鈴の木クリニックの経営者ですから。ところで、経営が順調なのは本当に良かったですね」

健一は、先日影虎との電話で本当のことを言っていない。その後ろめたさもあって、自分の目をしっかり見ながら話す影虎の目線を切り、テーブルにあるコーヒーへ目を向けて中途半端に相槌を打った。健一がちらっと影虎へ目線を戻すと、先ほどの穏やかな表情から引き締まった表情へと変わっていた。その目が合った瞬間に影虎が言った。

「私も本音で話したんですから、ここは院長も本音で話しませんか」

影虎は、一呼吸の間をあけると、これまでの顔よりも真剣な顔つきで健一に問いかけるように話をした。

「院長、本当にクリニックの経営は順調なんですか？」

影虎の目は健一をしっかり見据えていが、健一はコーヒーカップを見続けて何も言わずにいると影虎が話を続けてきた。

「間違っていたら申し訳ありません。今の立地で本当に患者が集まっているんでしょうか。ホームページで拝見したクリニックの立地をみて、直感的に集まりにくい場所だと思ってしまったんです」

「そんなのわかるんですか。適当なこと言わないでくださいよ」

影虎に個人的な恨みも辛みもない。しかしコンサルタントとしての彼は、健一にとってまったく別だった。それで思わず影虎の言葉に健一は強く反発して声を荒げて言った。

「不愉快にさせてすみません。でも僕の直感が外れていたみたいですね。３年前に院長のクリニックのある夢が丘近辺の状況は、開業候補地の一つとしていろいろ調べているので把握できているんですよ。幹線道路に面していないし、しかもあの大きさの戸建てで設備もいろいろ導入されているようだったので、開業1年目で最初から最低一日30名くらいは患者を集めないと結構資金繰りが大変かなって。あそこでその患者数はきびしいかななんて勝手に見積もってしまったんです。いらぬ心配でした」

そう言って影虎は椅子から立ち上がり、健一の横に寄ってきて頭を深く下げてきた。健一は、相当焦った。頭を下げてきたことではない。彼の直感がズバリ当たっていたことだ。しかし頭を下げ続けている影虎へ、そこは冷静を装い静かなトーンで声をかけた。

「もう頭を上げてください。別に気にしていませんから。せっかく久しぶりに会ったんですから当時の思い出話でもしましょうよ。接遇の相談もあるし」

健一は、さらに後ろめたい気持ちになっていた。健一のしたことは、八当りに近いものがある。影虎は、健一たちのことを心配しての発言なのだろう。健一は心でそんなことを思っていたら、良心の呵責を余計に感じた。罪滅ぼしの気持ちがあったわけではないだろうが、思わず健一は本音をチラッと語ってしまった。

「実は言うほど、順調でもないんです」

そんなことを口走り、言った本人が心のなかで動揺した。ところが影虎は何かを知っているのだろうか、健一のその告白に表情を変えることはなかった。しばらく、お互いの間に沈黙が続いたが、影虎がそれを破った。

「院長、時々自分のプライドが悪さして良くない結果になることってありませんか？」

健一は影虎の質問の意図をはっきりとつかめていなかったが、いろいろ想像してその問いかけに答えた。

「恥ずかしながら、時々夫婦喧嘩の原因になります」

事実、直美から影虎への連絡を渋っていた際、変なプライドをどうにかしろと言われた。また直美と山本の口論のとばっちりで健一が、自分が院長で医者だからと主張し医療以外のことを何もやらないでいるときにカッコつけるなと罵倒されたこともあった。

「夫婦喧嘩だけじゃないかもしれませんね。院長は当然のことながら、医者としてのプライドをおもちでしょう。そして、そのプライドを背負って日々の仕事に取り組んでいらっしゃいますよね」

健一が小さくうなずいたのを見て、影虎が話を続けた。

「それなんです。医者としては当たり前ですが、開業すると医者だけではなくなりますよね」

「ええ、経営者になりますね」

「それと、もう一つ。監督者とでも申し上げましょうか。意識しないことも多いのですが、開業すると、この三つの仕者になるんです。**医者**、**監督者**、**経営者**です。勤務医時代は**医者**としての仕事を全うしていればよかったはずです。しかし、開業するとスタッフに対して接遇やその他いろいろ教育指導をしたり、時にはスタッフの悩みやスタッフ間の軋轢へ対応したりしなければならない場面もあることでしょう」

「まぁね。若い子もいるからね」

「それが**監督者**としての仕事です。そして三つ目が経営者としての仕事です。利益を出していかなければ、クリニックは新たな投資もできませんし、存続すらできなくなります」

それを聞いていた健一の首は、小さく何度か前に振ってうなずいている。健一はこれまで、医者としてのアイデンティティ（存在意義）は強く心にもっていた。しかし**経営者や監督者としてのアイデンティティなんて、確かに改めて考えたことはなかった。**

「多くの先生は開業当初は、鈴木院長と同じなのだと思います。**医者**という仕事はプライドを高くもって臨むべき職業であり、そう思って患者に向かっているはずです。一勤務医として一生過ごせばそれでもいいのかもしれません。しかし、独立開業をすると、その**医者**としてのプライドが時として邪魔をすることがあるんです。ちなみに**医者**としてのプライドは、43歳の鈴木院長であれば20年弱の医者としての経験によって積み上げられてきたものです。鈴木院長、経営者としての経験は何年ですか？」

「1年ちょっとですが」

「**経営においては研修医レベル**ですよね。それでも結局、十数年の経験値をもつ**医者**としてのプライドが優先されて、経営においても同じプライドが適用されてしまうんです。つまり、変なフィルターがかかってしまうんです」

影虎に言われたことに反論することはできなかった。続けて影虎が話してきた。

「例えば、患者が医師である場合、自分の専門外なのにこちらの話を素直に聞き入れず、そのうえ茶々を入れてくる人がまれにいませんか？」

「勤務医時代にそんな先生をよく見ましたよ。言われたように変なフィルターがあるんでしょう」

「医師、教師、弁護士など周りから先生と呼ばれる指導的立場にある仕事に就いている人って、そのプライドが邪魔して逆に他人から指導を受けることになぜか抵抗を感じてしまいがちなんです。プライドって日本語に直すとどんな意味があると思います？」

「誇り、自尊心、自負心あたりですか」

「プライドって言葉は、良い意味と悪い意味の両面を併せもつ言葉だと思うんです。例えば自尊心を悪くとらえると、自分の尊厳を意識して他人の干渉を排除しようとする心理状態です。つまり、**自らを尊大に見せるために見栄を張り、人の意見を素直に受け入れることができないでいる人達のことをプライドの高い人間**と言います」

「順調のフリをしたさっきの僕のことかな」

健一は、あえて自虐的にそう言ってみせた。

「ちなみに院長は、研修医時代に今のような悪い意味でのプライドってもっていたでしょうか？」

「もっていないでしょうね。もう知らないことだらけで、人の意見や話しはすべて素直に受け入れていたと思いますよ。でもキャリアを積んでくると、当然プライドももってくるから、わからないことでも聞くことをあまりしなくなる。周りからの意見も聞き入れなくなるかもしれませんね。それは確かにそのとおりかもしれません」

「2年目の研修医のときのように、2年目の**経営者**として、いったん気持ちを切り替えてみてください。それができれば、**医者**としての変なフィルターはなくなるかもしれませんよ」

「直美との喧嘩もなくなりますかね」

「それは保証しかねます」

妻の想い

二人の表情に笑みがこぼれたが、健一の表情はすぐ真顔になり、こう言った。

「今の話はとても良かったです。今日これから**経営者**として本音で今の経営状況も話してみるつもりです。ただし…」

健一は瞬間言葉を詰まらせたが、再び語りだした。

「ただし清宮さんとは話すだけで、終わりです。こう言っては何ですが、僕はもう経営コンサルタントって人たちの世話になるつもりはないんです」

影虎には失礼だとは思ったが、自分が思っていることを正直に伝えた。それでも影虎は笑みを浮かべながらこう言った。

「それでかまいません」

健一にとって、それは意外な反応だった。

「院長、実は直美ちゃんから少しだけ聞いているんです。コンサルティングを受けて痛い目にあったらしいですね。あっ、でも経営状況云々については何も話してくれませんでしたけれどね。院長に聞いてくれって言うだけでした」

「痛い目にあったことをご存じなら、清宮さんなら僕がこのような拒絶反応を示すのなんて容易に想像できたはず。それなのになぜ今日僕と会おうと言ったんです？」

「大学時代、直美ちゃんにはいろいろ世話になったんですよね。遊びすぎて留年しかけたときなんて、ノート貸してもらったり勉強付き合ってもらったりしているんです。サークルでもいろいろ世話を焼いてくれたし。おこがましいですが、その恩返しに少しでもなればいいなって思ったんです。10年以上も前の話で、今さらながらですけどね」

笑いながらそう答えた。

「お気持ちは嬉しいですが、余計なお世話ですよ」

「まったくですよね。でも彼女がとても心配しているのを私なりに感じたんです。今日も相談料が必要なら払うからなんて、そんな水臭いこと言うんですよ。あっ、これしゃべったらまずかったかな」

健一はそこまで陰で自分のことを心配している直美に対し、申し訳ない気持ちでいっぱいになった。少し伏し目がちとなっていた健一へ影虎が明るい口調で言った。

「そうだ。憎っくき経営コンサルタントとしてではなく、ここは同じ**経営者**として話してもいいですか？」

影虎も、社員を抱えて自身で会社を経営している。その経験を健一に話し始めた。例えば、健一や多くの創業する経営者が経験しているように、最初は資金繰りで苦労していたときにどうやって切り抜けたかや、創業メンバーとの意見の相違によって生まれた衝突をどう切り抜けていったかなど、赤裸々に語ってきた。健一も同じ経験をしているので、影虎へ共感を覚える内容ばかりである。

「清宮さんもそんな経験されているんですか。皆同じような苦労しているんですね」

「すべての経営者がそうではないでしょうけれどね。そうそう、もう一つあるんです。実は私もその憎っくき経営コンサルタントにお世話になっているんですよ」

健一には、すごく意外な話に聞こえた。

「清宮さん、経営コンサルタントでしょ。それなのになぜ？」

「経営っていっても幅が広いですからね。それともう一つの大きな理由があるんです。それは傍目八目ってやつです」

「お・か・め・は・ち・も・く？」

「院長、囲碁やりますか？」

「学生時代に友人と少しやったことがある程度ですが」

「これって囲碁から来たことわざなんですが、例えば他人の対局を見ていて、何でこの局面でそんなところへ打つんだろうって思いませんでしたか？」

「そうそう。友人同士の対局のときにはよく口を出していました。ただ、自分の対局では、熱くなって同じように局面は読めないんですよね」

「それが傍目八目です。つまり、対局者の傍目《はため》でみている第三者のほうが冷静に局面をとらえることができて、八目先まで読めてしまうという意味です。自分の経営はクライアントの経営とは、立ち位置がまるで違っているんです。だからこそ、第三者からの意見を聞き入れるようにしているんです」

「経営コンサルタントっていえば『先生仕事』ですものね。よく考えてみれば、僕ら医師が患者の病気を治癒させることが仕事であるように、清宮さんたちはクリニックの経営を良くするのが仕事ですものね」

「いろんな医者がいるように、いろんなコンサルタントがいますから。この会話の間だけでも信頼して話をしてください。患者の本音を聞き出せなければ、適切な診断もできませんからね」

健一は、その言葉にのせられるようにしてすべてを曝け出した。患者の推移や経営状況だけでなく、不安や焦りだけが募り何も手に付かない悩みまでついしゃべっていた。

「院長、今とてもきびしいことはわかりました。経営者としては身につまされる話ですよ。もう少し伺っていいですか？」

健一は、それにうなずいた。

バイタルサイン

「では鈴の木クリニックのバイタルサインを、観察させてください」

「清宮さん、バイタルサインって脈拍、呼吸、血圧、体温の四つの生体基本情報のことでしょ？」

「通常の診療では全身所見に引き続いて、バイタルサインの観察をされるんですよね」

「そうです。患者の現症の概略を把握する全身所見に引き続いて、バイタルサインを取ります。診察の基本です。特に救急患者の場合は、重症度や進行度、または治療の反応度を把握するために、全身所見と五つ目のバイタルサインである意識レベルを同時に観察しながら診察を行うんです」

「では、先ほど院長が鈴の木クリニックについてお話された本音は、全身所見といったところでしょうか」

「そんな感じかもしれませんね。では経営におけるバイタルサインって何になるんですか？」

「財務諸表と**レセプト分析表**のことです」

「財務諸表って、**損益計算書**、**貸借対照表**でしたっけね。クリニックの収入と支出はどうだったかを把握するのが**損益計算書**で、その収支の結果どれくらい財産が残っているか、また借金しているかを示しているのが**貸借対照表**。そう記憶しているんですが、医師の私にはいまひとつピンときていませんけれど」

「院長もう一つ、実際のお金の流れで実態を把握することができる**キャッシュフロー計算書**っていうものもあるんです。知る必要はないかもしれません。個人クリニックのお金の流れは、**資金繰り表**で管理しているでしょうからね」

「その表なら自己流ですが、作成しています。今では毎月いや毎日かな、目を皿のようにして見ていますよ」

「保険診療の患者窓口負担分以外遅れて入金されるクリニックの経営にとって、預金を含めた現金の動きを把握することはすごく重要です。それ以外にも、常に財務諸表を見て経営状況を把握しなければ、自分の身が危険なんです。わからないからと逃げずに、経営者として、毎月把握して自己管理したほうがいいですよ」

「そうなんですよね。でも、なかなか勉強しようと思えなくて」

「他の院長もそんなもんですよ。税理士の先生が記帳から決算書の作成、税務申告まですべて代行してくれますし。黒字のときは、どんぶり勘定でもクリニックは継続できますからそれでもいいです。誰にも文句は言われませんし」

健一は、影虎の話を聞いて反省していた。しかし影虎から出た話は、予想していたこととは違っていた。

「では今から財務諸表を勉強しましょう、って話でもないんです。財務諸表って、あくまでも過去の話でしかもすべての結果をお金で示しているだけの話ですからね。その上にいくら財務諸表を勉強しても、患者が増えることはありませんし」

「確かに財務諸表には、集患対策は書いてなさそうですね」

「私の所見では、今の鈴の木クリニックの経営状況は救急医療を施すレベルです。救急患者と同様に同時に複数のいろいろなバイタルサインをすばやく観察しなければなりません。そしてすぐに輸血しなければなりません。つまり、**経営の血ともいえる現金を得なければいけませんから、収入を増やす算段を考えます**。それが**レセプト分析**です。ご存じですか？」

「名前は聞いたことありますが、実際にやってみたことはありません。ただ一**日の平均来院患者数、一診療当たりの平均診療点数**それと**月の延べ新規患者数**は、毎月調べてデータに残しています」

「それが、今院長のクリニックの状況を把握するための重要な**バイタルサイン**となるんです」

「そうそう、ついでに言えば**ＳＷＯＴ分析**もやっておいたほうがいいですよ」

「忌々しい例の経営コンサルタントが一生懸命にやっていましたっけ。クリニックの特徴となるようなことや弱点でしょ。それと僕らにとって有利もしくは不利になりそうなこと。それは僕も手伝っていくつかあげましたよ」

「そうですか。ではその強みを30個ほどでいいのであげてもらえますか?」

「え、そんなに?　報告書を見ていいですか?」

影虎は首を横へ振った。健一は、一度だけ目を通したその報告書の記憶をたどり、思い出しながら、一つずつ指を折って声に出していった。片手の指が往復し再び広がり、その指が動かなくなった。つまり、10個で次が出てこなくなっていた。

「これ以上出てきません」

「そこも、もっと突っ込んでやっていったほうがよさそうですね。ただ、今は**レセプト分析**のほうが優先順位は上なので後回しにします。まず、レセプト分析を開業月から現在までやってみましょうか」

健一は、影虎の話にずいぶん乗せられていた。しかし山本の一件以来、分析という言葉に対して脳が拒否反応を示すようになっている。また影虎が、作成したらその分析表を見たいと健一へ言ってきた。それを聞いて健一は、影虎との会話を止めてこう伝えた。

「分析はコリゴリなんですよ。例のコンサルタントはそればっかりして、結局何の解決策も出てこなかったんです。分析表をお見せするのは構いません。ただお伝えしたとおりで、経営は火の車です。たとえ清宮さんにアドバイスを貰おうとしても、もうフィーを払うお金もないんです」

影虎は、ニコッと笑いこう話した。

「そんなこと気にしないでください。今は鈴木さんの奥さんの友人としての会話ですから」

さらに続けた。

「僕もプロフェッショナルなので、普通こんなことは絶対にしません。だって、フィーが僕らコンサルタントの価値評価ですから。それとクライアントも、身銭を切らなければ危機感も出ないから、一生懸命に取り組もうとしないでしょうしね。ただ、今は奥さんへ恩返しの機会をもらえればと思っているんです」

「それならいいですが、でも分析はどうもね」

「院長、その気持ちは理解できます。ただ、そのコンサルタントの方はどうしていたのか知りませんが、これは分析のための分析じゃないことだけは、お約束します」

「作るだけですよ」

健一は、しぶしぶそう言った。しかし、影虎の話のなかで一点だけ、気になっていることがある。収入を増やす算段が**レセプト分析**というくだりだ。それを、影虎へ尋ねてみた。

「医業収入ってシンプルに表現すれば**患者数×診療単価**です。それなので、収入を増やすためには、患者数を増やすか単価を上げるか、またはその両方を行えばいいんです」

「それは、わかっています」

「院長も意識されているこの**患者数×診療単価を表にしたものがレセプト分析表**です。それ以外にもレセプト枚数やレセプト単価、平均来院回数などのいくつか項目は付け加えられます」

「僕もそれはやっていますが、収入を増やす算段になるとは思えないんです」

「そんなことありませんよ。どこをどうすれば増収につながるか、レセプト分析表を見ればすぐにわかるんですよ」

「本当ですか？」

健一は、疑うようにそう言った。

「本当です。私は医師ではないですから、人のバイタルサインからは何も読み取ることはできません。でもクリニック経営のバイタルサインなら読めるんです」

確かに、プロと素人が同じ見え方をするはずもない。健一は、影虎の言っていることも理解できる。そこで健一は、影虎の言っていることを少しだけ信頼してみようと思い、レセプト分析表を作成することを約束した。もう一つ、影虎からこんな依頼があった。

「院長のクリニックを、拝見させてください。分析表を貰い受けるついででもいいんですけれど」

「そこまでの交通費も払いませんよ。それでもよければぜひいらしてください」

「もちろんです。では1週間後の同じ時間って空いていますか？」

「空けておきます。それまでには作っておきます」

「そうそう。それと、輸血量つまりキャッシュが必要かも知りたいので、それまでに**レセプト分析表**と併せて財務諸表もあるといいんですけど」

二人で次回会うときまでに準備することを確認し、レセプト分析の具体的な手順などもあとでメールを送ってくれるということなどを約束して、二人はラウンジをあとにした。健一は、自宅へ戻りメールをチェックした。

「早いな。清宮さんからもう送られている」

健一は、独り言を言いながら影虎からのメールを開いた。そこには、話のとおり表計算ソフトのデータが添付されていて、メールにはそれぞれの表について作成手順が記されている。また最後まで読み進めていくと追伸とあった。

「追伸：東京と大阪で定期的にクリニックの院長方と勉強会（クリニック経営カンファレンスを略して経営カンファと呼んでいます）を開いています。今度の日曜日に大阪で開催します（ちなみに東京は2カ月後です）。ご招待します。ぜひご参加ください。」

健一は、迷っていた。はっきり言って行くのが面倒に思えた。もう何かに取り掛かる気力も失せてしまっている。ここまで経営的に追い込まれている自分なのに、何も動けない自分が腹立たしくもありもどかしくもあった。心のなかに葛藤が生じている。

そこで健一は、客観的に自分の心を整理し始めた。コンサルタントへの偏見はまだ正直拭い去れていない。だが、よく読めばこれは勉強会と記してある。同じ立場の院長たちと、経営の話をする良い機会かもしれない。参加費は必要なかったが大阪までの数万円の交通費は自分持ちだ。2カ月後の東京での開催に参加すれば、数千円である。でも2カ月も待っていられない。時間を買う意味でも今週末の大阪か。また、影虎がしたプライドの話も心に残っている。変なフィルターを取りはらって、もう一度研修医時代のように素直に人の話を受け入れてみようか。

そうやって自問自答を繰り返していったことで、健一はようやく行く決心がついた。改めてパソコンへ向かい、影虎へメールのお礼とともに参加することを記し返信ボタンをクリックしたのだった。

●経営メモランダム――良い医療≠良い経営!?

「このごろ、患者が減ってきたよ」

最近、クライアント先でよく耳にする言葉である。何も個人経営のクリニックだけの話ではない。市中病院でも外来患者数が、減少している（傾向にある）。とはいえ、入院患者がそれに比例して減っているわけではない。

外来患者数は、経済不況や医療保険制度の変更による受診抑制や、人口動態の変化に起因して減少する。それに、もう一つ大きな減少理由がある。

クリニックにマーケティングセオリーは必要か？

それは、開業するクリニックが増えたことだ。そうなれば、患者は分散してしまい医療機関当たりの外来患者数は減ってしまう。一方、総施設数が減っている地域の病院には、逆に入院患者が集中して増えている。

村に一つの医療機関でなければ、患者は分散する。均一に分散されるのではなく、偏って分散される。つまりそこに競争原理が働いているのである。そこで患者に自院へ足を運んでもらうために、競合する他の医療機関との差別化を図る必要性が出てくる。

現場では医療によって差別化ができていると耳にすることがある。医療機関にとっては、当然最高の差別化になる。しかし残念なことに、今の競争激化の時代には、それだけが差別化要素ではなくなってきている。例えば、ある病気を治せる世界でたった一つの医療機関があったと仮定しよう。それならば、利便性には程遠い辺境の地にあろうが、古くてさびれた施設だろうが、受付の対応が傲慢だろうが、その上さらに何十時間も待たされようが、時には法外な治療費を請求されようが、患者は世界中から集まってくるだろう。この場合、医療が唯一無二の差別化要素であり、他の要素など考える必要はない。

しかし、現実はそうではない。特に、本篇の舞台となっているような街のクリニックでは、医療だけで勝負することはなかなかむずかしい。これほど競合するクリニックが乱立してしまうと、よほどすごい特徴をもっていない限り、医療だけではなかなか患者は集まらない。

つまり、**良い医療＝良い経営ではない**ことを、事実として受け入れるべきである。患者にとって医療はブラックボックスである。医療のプロである医師が思う医療と、素人の患者が思う医療とではまったく見ているポイントが違う。だから評価も全然違う。実際に患者に対して、なぜクリニックを利用したかアンケートをとればすぐわかる。ほとんどの患者は、利便性や院長の人柄、院内の雰囲気など、医療とはあまり関係ないところで評価するだろう。

結局は、**患者が集まるクリニック＝良い経営**なのだ。もちろん**良い医療は必要条件**である。しかし、それ以外にも患者が集まるクリニックになるための十分条件を満たしていく必要がある。その十分条件になり得る、患者を惹きつける差別化要素を見つけ、それらを患者に訴求していかなければならない。

その助けになってくれるであろうツールが、**マーケティングセオリー**なのである。非常に便利なツールであるし、競争が激化している今だからこそ、クリニック経営に必要なツールとなるはずだ。

患者が集まるシクミとは

「マーケティング」というと、広告やセールス活動を最初に連想される人も多いと思う。加えて顧客が欲しくない製品やサービスについても、強引にセールスするというようなネガティブなイメージをもつ人も少なからずいる。そして、そのような商売っ気たっぷりで時にはネガティブなイメージをもつ「マーケティング」は、医療の世界では適当でないという思い込みもある。それが、これまでこの世界でマーケティングが広まってこなかった理由ではないだろうか。

著名な経済学者であるピーター・ドラッカーは、マーケティングの目的は広告やセールス活動自体を不要にすることであると述べている。つまり、広告やセールス活動をすることがマーケティングではなく、それらはあくまで目的達成させるための一手段にすぎない。

本来マーケティングとは、

「顧客が欲しいと思うような製品やサービスを創り、顧客に欲しいと思ってもらえるよう顧客とコミュニケーションを取れる環境を作りあげて、顧客が欲しいときに欲しい価格で入手できるようにしておくシクミを作ること」

なのである。

この定義からすればマーケティングは、医療の世界においても不適当でも何でもない。それどころか、患者と医療機関との関係性を良好なものとするために適したツールなのだ。

マーケティングのそのシクミとは、別の表現をすれば、患者が魅力を感じ集まってくる理由となる差別化要素ともいえる。それがマーケティング7Pである（図表2）。

医療機関では、当然Product（医療サービス）の『医療の種類と質』（つまり良い医療）が最低限担保されていなければならない。ただ他の六つのPについては、すべて満たす必要はない。あくまで患者が集まってくるための変数の一つである。この変数をいろいろ組み合わせていくことで、差別化を図っていくとイメージしてほしい。どう組み合わせるかは、経営者の意思決定に委ねられる。

競争を少しでも優位にしていくためには差別化を図らねばならない。そのためには、緻密な戦略が必要だ。特にPlace（場所）やPromotion（プロモーション）、Physical Evidence（物的証拠）については、今まで勤務医として過ごしてきた人達にとって、そう簡単な話ではない。とはいえ、経営者としての意

図表２ クリニックのマーケティング７Ｐ

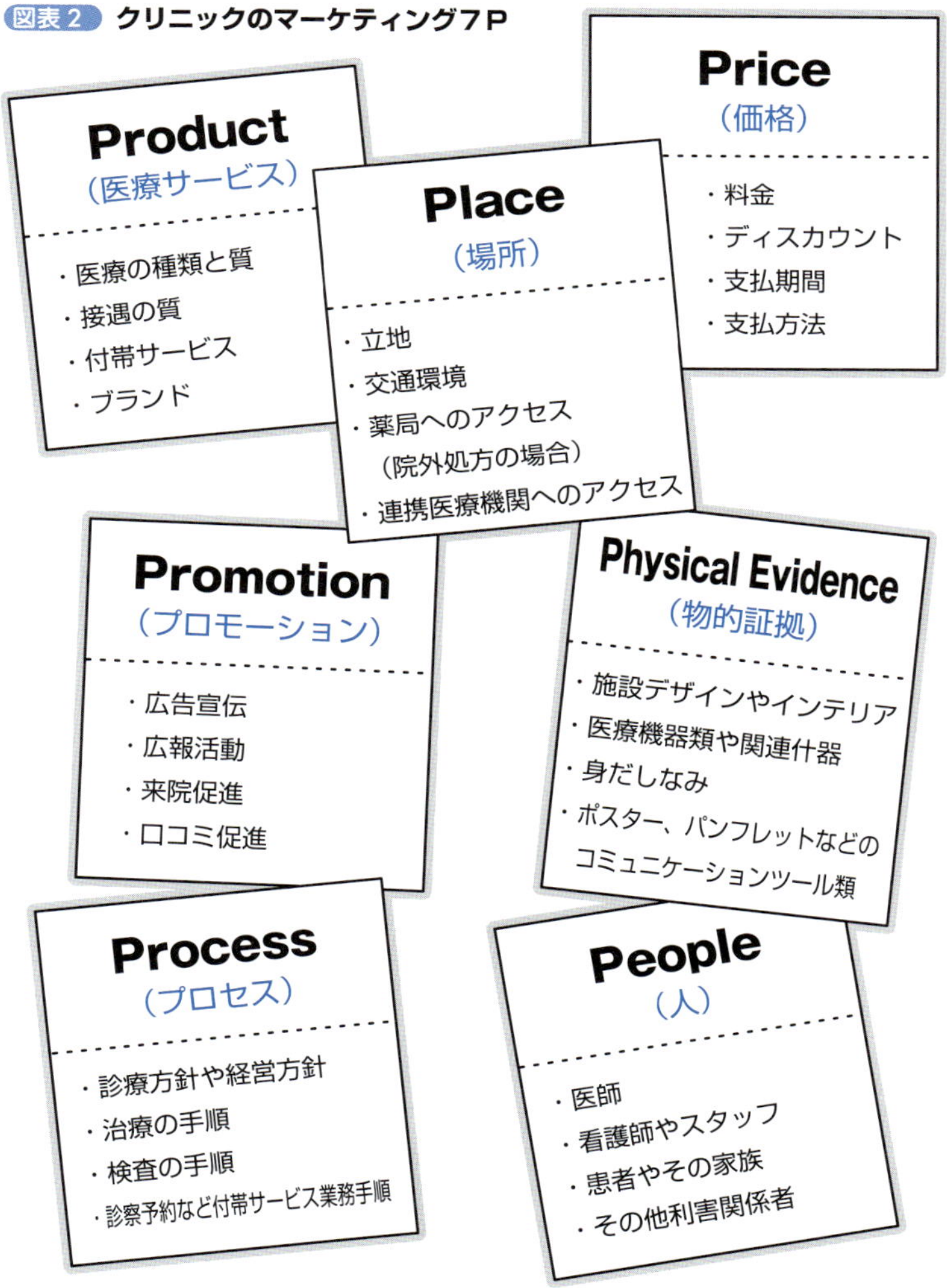
Product
（医療サービス）
・医療の種類と質
・接遇の質
・付帯サービス
・ブランド
Place
（場所）
・立地
・交通環境
・薬局へのアクセス
（院外処方の場合）
・連携医療機関へのアクセス
Price
（価格）
・料金
・ディスカウント
・支払期間
・支払方法
Promotion
（プロモーション）
・広告宣伝
・広報活動
・来院促進
・口コミ促進
Physical Evidence
（物的証拠）
・施設デザインやインテリア
・医療機器類や関連什器
・身だしなみ
・ポスター、パンフレットなどのコミュニケーションツール類
Process
（プロセス）
・診療方針や経営方針
・治療の手順
・検査の手順
・診察予約など付帯サービス業務手順
People
（人）
・医師
・看護師やスタッフ
・患者やその家族
・その他利害関係者

出典）P. コトラーほか『コトラーのプロフェッショナル・サービス・マーケティング』
（ピアソン・エデュケーション /2002）を一部改変

思決定は経営者としての経験値のない開業前から求められる。

しかも『立地』の選定は、患者が集まるために最も影響力のある要素であり、最も重要な意思決定の一つなのである。だからこそ、安易に開業を考えず、開業前には緻密な戦略を練っていただきたい。

しかし、すでに開業している院長にこんなことを書いても後の祭りである。また、仮に開業前にどれだけ緻密な戦略を練ったとしても、そう思いどおりにいくはずもなく、結果的に立地選定に失敗することもある。そこで軌道修正や時には思い切った方向転換という意思決定が必要である。これもまた経営だ。

本篇の舞台となっている鈴の木クリニックの立地も、好立地ではない。では、立地選定に失敗した健一は、クリニック経営を諦めなければならないのだろうか。決してそんなことはない。立地以外にも差別化要素はたくさんあるのだ。自院の**弱み**をいつまでも嘆いていても仕方がない。どのクリニックにも自院のもつ**強み**は必ずある。また、新たに構築することも可能なのだ。そのためには、自院の強みや弱みを改めてきちんと一つひとつ把握していく必要がある。また同時に、競合医療機関やその他様々な状況把握も必要だ。

知らない自分を知るという作業

その把握を助けてくれるのが、**SWOT分析**である。これは、戦略を構築するうえでは欠かせない現状分析手法だ。経営的に貢献するまたは競合医療機関よりも優位に立てる**強み**（Strongs）、経営的にみてまたは競合医療機関に比べて不利となり得る**弱み**（Weaknesses）、自院ではコントロールできない外部環境要因のなかで自院に有利に働きそうな良い**機会**（Opportunitis）、その逆の自院にとって不利に働きうる**脅威**（Threats）についてそれぞれ洗い出していく。

本篇の鈴の木クリニックを例にあげれば、神経内科を標榜していること自体がＳの**強み**だろう（神経内科出身の開業医は内科領域のなかでは少ない）。Ｗの**弱み**については、幹線道路から少し入った立地だ。また生活習慣病予防が国策として展開されていることは、運動施設をもつ鈴の木クリニックにおいてはＯの**機会**と言える。逆に国民医療費の圧縮政策はＴの**脅威**となる。この**ＳＷＯＴ分析**はいわば古典的分析手法なので、すでにご存じの読者もいるだろう。そこでこれ以上の説明については割愛し他書に委ねる。ただしそれくらい有名な手法にもかかわらず、どれだけの人が真剣にこの分析に取り組んだのだろうか。

「強みを30個ほどでいいのであげてもらえますか？」

本篇内で影虎が、健一へ投げかけた言葉である。実際、筆者も相談者やクライアントへ同様の問いかけをする。しかし、スラスラとあげられる人はほとんどいない。どんなに些細なことでもいいからと言っても、途中で言葉に詰まってしまう。

30という数字に特に理由があるわけではない。それくらいスラスラと出てくるまでには、相当考えに考え抜くことが必要だということでその数字にしただけだ。

ＳＯＷＴ分析は、抽出されたそれぞれの結果ではなく、考え抜く過程に意味がある分析手法だと筆者は思っている。誰でも自分のことは知っていると思っている。だから、人はそれほど自分のことについて真剣には考えない。しかし、この分析を通してその機会を作ることができる。それによって、知らない自分を知ることも可能となるのだ。

「敵を知り、己を知れば、百戦して殆《あや》うからず」

2500年前から脈々と受け継がれている『孫子の兵法』にあるフレーズである。戦国武将の武田信玄の『風林火山』も孫子の兵法にあるフレーズを用いているなど古今東西の戦略家が参考としている書であり、またこれら原理原則はしばしばビジネスでも応用されてきた。

そのなかで本フレーズは最も有名なフレーズの一つであるが、その続きがあることをご存じだろうか。

「敵を知らずして己を知れば、一勝一負す」

さらに、

「敵を知らず己を知らざれば、戦うごとに必ず殆うし」

と続く。この後半の二つのフレーズは実に含蓄に富んでいる。すなわち孫子曰く、己を知っていれば戦いは最低五分に持ち込むことができるというのだ。もし人が皆自分のことを100パーセント理解できているのであれば、そもそもこのようなフレーズは作り出されていないし、この現代に至るまで残ってはいないはずである。過去の時代から現代に至るまで、人類は自分のことを理解せずに戦い続け、そして敗れてきたということなのだ。

前述の30個の強みを聞いたくだりで、健一のあげた10個の強みの中身については触れていないが、そのほとんどは医療サービスのＰにある『医療の種類と質』に偏った回答となっていたはずである。多くの院長の回答は、事実そうなる。これは別に不思議なことではない。もともと**医者**なので至極当たり前の話なのだ。だからこそ、**経営者**としての思考をもつことも必要となる。そこで、まさにそれを助けてくれるのがマーケティングであり、**ＳＷＯＴ分析**を含めた多くの分析ツールなのである。

第1章ではまだ具体的なマーケティング手法やそのための分析ツールは出てきていないが、これから続々と登場し、それを活用していくシーンが盛り込まれてくる。特に第3章以降は、多岐にわたりかつ体系的に取り上げられるので、是非ともノウハウとセオリーを体得していただきたい。

では彼らがどのようにしてそれらを使っていくのか、再び本篇を追っていこう。

第2章

院長の決意

生きるとは呼吸することではない。行動することだ。

ジャン＝ジャック・ルソー（哲学者）

素直な心になるために

健一は影虎へ経営カンファに参加すると伝えるメールを送信したあと、リビングで遅い食事を取っていた。そこに妻の直美が自分の部屋から出てきて話しかけてきた。

「今日影虎君と会ってきたの？」

「うん、そうだ、いろいろありがとうな」

「何が？」

「別に。いろいろ」

「何よ、気持ち悪いわね。いい話聞けた？」

「直美のことを言っていたよ」

「あっ、影虎君と私の悪口で盛り上がったんでしょ」

「そんなわけないだろ。逆だよ。学生時代にお前の世話になったとかでお礼がしたいんだって」

「そうね。私がいなければ、彼は留年間違いなかったわね。で、何かヒントは得られた？」

「どうだろうね。彼がどうこうではないけど、まだコンサルタントへのわだかまりはあるかな。でもお前に恩返ししたいからって言われたのもあるから、彼に少し付き合ってみるよ。自分のプライドも邪魔しないように少し脇に置いてみるしね」

「プライド?」

「そう。医師としてのプライド」

「へぇー、健一さんにしてはめずらしいことを言うのね」

「確かに彼に会って、俺自身気付かされたこともいろいろあったんだ。だからってわけじゃないけど、清宮さんから依頼されたことやってみようと思ってる。**経営者として素直に人の話を受け入れてみたい**と思っているんだよね。ただ、素直になるって簡単に言うけれど、言うは易し行うは難しだよな」

「そういえば…」

直美は、そう言うと自分の仕事部屋から一冊の本を持ってきて健一に手渡した。

「松下幸之助って知っているわよね。松下電器産業（現パナソニック）の創業者で経営の神様とも言われている人が書いた本よ。『素直な心になるために』っていうの」

「直美がそんなの読んでいるなんて意外だな」

「うるさい。あなたと仲違いしているときに読んだのよ」

「へぇー、それで素直になれたか」

「あなたにだけは言われたくないわ。まぁ茶化さないで聞いてよね。この世界の松下と言われるまでの会社を一代で築いた経営者の人間観や経営観の根底には『素直な心』があったそうよ。ほら、このページ、『素直な心とは、寛容にして私心なき心、広く人の教えを受ける心、分を楽しむ心であります』って書いてあるわ。そして、素直な心の内容や素直な心になる効用、逆に素直な心でないときの弊害、そしてその心を養うための実践などがそれぞれ10カ条あるの」

「確かに深い言葉だな。でもさ、なかなか人ができないことだから諭しているんだろうよ。偉人だって、そこまで悟るためにきっといろいろあったんだよ」

「同感だわ」

「俺さ、素直になるって決めたって言ったけど」

「けど？」

「素直に従えるかな。彼も結局経営コンサルタントだし。同じ穴のムジナかもしれないんだぜ」

「健一さん、そこまで人間不信になっちゃっているのね」

「でもさ1回や2回彼に会っただけで、今まで増えなかった患者が少しなりとも増えるのかね」

「やっぱり、素直になるってむずかしいわね……」

健一は今日のこの再会が、何かを変えてくれるという期待もなくはなかった。ただ期待するたびに裏切られてきた健一は、期待することに臆病になっている。だから期待しないよう健一は、心のなかで自身へ言い聞かせていた。

影虎からの誘い

「あら、健一さん、日曜日なのに早いのね」

直美は、リビングでコーヒーを準備していた健一に声をかけた。

「これから、大阪まで行ってくる。清宮さんから勉強会に招待されたんだ」

健一は、テーブルに置いてあった勉強会の案内を直美に見せた。そこには『**クリニック経営カンファレンス**』と書かれていた。

「クリニックの院長が集まる定例のグループ勉強会らしいんだ。院長ってきちんと経営の勉強する機会が少ないからって、清宮さんが主宰している会なんだって」

健一は、飲み終えたコーヒーカップを台所へ置いて家を出た。東京駅から新幹線に乗り込み、もうひと寝入りしようと椅子に座って目を閉じた。しかし、寝付けない。結局資金繰りのことなどが頭を巡ってしまう。

健一は、現実逃避しようと考え本を開いた。きのう直美から借りた本である。読みだすとそれはまるで、スローテンポで静かな曲調のクラッシック音楽を聞いているようで、久しぶりに心が癒された感じがしていた。

開始30分ほど前に会場へ到着して、会場内に入るとすでに多くの参加者が2～3人ずつのグループに分かれて何か話し会っていた。少し早い到着だったので誰もいないと思っていた健一は、その光景に少し驚いていた。そのとき、健一の後ろから声が聞こえた。

「鈴木院長、こんにちは」

影虎だった。

「今日は、遠いところまでようこそお越しくださいました」

健一は、影虎へ招待のお礼を言ったあと、開始30分前にもかかわらず皆で何を話しているかを尋ねた。

「皆さん、前回の課題をやっておられるんですよ」

「課題があるんですか？」

「はい。参加されている方は全員、鈴木院長と同じく開業されている先生方です。グループ単位である経営テーマについて発表するんですが、経営カンファで議論する時間だけではもの足りないということで、自主的に早く集まられているんです」

「へぇー、熱心ですね」

「皆さん医師ですから、多くの時間は経営のことよりも診療のことを考えていますよね」

健一もそのとおりだった。いや、そうでありたいと思っていた。病院勤務のときは、診療のことだけに集中できた。健一の受けもつ外来診療枠に患者も多く集まっていた。自分の腕にも自信はある。開業しても、良い診療さえできていれば自然と患者は集まるだろうと考えていた。しかし、今の危機的な経営状況がそれだけではないことを物語っている。患者を前にすれば、診療に集中してそれだけ考える。しかし現在の状況は、患者が少ない。そのため診療と診療の間に、患者を診ない時間ができてしまう。そのとき、どうしても資金繰りのことが頭をよぎり、勤務医のように診療だけに集中なんて無理なのだ。だが健一は、また少し見栄を張って言った。

「自分もそうですよ。医学の進歩は目覚ましく早いし、開業すれば広い知識も必要ですからね」

「医師ってずっと**医者**であり続けたいって思うんでしょうかね。良い医療を提供するためにも、ストイックであるべきだと私も思います。でも院長になれば**経営者**にもならざるをえない」

「この間話しておられた、**監督者**を含めた三つの仕者の話ですね」

「そうなんです。でも実際には、普段なかなか経営について真剣に考える時間が取れないでいるはずです。だからこそ、集中的に時間を割いてやる必要があるんだと思うんです。ここに参加されている院長にとって、この**経営カンファ**がその集中する時間なんです。ある院長は、経営について院長同士本音で話し合う場がないから、本当に貴重な時間だと言っておられましたよ」

「清宮さんに先日言われましたよね。プライドを捨ててくださいって。結局、医師のプライドが邪魔して、医師がお金のことや経営のことを語るって恥ずかしいように思ってしまうんですよ。また、そういうことに慣れていないですし。経営状況が悪いときなんかは特に隠したいものですから。私のようにね」

健一は自嘲気味に言った。新幹線で読んだ本の影響で、少し素直になったのかもしれない。

「今回、初めての参加者は鈴木院長だけです。専門用語が出てきても、そのつど解説は入れません。わからないことがあればメモっておいてくださいね」

影虎はそう言って、健一を席まで案内しその場を離れた。周りでは、相変わらず参加者同士議論を続けている。健一は、そこへ耳を傾けてみた。その会話には**SWOT分析**や以前影虎から説明を受けた**タンジェントポイント**などのマーケティング用語が頻繁に使われていた。また、影虎との話のなかで聞いたことのある**真実の瞬間**や、初めて聞く専門用語らしき言葉もバンバン飛び交っている。健一は、普通の医師同士の集まる会ではないことを改めて感じた。

経営カンファ

　ほどなくして**経営カンファ**は、影虎の講話から始められた。現在のクリニック経営の状況や他院の成功事例と失敗事例、それがなぜそうなったかを影虎は独特な表現を使いながら一つひとつ考察していた。その内容は、本では得られない興味深いものばかりであったが、ここまでは普通のセミナーとあまり変わらない。健一がそんなこと考えてると、影虎が一つ間をおいて参加者へ告げた。

「それでは、前回の課題であった**口コミ**を増幅させるための**タンジェントポイント**とそれぞれの**口コミサポートツール**について、グループ・ディスカッションを始めてください」

　健一は影虎の言った意味がよくわからないままに、健一の後ろの席にいた二人のグループへ加わり自己紹介をした。

「今日初めて参加します。鈴木と申します。専門は神経内科で開業2年目です」

「先生のところは、内科と神経内科を標榜してはるんですか？」

　健一の右隣に座っていた一人が大きな声で健一に尋ねた。

「内科、神経内科、それとアレルギー科を標榜しています。不定愁訴やアレルギー患者は、漢方を中心に処方しています。物療や運動療法も積極的に取り入れています」

「いろいろやってはるんですね。言葉を聞くと東京出身でっか？」

「出身は地方ですが、今は都心から電車で1時間くらいのところで開業しています。清宮さんに声をかけていただいて、本日の勉強会に参加しました」

「へぇー、東京から。先生それはわざわざご苦労さまやね。よろしく頼みます」

大きな声で話す見た感じ50歳くらいの関西弁の男が、健一へ自己紹介を始めた。

「木下って言います。整形外科医です。大阪市内で開業して10年ばかりやらしてもらってます。この**経営カンファ**には最初から参加してますわ」

そこへ木下の横に座っていたもう一人の小柄な30代後半くらいの男が、木下とは対照的な落ち着いた声で話し始めた。

「木下先生は、経営的に安定してはるのにホンマに勉強熱心なんです。自分、中西と言います。奈良で眼科クリニックを4年やらさせてもろうてます」

それぞれ、簡単な自己紹介が済み、グループ・ディスカッションが始まった。テーマは**口コミ**を意図的に増やす方法のようだ。患者が医療機関を選択する際に**口コミ**情報をすごく重視するということは、健一も承知していた。だから、**口コミ**の増やし方について何度か税理士や出入りの業者へも聞いてみた。クリニック経営について書かれている本を引っ張り出して調べたりもした。しかし、具体策は何も見つかっていない。

「鈴木先生は、**口コミ**を増やすために何かしてはるの？」

木下が、まず健一へ質問を振ってきた。

「いえ、特には」

健一自身、**口コミ**を意図的に増やすことなんてできるわけがないとあきらめていたクチなので、振られても何も言えるはずがない。そこへ中西が助け舟を出してきた。

「木下先生、突然そんなこと言われても困りはりますよ。初めての参加やさかいに。**口コミ**について、清宮さんの話も聞いてへんやろうし」

「そうやったわ。僕も経営カンファに参加する前に、そないなことといっぺんも意識して考えたことあらへんかったわ。ほな僕から発表させてもらいます」

木下は、そう言って準備していた紙を見ながら話し始めた。木下がしゃべっている内容は、すでに自分のクリニックで取り組んでいる方法のようだ。そのため、どれも具体的でそして実践的で、健一にとって興味深く聞くことができた。

木下が話し終えると、中西が話し始めた。中西の用意した内容は、これからやろうとしているアイデアが多かった。それでもとても理路整然として、よく練りこまれている。資料をのぞくといくつかの枠が描かれており、その枠の流れに従って話をしているようだ。

「中西先生の話は、いつも論理的で自分のやってきたことを振り返るのに役立ちますわ。いつものように先生が作らはった**フレームワーク**、見せてもらえまへんか？」

診断とフレームワーク

木下にそう言われた中西は、手に持っていた資料を手渡した。

「中西先生、**フレームワーク**ってどういう意味なんですか？」

健一は中西へ尋ねたが、逆に中西が健一に質問を投げかけた。

「鈴木先生は、神経内科がご専門やさかい、頭痛を主訴に来院しはる患者も多いんとちゃいますか？」

「意外に少ないんですよ。慢性頭痛の有病率が高いにもかかわらず、その割に医師に相談しないで市販薬で我慢している人が多いんです。だから他のことで受診された患者に対しても、頭痛の徴候を見逃さないように頭痛の有無はなるべく伺うようにしています」

「そうですか。その頭痛の鑑別ってどうされてはりますか？」

「基本はまず慢性頭痛の一次性と、基礎疾患をもつ二次性頭痛の可能性を判断します。中西先生は眼科医だから、脳血管障害などの二次性頭痛について私よりお詳しいかもしれませんね」

中西は小さくうなずき、そのまま黙って健一の話を聞いていた。

「私のクリニックには、即命にかかわるような二次性の患者が来院することはまれです。いずれにしても二次性を疑えばすぐにＣＴやＭＲＩなど適宜検査をオーダーするか、場合によってはそのまま近隣の専門病院へ紹介してしまいます。あと一次性については…」

「片頭痛、緊張型頭痛、群発頭痛でしたよね」

健一の話を中西が遮って話し出した。

「そこからさらに疫学や家族歴、性差など複数の鑑別項目に従って、それぞれの可能性を整理していく。臨床経験を積んで頭痛のメカニズムがわかってくると、自分の思考回路に診断フローという枠組みが出来上がってくる。それに従って、診断名を付ける。つまり、その枠組みのことを、**フレームワーク**って言います」

「なるほど。その**フレームワーク**があれば、答に効率よくたどり着くことができそうですね」

木下も二人の会話に交じってきた。

「僕も最近は、医療のことだけでなく経営のことも、**フレームワーク**でモノを考えるようにしてます。そやさかい、中西先生の**フレームワーク**はいつも参考にさせてもろうてます。ほな、鈴木先生もこの**フレームワーク**を見ながらなら、口コミを増やす方法を言えるんとちゃいますか？」

健一は、中西の作った資料をみた。**AISAS**や**口コミ・ツールミックス**など初めて目にする言葉が並んでいる。しかしその言葉を知らなくても、**フレームワーク**のおかげで考えるきっかけができ、昨年12月に直美と考えた集患対策が当てはまることがわかった。それを糸口に、実際に健一が開催した漢方講座や市民団体主催の講演会について、**口コミ**を増やすという視点で話すことができた。

とはいえ健一は、まだ経営カンファの流れをよく理解できていないこと、課題であった**口コミ**を増幅させるための**タンジェントポイント**とそれぞれのツールについて準備してないこと、そして彼らの熱気に押されていたこともあって、その後彼らの議論のなかに入っていくことができなかった。

30分が経過し影虎から議論をまとめるように指示が入った。それに呼応して各グループのリーダー役と思われる参加者が、設置してあったホワイトボートへ何かを書き出し始めた。**口コミ**を誘発させるために使う資料やパンフレットをあらかじめ用意していたグループさえある。健一は開始30分前に参加者が集まっていたのは、この準備のためなのだと改めて理解した。また健一たちのグループも木下がリーダー役となり、中西の作った**フレームワーク**を基に議論をまとめあげていった。

各グループ発表が始まった。関西出身者が多いこともあり、発表には常に笑いがある。そのため質疑応答もとても盛り上り、気付くと1時間が過ぎている。各グループが**フレームワーク**を上手に活用して、それぞれの方法もどれも実践的な内容であった。そのためだろうか、普段はあまりメモを取らない健一のメモ帳にはびっしりと書き込まれている。**経営カンファ**と参加者が呼ぶこの日の勉強会は、影虎が次回の課題と総括を話して終了した。

「鈴木院長、今日はお疲れさまでした。いかがでしたか?」

影虎が健一のところへやって来て、感想を尋ねた。

「とてもためになりました。患者との**タンジェントポイント**を、どう設定するかイメージできました。**フレームワーク**で考えることの良さも実感しています。ただ、皆さんが使われていた**口コミ**を増やすための**フレームワーク**がまだうまく理解できていないんです」

「前回の勉強会でも皆さんへはお話したんですが、**口コミ**って結構科学できるものなんですよ。100%でないにしろ**口コミ**をコントロールできるんです。**口コミ**については、**レセプト分析**後に改めて詳細をお話しますよ。あっ、そうだ」

そう言うと影虎は、自分のカバンをのぞき込み一冊のテキストを取り出した。

「このテキストに集患対策のベースとなるセオリーが書いてあります。きっと役に立つと思います よ」

影虎は、手に持っていたテキストを健一の前へ差し出した。健一はそれを受け取り、パラパラとページをめくり始めた。「**タンジェントポイント戦略**」や「**真実の瞬間**」というタイトルが目に入ってきたところでページを閉じて顔を上げた。

「清宮さん、いろいろありがとうございます。今日は交通費と一日をかけて来た甲斐がありました」

「院長、元が取れましたね」

「いや元取るどころか、すごく得した気分です」

健一の言葉に、影虎はニコッと微笑んだ。健一は、話を続けた。

「実は、清宮さんからのこの勉強会の招待メールを読んだとき、行こうかどうか正直迷いました。参加費は無料でも、日帰りで大阪でしょ。往復で３万円かかるし。東京開催が２カ月後にあるわけですから、前の自分ならわざわざここへは来ていないかもしれません」

それを聞いた影虎は、意外なことを口走った。

「実は、この勉強会への招待は、鈴木院長を試したところもあるんです」

「試した？」

健一は、試すという言葉に少し驚いた。

今そこにある危機

「はい、院長の実行力です。ただ、平時の実行力ではありません。有事の際の実行力です」

「確かに鈴の木クリニックは経営危機という有事ですね」

健一は自虐的にそう言った。影虎は、その言葉にはあまり反応せずに話を続けた。

「この前直美ちゃんから連絡もらって話を聞いたときに、気になったことがあったんです」

「例のコンサルタントのことも、清宮さんにしゃべってたんでしたよね。あいつ、ホントおしゃべりだな」

「こんなに追い詰められていても、院長が自分で何も動かないって話していたんです」

「お恥ずかしいのですが、以前にものんびりしすぎとか自分で動こうとしないとか言われてしまったことがあったんです。あいつ清宮さんへ悪口まで言ってたのか…」

「いやそうじゃないんです。すごく心配していましたよ。先日私に本音で語ってくださったときも、焦って何も手につかないと話されていましたよね」

健一は、目線を落とし、少し間をおいてボソッとこう言った。

「**自分が今危機的状況にあることを一番知っているはずなのにモチベーションが上がらない**んです。意志が弱く、だらしないだけなんです」

影虎からもそれについて叱咤されるかと健一は構えたが、違った反応が返ってきた。

「全然そんなことありませんよ。人間は危機的なときって、不安感と焦燥感にさいなまれてしまいます。でも普通、防衛本能が働いて危機的な状況を乗り越えようとするんです」

「私は、それを乗り越えようとしていません。普通じゃないんですね」

「いえ。ただ単に院長は〝今そこにある危機〟が見えていないだけなんだと思うんです。だって運転資金がショートしそうな危機には、それを乗り越えるために調達するといった行動に移していますよね」

「倒産してしまいますからね」

「そこなんです。それは、支払日という〝今そこにある危機〟が目の前に見えていたからなんです」

「そっか、金融機関から借入すれば一時的とはいえ確実に回避できるということもわかっているから実行に移すんですね」

「なぜ集患対策は実行に移せないいんだと思いますか？」

「患者が増えないことが〝今そこにある危機〟だとは思うんですが、何だか支払日と違ってぼんやりとして手につかないんです」

「院長、いつかは増えるだろうという何の根拠もない期待がありますよね」

健一の心にグサリとその言葉が刺さった。

「ええ、そのとおりです。何もしなくても時期的要因で患者数は増えたりします。そこで先送りしてしまうんですよ。それと困ったことに、これをすれば増えるというその危機を回避する手段がわからないんです。これが余計に不安や焦りにさいなまれて、結局モチベーションが下がってしまいます」

「院長、**モチベーション**（Motivation）ってどういう意味で使われていますか?」

「あまり考えたことないですが『動機付け』とか『やる気』ですかね。英語だとインセンティブ（Incentive）かな」

「ちなみに、**モチベーション**と**インセンティブ**の違い、ご存知ですか?」

「**モチベーション**は、自分の気持ちを自分で盛り上げる内発的な動機付けでしょ。それと**インセンティブ**は、ボーナスのように自分以外の何かで自分の気持ちを盛り上げさせる外発的な動機付けって、以前読んだ本に書いてあったかな」

「院長は今、**モチベーション**が下がって何も手につかないとおっしゃっていました。ただし内発的なことって限界があると思うんです。だからこそ絶対に、外発的なことも必要なんですよ」

「それが今日の経営カンファなんですか」

「そのとおりです。まさにこの勉強会や人からのアドバイスを受けることが、その**インセンティブ**となるんです。**インセンティブ**の代表格である賞与などの金銭は、誰でも素直に受入れられるので簡単に動機付けになります。ただしその他のインセンティブは、受入側の人間が素直に取り込まなければ決して動機付けにはなりません。もし院長がほかに何の予定もなく本日の経営カンファに参加しなかったならば、完全に〝今そこにある危機〟から目をそらしている証拠だと考えたんですよ。その状態で私が何を言おうが、それを実行には移さないと思うんです」

「それが私の実行力を試したと言われた理由なんですね」

「はい。きびしい言い方になりますが話を素直に聞けない人は、私のアドバイスが**インセンティブ**にはなりません。結局は、成果も上がらずお互い不幸なだけなんです」

健一の眼差しが変わった。健一は自分を変えるきっかけを、ここ最近ずっと探していた。心のなかでそのきっかけが、今日のこの**経営カンファ**であることを彼が一番願っている。影虎は、一呼吸おいて話した。

「ところで本日参加されたことで、やる気が湧いてきました？」

「何をすればいいかまだわかっていませんが、やる気だけはふつふつと湧いている気がします」

「何をするかは、私からのアドバイスやお願いする課題を一つひとつこなしてもらえればいいですよ。そうすればきっと、院長がまだ見えていない〝今そこにある危機〟がくっきりと見えてくるはずです。そして、乗り越えなければならない課題と乗り越えるための目標が可視化されますから、**モチベーション**が下がることはないはずです」

「ライオンに崖っぷちへ追い詰められた鹿のようですね」

「院長、それが**デターミネーション**(Determination)です。『決意』とか『覚悟』と日本語で訳されます。海外のスポーツ選手がよく**モチベーション**とよく似た意味とタイミングで使います。崖に追い詰められた鹿は逃げ道がないから、生き残るためには覚悟を決めてライオンという危機へ向かっていくしかありません。身銭を切る経営者は、**モチベーション**が働く動機ではなく、**デターミネーション**が働く動機だと思うんです。なぜ、民間病院よりも公立病院のほうが赤字病院の数が多いのかわかります？」

「救急や小児の、採算のとれない医療をやらざるを得ないからですか？」

「それも一つの要因ですが、それよりも重大な要因があります。それは、民間には身銭を切る人がいて、公立は身銭を切る人は誰一人いないことです。トップの首長も誰も倒産しても直接の損はありませんからね。**デターミネーション**が働きにくいんです」

健一は、まさに決意と新たに覚悟を決めた。

「清宮さん、目の前のライオンに立ち向かいます」

「院長、さすがに丸腰でライオンへ立ち向かうのは無謀じゃないですか。ちょっとは理論武装もしないと」

「鹿の角を研いでおきますよ」

健一は、いたずらっぽく笑いながらそう言った。そして最後に、招待してもらったことに対するお礼を述べて、その場を離れた。

大阪の飲み屋

健一は、いつにはない疲労感を感じていた。医師として使っている普段の脳ではなく、まったく使っていなかった経営者としての脳をフルに使ったからだ。とはいえ、久しぶりの大阪である。雑誌で見たお好み焼屋へ寄ろうと考えながら帰り支度をしていると、同じグループだった木下が健一へ声をかけてきた。

「これから中西先生と行きつけの串揚げ屋に行こう思うてます。鈴木先生もいっしょにどうでっしゃろ?」

健一は、お好み焼も楽しみにしていたし、新幹線指定席券も購入済だ。誘いを断ろうと一瞬考えたが、木下の誘いに乗ることにした。院長という同じ立場の医師と真正面から経営のことについて話ができるチャンスを逃すのを惜しく感じたからだ。

帰り支度を済ませた健一は木下達のあとに付いていき、高架下の小さな串揚げ屋に入った。木下を中心に3人並んでカウンターへ座り注文し終わって、一息つくと木下が健一に話しかけてきた。

「鈴木先生、今日の**経営カンファ**勉強になりましたやろ」

「ええ大満足です。クリニックの経営についてここまで議論したことはないですね」

「確かに医師会の集まりじゃ、絶対にこんな話にならへんわな」

「お互い競合関係にもなりますからね」

「そう。だから経営カンファはとても貴重な機会なんですわ。僕なんて初回から参加してるけど、毎回ためになる思うで」

「へぇー、開業されて10年も経つのにそう感じるんですか」

「そやね。10年前は今より患者さんも集めやすかったさかい、経営について今ほど勉強する必要性もなかったんですわ。いい時代やったんやなぁ」

「木下先生は、なぜ経営カンファへ参加されたんですか?」

「そやな。好奇心やな」

「木下先生、そんなこと言わはって」と中西が口を挟んできた。

「本当やねん、中西先生。知的好奇心やわ。僕の場合、開業してすぐに黒字を出してたくらい順調に患者数は伸びてましてん。そやけど、そのうちそれも頭打ちになったんです。そこで何もしないのは悔しいですやん。自分で増やしたろ思うてマーケティングの勉強始めましてんけど、どこにもノウハウがのうて。それで銀行が主催していたセミナーに初めて参加したんです。そこで話してはったのが清宮さんですわ」

注文したビールが、3人の前に並べられた。各人がジョッキを手に持ちお互いのジョッキをコツっと当てて、木下の話を遮らないように何も言わずに乾杯した。木下は、その間も話を続けた。

「鈴木先生、有益な情報って能動的に銭と足と時間をかけんと獲れません。そう思ってそのセミナーのあと、さっそく清宮さんに声をかけてうちの顧問になってもらったんですわ」

「そうでしたか。それで、清宮さんのアドバイスで実際に患者は増えたんですか？」

「増えましてん。でも人によるんちゃうかな。清宮さんが患者を増やす魔法の杖を持ってるわけちゃいますからね。その人がアドバイスをどう受け取るかですわ。同じ情報でもその価値は人それぞれですねん。アドバイスする側の情報の質は高くなきゃあかんと思いますけど、自分ら院長の感度も重要や。自分ら医師と患者の関係と同じでっせ。鈴木先生も、アドバイスもろてん？」

「開業準備のときに少し開業の手伝いしていただいていたんですが、開業後はこの前初めて相談したんです。実はお恥ずかしい話なんですが、別のコンサルタントで痛い目にあってましてね。それで人間不信ならぬコンサルタント不信が僕のなかにあって、どうも成果が出るなんて信じられないんでいるんです」

「今もでっか？」

木下のその言葉に、健一はコクリと小さくうなずいた。

「まぁこればっかりは相性もあるから保証はできへんけど、清宮さんだったらいいんちゃいますか」

「そうですか。とりあえず結果がどうであれ、素直に彼の話を聞いてみようとは思っているんです。来週クリニックへ来てもらう予定なんです」

アイデア千本ノック

「清宮さんから何か頼まれてます？」

健一は、依頼されていたレセプト分析の話をした。

「ほな本番はこれからやね。ほんまごっついで。課題に追われるし。なぁ中西先生」

「ほんまにそうです。清宮さんの課題はごっついんです。木下先生と同じくらいに」

中西が、自院のことを語り始めた。中西は、奈良の中規模商業施設内で眼科クリニックの院長をしている。医療テナントを複数集めるいわゆる医療モールの一角を借りて４年前に開業した。しかし、当初は患者集めに相当苦労したという。

「鈴木先生。ぶっちゃけますが、木下先生と違って僕のところは最初かなりきびしかったんです。

1年目は、一日の平均患者数20名を余裕で割ってました」

まさに、今の健一と同じ状況であった。中西の入居している医療モールエリアは、施設の少し奥まったところにあり、客の流れが少ない場所なのだという。そのうえ新設オープン時には医療モール内のテナント全6区画のうち半分の3区画のみの入居で、それも一般歯科、薬局、そして中西の眼科だけ。その後もしばらく入居はなく、先日ようやく全区画が埋まったということであった。

「商業施設内という場所がら、開業前はコンタクトレンズ診療の患者さんが多くいてはって、徐々に眼科一般や白内障の日帰りオペなどを増やそう思てました。そしたら、患者数は増えへんのです。しかもほとんどがコンタクトレンズ処方。開業前に作ってくれはったデベロッパーの資料では、開業月から12カ月後には予想患者数は一日50人と書いてました。結構自分は慎重な性格なので、その数字の根拠も彼らに聞いたんです。そのデベロッパーは、他の商業施設で眼科を扱っていて、そのときの実績ということだったんですわ。今になってみれば、いきなり一日50人なんか結構きびしい数字って、わかるんやけど、開業前なんて、ほとんどコンサルタントに言われたこと鵜呑みにしてました。しょうがないですわ」

木下が割って入って言った。

「それで中西先生が僕のところへ来はったんです。業者は誰も助けてくれへんって」

「そうなんです。デベロッパーもそのデベロッパーを紹介した業者も開業前は、頼りになるようなこといっぱい言いよるんです。経営もアドバイスできまっせとかね」

健一は大きくうなずいた。

「僕も同じ経験ありますよ」

中西もうなずき返し、話を続けた。

「今考えれば、なぜ今の場所を選んだかわかりません。せやけどそのときは、開業したいという一心で冷静さを失っていたんでしょう」

「傍目八目の視点が必要でしたね」

健一は、影虎の言葉をそのまま拝借した。

「鈴木先生、囲碁やってはりますの？　そのとおりです。そのときの僕には、ほんまに必要やったかもしれません」

中西がそう言うと、木下はニヤッと笑って言った。

「その傍目八目は、僕でしたん。そやな中西先生」

「はい。2年目になっても患者が全然増えへんのです。そこで昔から個人的にいろいろお世話になってる、この木下大先生にアドバイスもらいに行ったんです」

「そこで、『アイデア千本ノックしなはれや』と言いましてん」

「木下先生の言わはる『アイデア千本ノック』いうのは、患者を集めるためのアイデアを１０００個考えろということですねん」

「１０００個もですか」

「木下先生のところは標榜科こそ整形と眼科で違いますが、患者がいましてん。だから増やすヒントを貰いに相談をさせてもろうたんです。けど、何も教えてくれないんです。逆に自分で１０００個考えてこいですわ」

中西は木下の顔を見てそう言うと、木下がそれに答えて言った。

「中西先生は、難儀なこと言いよるなぁと思いはったんちゃいますか。それでも、1週間後に100個近く考えてきて」

「それでもすごい数を考えてこられましたね」

「その頃は、患者が少なく暇やさかい考える時間がぎょうさんあったんですわ」

中西も関西人の会話らしく、自虐ネタを時おり楽しそうに入れてくる。

「でもね、鈴木先生。木下先生のその課題のおかげで今では多くの患者さんに来てもらえるようになりました。本当に感謝してるんです」

「そうでっしゃろ。医師になりおる奴らは、偏差値が高いだけに頭のなかだけで考えようとするんですわ。だからアイデアを紙に書かせよんねんな。そうすると、妄想レベルのアイデアが可視化されるんですわ。それで実現レベルのアイデアになって具現化されよるちゅう理屈なんです」

「鈴木先生、木下先生の言わはったとおりです。しかも前からアイデアがあるのに、実際に行動に移してるのは2割もないんちゃいますか。さらにそのうちの半分は最後まで計画どおりやっていなかったり、継続できなかったりしているんです」

「中西先生は、昔から頭が良いんですわ。アイデアはごっつ出てきよりますねん。そやけど実行に移していないと、そのときに思いましてん」

「確かに中西先生はアイデアマンですよね。今日の経営カンファの課題だった**口コミのタンジェン**

トポイントについても、新ネタのようでしたし」

「中西先生と違って僕のは、使い回しですねん。実は『アイデア千本ノック』って、清宮さんのパクリですねん。中西先生が僕のところに来る前に思ったように、清宮さんから何かめっちゃいいノウハウもらえへんかなって期待してたんです。それどころか、最初は調査や分析ばかり。全然ノウハウは教えてくれへんねん」

「やっぱりそうなんですね」と健一は思わず大きな声を上げた。「具体的な実行策を教えて欲しいのに、彼らコンサルタントは分析ばっかり。清宮さんも結局そうなんだ！」

「まぁまぁ鈴木先生、最後まで話聞いてください」

木下がなだめるようにそう言うと、中西が割り込んだ。

「それで木下先生も僕と同じように、清宮さんからアイデア１０００個考えてこいと言われよったんですね」

「いや、ぶっちゃけると１００個ですねん」

「ずるっ。僕にはアイデア千本ノックやなんて。自分かなわんなぁ」

「僕のこと感謝してる言いはったばかりやん」

３人に笑いが起きた。木下がまた真面目な顔に戻って話を続けた。

ノウハウの考え方

「正直最初は、教えてくれへんのかいと清宮さんへツッコミを入れたくなりましてん。そやから、彼に聞いたんです。そしたら、いろいろ具体策を教えてくれはったんです。ただなかにはすでに自分では当たり前に実行していることもあったし、またピントがずれていることもあったりしよるんです」

健一は、少し首を傾げて言った。

「清宮さんのように、プロフェッショナルの方でもそんなことあるんですね」

「そのとき清宮さんは、言いよってん。『毎日、木下院長のクリニックで働いていないから当たり前です』って」

「それだと、経営のプロフェッショナルとは言えないじゃないですか」

「いや、それを言われて僕自身はそんなふうには思わなかったんです。だって、実際そうですやん。結局、自分のなかに答ってあるんとちゃいますか」

「それでもやっぱり、きちんとノウハウを教えてくれるのがプロフェッショナルなんじゃないですかね」

「まったくの開業初心者ならば、清宮さんも最初から丁寧に教えてくれはるんちゃいますか。でも半年や1年でもクリニック経営をしていればいろいろ考えも出てくるでしょ。まして僕のように何年も院長やっていれば、自分の考えもってますやん。結局それをうまく引き出してもらったほうが、成果につながる思うんです」

それを聞いていた中西も、呼応して言った。

「そうなんです。さっき僕が使っていた**フレームワーク**も結局考えるための糸口であったり、整理するためのツールであったりするんですが、もともと清宮さんから教わったものなんです。つまり**ノウハウを教えるのではなく、ノウハウの考え方を教える**んちゃいますかね」

健一は、中西の話から、かつて言われた言葉を思い出した。

「そういえば研修医のとき、指導医から手技のことばかり細かく聞いていたら同じようなこと言われたことがあります。『人に魚を与えれば一日食べさせることができる。だが魚釣りを教えれば一生食べさせることができる』ってね」

「鈴木先生、それって中国思想家の老子の言葉ですわ」と木下は言った。「清宮さんがその言葉をご存じか知らんけど、そんなこと考えてやってるんちゃうかな」

木下は中西のほうに目を向け同意を求めるように言った。

「木下先生なんて、その魚釣りの方法を教わってか知りませんけど、今乗りに乗ってはるんですから」

「ええ、おかげさまでぎょうさん患者来ていただけるんですわ。まぁ、その分借金もぎょうさんしてんねん」

「えっ、借金もですか?」

健一は、何のことかわからなかった。

「木下先生のところ最近法人成りしてMRI導入されはったんです」

「それはすごい。医療法人にされたんですか。それなら借金じゃなくて投資じゃないですか。MRIなんて、僕らのようなクリニック規模では、高額なのでとても導入できませんよ」

木下はうれしそうではあるが少し謙遜したようにこう健一へ明かした。

「鈴木先生、安い中古のやつですねん。しかも病院のような最新の磁気の強いやっちゃおまへんで」

「それでも、相当の患者数がいないと費用面で維持できないはずですよ。清宮さんのアドバイスですか？」

「ちゃいます。自分の考えですがな。意思決定のためのアドバイスは、いろいろもろうたけどね。別に清宮さんだけやおまへんで。いろいろな人の知恵を借りながら発展させておるんです。それが地域の患者さんに受け入れられたんちゃいますかね」

木下は真面目な顔でそう言い、健一の顔を見据えながら付け加えた。

「人間知っていることと、実行することはまったく別の話やさかい、そこは肝に銘じておくことや」

中西もうなずいて、語り始めた。

「僕も木下先生からのアイデア千本ノックって言われた半年後くらいに、この**経営カンファ**に参加させてもらいましてん。木下先生もお忙しいので、そんなにしょっちゅうアドバイスもらいに行けません。結局考えた１００のアイデアも、自分だけでやっていかなあかんかったんですわ。僕は木下先生のように定期的にアドバイスをくれる清宮さんのような人がいてませんでした。そやから、一人行き詰まることもしょっちゅうで、**モチベーション**も下がりまくりでした」

「そんなことだろうと思うて、この**経営カンファ**に中西先生を誘いよったんです」

「先生、あのときはとても助かりました」

中西は木下に軽く一礼して、ふたたび語り出した。

「実際僕が考えていたことや知識としてもっていたことは、**経営カンファ**でもよく出てきよるんです。それより僕は、そのアイデアを真面目に実践している院長先生方とお会いすることが重要やったんです。木下先生が今言わはったように、知識がいくらあってもその知識を実行に移すことはなかなかできへんからね。それを実際に目の前で実行されているというのは、刺激というか自分に対して危機意識をもつようなるんです。それが、結局**モチベーション**の維持につながるんです」

健一は、院長という道を選択した医師は多かれ少なかれ同じような経験をしていることを改めて感じた。自分も何かを伝えたくなり、影虎から聞いたばかりの言葉を再び拝借した。

「私の場合は、**デターミネーション**です」

「何やそれ？」

木下と中西は、健一の言葉に興味をもったらしく二人同時にそう声を発した。健一は影虎が話した決意と覚悟について、自分の言葉のように彼らへ熱弁をふるい始めた。

院長の決意

健一は、夜の新大阪駅構内を走っていた。木下や中西との話に花が咲き、帰りの時間があることもすっかり忘れてしまっていた。全力でホームを走っていたが、彼らとの話で俄然やる気になっているためか、足も心持ち軽くなっている。何とか扉が閉まるギリギリのところで飛び乗ることができた。

息を切らしながら席に着き座席の背もたれをいっぱいに倒して寝ようとしてた。すると、胸ポケットの携帯電話にメールの着信を知らせるバイブレーションを感じた。携帯電話を開いてみると、それは影虎から送られたメールだった。

「本日は経営カンファレンスへのご参加、お疲れさまでした。さて、早速ですが来週の訪問時までに依頼しておりました用件のほかに、もう一つ課題としてやっていただきたいものがあります。患者(見込み患者を含む)とのタンジェントポイントを100個あげておいてください。今日の経営カンファでもたくさん出ていました。ぜひ考え抜いてください。よろしくお願いいたします。　清宮影虎」

〈彼らの言うとおりだ。清宮さんって結構無茶な要求してくる人なんだな。でも彼らがあれだけ言うんだったらもう一度だけ信じてやってみるか〉

コンサルタントへの不信感はそう簡単にはぬぐえない。しかし彼個人は別と割り切って、コンサルタントへの偏見をいったん心にしまうことにした。そう気持を整理してみると、心に一点の光がさしたような気がして自然と笑みがこぼれていた。

〈帰り際に清宮さんからもらったテキストがあったな。確か、**タンジェントポイント戦略**や**真実の瞬間**について書かれているって言っていたっけ。しょうがない、寝ないで読むか〉

健一は一度倒した座席の背もたれを元に戻して、カバンからテキストを取り出し読み始めたのだった。

●経営メモランダム――タンジェントポイント戦略と真実の瞬間

本篇は、いよいよ本書のメインテーマである〝**集患**〟へと話が移ろうとしている。健一もそのために経営カンファレンスの帰りの車中、影虎から渡されたテキストを開いた。影虎がそれを渡す際に、〝**集患**〟対策のベースとなるセオリーだと健一へ話している。そのテキストに書き込まれているのが、「**タンジェントポイント戦略**」と「**真実の瞬間**」である。

本書の冒頭から頻繁に出てくるこの**タンジェントポイント戦略**は、影虎のセリフのとおり本書のベースとなるセオリーであり、また**真実の瞬間**もこのセオリーで重要な考え方を示す用語となる。

本篇でも部分的にふれているが、ここで改めて解説していくことにしよう。

タンジェントポイント戦略

序でも述べているように、**タンジェントポイント戦略**とは**ブランディング**の分野で活用されている**マーケティングセオリー**である。筆者はそれを医療経営の世界に持ち込み、進化させていった。

それは、消費者と企業の間にもともと存在するいくつもの接点を利用し、さらに新たに創り出していくというもので、それらをしっかり管理していくことによって、ブランド力を上げて競争優位性を得ることを目的とした経営戦略の一つである。

数ある接点は、テレビやラジオ、新聞や雑誌など各メディアを使った広告宣伝だけではない。**口コミ**やイベント、実際に消費者が来店するときのインテリアや、アフターフォローなども重要な接点となるのだ。それらをミックスして最適化を目指していこうというこの戦略コンセプトが、医療機関が行うマーケティング展開においては非常にマッチしたセオリーであると筆者は考えたのである。

第1章の『経営メモランダム』で、次のようにマーケティングを定義付けている。

「顧客が欲しいと思うような製品やサービスを創り、顧客に欲しいと思ってもらえるよう顧客とコミュニケーションを取れる環境を作りあげて、顧客が欲しいときに欲しい価格で入手できるようにしておくシクミを作ること」

広告が大幅に規制されているクリニックにおいても患者に欲しいと思ってもらえるよう、患者とコミュニケーションを取れる環境を作りあげていかなければならないのは同じことだ。これまで多くのクリニックでは、駅や電柱の看板や電話帳の広告以外の手段で、患者や見込み患者とどうすればコミュニケーションが取れるかがわからなかった。しかし、経営を存続していくためには、それ以外の方法も見つけ出さなければならない。

そのためには、**タンジェントポイント**を抽出し識別し管理しなければならない。

そこでまず、コミュニケーションのための**タンジェントポイント**の洗い出し作業を行う。それこそモレのないよう一つひとつ洗い出すのである。何も手を打っていなくても現状の**タンジェントポイント**はそれなりにあるはずだが、さらに、新たに構築可能な**タンジェントポイント**がないか徹底的に探し出してもらいたい。

このあと続く本篇で健一と直美が知恵を絞り必死になって探し出すシーンが出てくるが、考えられるすべての**タンジェントポイント**を抽出することが**タンジェントポイント戦略**の最初の取組みとなるのである。

次に抽出したすべての**タンジェントポイント**が最適化されているかを評価してもらいたい。最適化とは、患者とクリニックの関係性の度合いに適したコミュニケーションになっていること、また他の**タンジェントポイント**との関連性や連続性があり相互作用が働いていることである。

そして、新たに構築するか、または再構築を必要とする**タ**

図表３　タンジェントポイント戦略構築の流れ

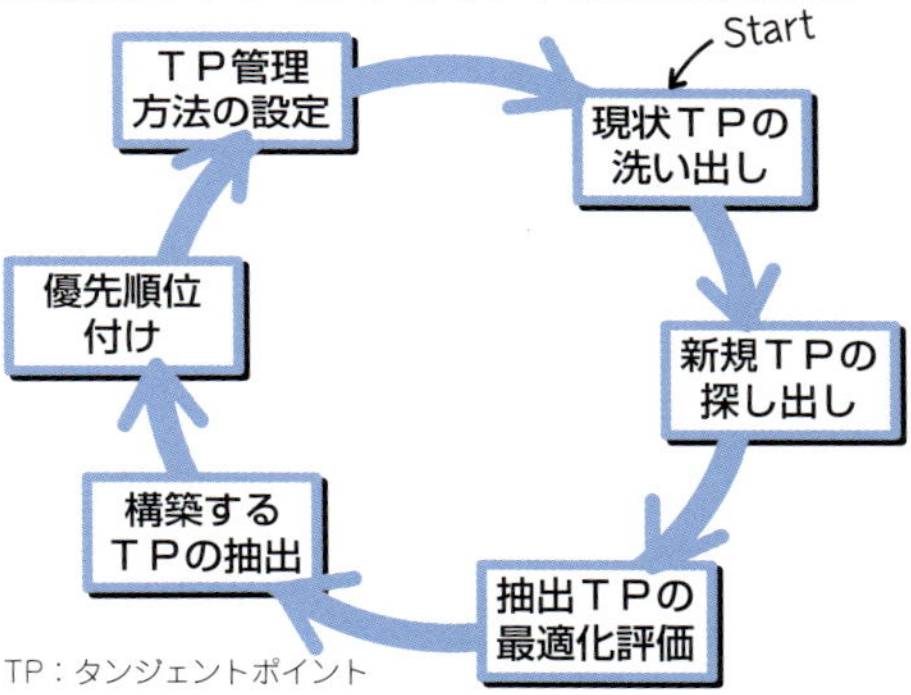

TP：タンジェントポイント

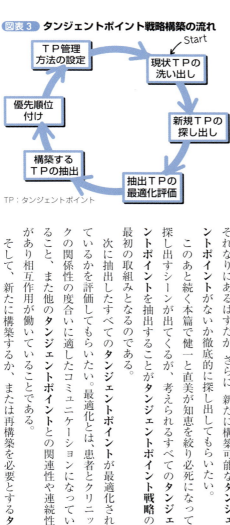

図表4 **タンジェントポイントの環**(Tangent Point Linkage)

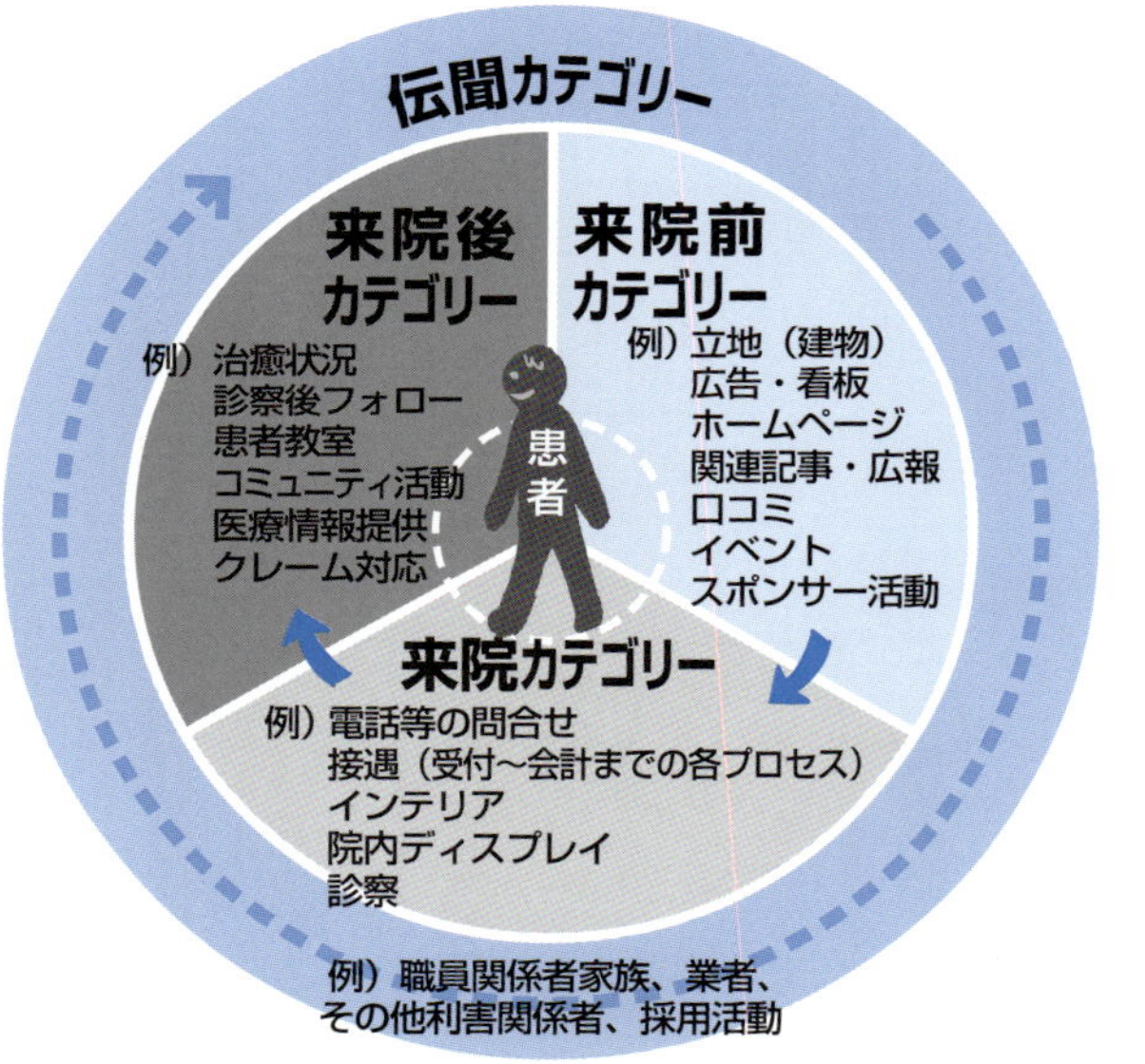
伝聞カテゴリー
来院後
カテゴリー
例)治癒状況
診察後フォロー
患者教室
コミュニティ活動
医療情報提供
クレーム対応
来院前
カテゴリー
例)立地(建物)
広告・看板
ホームページ
関連記事・広報
口コミ
イベント
スポンサー活動
患者
来院カテゴリー
例)電話等の問合せ
接遇(受付~会計までの各プロセス)
インテリア
院内ディスプレイ
診察
例)職員関係者家族、業者、
その他利害関係者、採用活動

ンジェントポイントについては、効果の度合いや費用対効果などを検討して優先順位を与えていく。

優先順位が決まったら、最適化のための管理方法を設定する。ここでもまた各**タンジェントポイント**について一つひとつ検討を加えていってほしいものである。妥協せずに真剣に取り組めば取り組むほど、膨大な作業になってくるであろう。とはいえ、毎日の診察もあって時間は限られている。だからこそ、限られた時間で効率よく作業を進めるマネジメント能力も求められてくる。時には他人の手助けやアドバイスによって、作業もはかどるだろう(図表3)。

また、ゼロから考えるのは効率的とは言えない。そこで、**タンジェントポイントの環**という**フレームワーク**を利用する(図表4)。このフレームワークは、患者とクリニックの各関係性で四つにカテゴリー分類している。患者がまだ来院したことがない状況でのクリニックとの関係性が「来院前カテゴリー」、来院している状況にあるのが

「来院カテゴリー」、その後が「来院後カテゴリー」となる。またこれら三つのカテゴリーを取り囲むように患者と間接的な関係性がある**タンジェントポイント**群を「伝聞カテゴリー」としている。

タンジェントポイントが環になっているのには理由がある。各カテゴリーやそこに属する各**タンジェントポイント**の最適化、つまり関連性や連続性、そしてそれらの相互作用を表現しているためだ。この**タンジェントポイントの環**によって**タンジェントポイント**が最適化され、患者とクリニックのコミュニケーションを継続的かつ円滑にすることを助けてくれるであろう。その具体的な使い方についてはこの後の本篇に委ねるとして、各カテゴリーについてもう少し説明を加えていこう。

■来院前カテゴリー

クリニックのことを認知していない、もしくは認知しているがまだ来院行動を起こしていない見込み患者とクリニックが、相互にコミュニケーションを取っていくための**タンジェントポイント**群である。例えば、クリニックの立地やそこに掲げている看板や外観、電話帳広告、駅や電柱に設置する看板、それ以外にも自院のホームページやクリニックに関する記事、**口コミ**もこのカテゴリーと考えることができる。

つまりこのカテゴリーには、新規患者を獲得していくために必須の**タンジェントポイント**が属していて、ここでは認知や来院行動の促進が目的となる。そのためには、様々な工夫が必要となってくる。

特に近年になって登場したインターネットや携帯電話によって人類のコミュニケーション方法が多元化された。それに伴い、患者が認知するところから来院に至るまでの行動過程が変化してきたのだ。具体的な話は次の本篇に譲るが、この変化についていくことも**タンジェントポイント戦略**成功の重要なカギとなっている。

■来院カテゴリー

来院時に、直接的または間接的に患者とコミュニケーションを取っていくための**タンジェントポイント**群である。来院時とは、患者とクリニックのファーストコンタクトである電話等による問合せも含めて、来院、診察、そして会計を済ませてクリニックの外へ出るまでを想像してもらえればいい。

このカテゴリーに属する**タンジェントポイント**には、直接的なコミュニケーションと間接的なコミュニケーションがある。前者は、実際に患者と会話が生まれることで、診察時、検査時、受付や会計時など何らかのやり取りが出るだろう。後者は、コミュニケーションといっても会話のことではない。会話以外でも患者は、様々なコミュニケーションを取っている。例えば、院内の雰囲気や院内に掲示されている様々なポスター、待合室にある雑誌（の種類）などで、五感を使ってクリニックを評価し続けている。

このカテゴリーには、患者を定着させていくうえで、また診療単価を適正化させていくうえでとても重要な**タンジェントポイント**が属している。また、どのカテゴリーよりも最も強くクリニックの印象を植え付けられるところであり、クリニックのブランディングにおいては最重要カテゴリーと言えよう。

■来院後カテゴリー

〝**タンジェントポイント戦略**〟では、来院後も非常に重要なカテゴリーと考えている。平たく言えば診りっぱなしではいけないのである。きちんと患者をフォローしていく必要があり、またそのためのコミュニケーションを取っていく方法を練っていかなければならないのである。

フォローとは、治療過程で必要なアフターケアだけを述べているのではない。患者への病気や健康に対する啓発活動もあれば、クレームや苦情に対する事後対応もある。また、患者との関係を切らないという目的でのフォローもある。

例えば、インフルエンザの流行情報をハガキやメールを利用して流したり、季節の挨拶ハガキ（年賀状や暑中見舞い）を送付したりすることも時には有効な手段となる。

これらの**タンジェントポイント**を最適化することで、患者を次の来院行動へ促すことができる。よって、来院頻度を増やしていくために最も重要となるカテゴリーと言える。実際、このカテゴリーに属する**タンジェントポイント**の管理は煩雑な作業になり手を抜きがちである。しかし、やればやっただけの効果が出るので、より計画的な実行が求められるところだ。

■伝聞カテゴリー

患者（見込み患者を含む）以外とクリニックの間で、間接的にコミュニケーションが発生する可能性のある**タンジェントポイント**だ。例をあげると、クリニックで働くスタッフである。スタッフにも家族や友人がいる。スタッフ本人やその家族などは多くの見込み患者とコミュニケーションをしている。余談になるが、内情を知り尽くしているスタッフが家族を連れてくるということは、そこで良い医療が提供されていることの証になる。特に一般的な疾患を扱うクリニックであるならば、患者家族への**タンジェントポイント**の最適化は、効果が出やすいので優先順位を上げて管理すべきである。

採用活動も、実はこのカテゴリーに属する**タンジェントポイント**の一つだ。人材募集広告を出せばクリニックの名前を知るきっかけとなる。当然、募集してきた人への対応は、採用するしないにかかわらず、きちんと対応しなければいけない。彼（彼女）たちやその周囲の人たちも立派な見込み患者であるからだ。

ここは患者との直接のアプローチではないので、意外とないがしろにしたり忘れたりするカテゴリーであるが、家族など影響の大きな**タンジェントポイント**が複数存在するので、もらさずきっちり管理していきたいところだ。

真実の瞬間

このように抽出された患者とクリニックの**タンジェントポイント**は、数多く存在する。しかし、時間軸でみたらどうだろう。一つひとつの**タンジェントポイント**の平均を取れば、ほんのわずかな時間である。まさに、**タンジェント**（線や面が一点で接した）**ポイント**（瞬間）である。しかしながら、その瞬間によって患者はクリニック全体の印象を捉え、そして評価する。これが本篇にも幾度か用いられている**真実の瞬間**である。

例をあげる。クリニックから提供される医療はとても良かった。会計時、スタッフが釣銭を間違えていたのでそれを指摘する。すると、謝ろうとせずに黙って対応したとする。たまたまほかの対応に追われていて、そのような態度を一瞬だけ見せてしまったのかもしれないが、そのときの印象でイメージが構築されてしまって、良い医療のことはすっかり忘れてしまうだろう。あるいはトイレが汚れていて不潔に感じたとする。それが、その日だけレセプトの請求業務に追われていてたまたま掃除をし忘れてしまっただけかもしれないが、それがクリニック全体の印象となってしまうのだ。

　クリニック側からみれば、何百人といる患者の一人だし、何万回もある患者との**タンジェントポイント**のなかの一瞬の出来事である。しかし、その患者にとってはそれがすべてなのだ。悪印象や低評価を拭い去ることはむずかしい。結局、その患者はクリニックへのネガティブな思いを抱きながら離反していく。ただその患者一人だけを失うのではない。ネガティブな思いを見込み患者へ**口コミ**されてしまい、見込み患者まで失うこととなる。

　逆に、ポジティブな思いを患者が抱いているならばと考えたらどうだろう。そこには何万回とその瞬間がある。それだけの患者と接触し、コミュニケーションを取れる絶好の機会になるのだ。その瞬間を見逃さずにそれぞれを大事にしていくことができるのならば、一瞬にして相手の気持ちをわしづかみできる。そうなれば、組織にとって心強い味方でありファンであってくれるのである。

　ただしこの膨大にある機会すべてにおいて、患者を失望させないようにすることは一筋縄ではいかない。院長をはじめスタッフ一人ひとりが、患者志向で行動するように、常日頃から患者の視点に立った指導や環境作りを心がけることが必要になる。

　この**真実の瞬間**という概念は、サービス産業で多く取り入れられている。元々この言葉を世に広めた人物は、航空会社の経営者だった。現場を鍛えることはもちろんだが、顧客にとって最善の選択がその瞬間にできるよう多くの権限を現場へ委譲した。そして、その考え方の導入によって成功を収めたのだ。

　さて、続く本篇の前半部分では少し舞台が変わる。この**タンジェントポイントの環**と**真実の瞬間**を、誰もが体験している身近な話題を通じて感じ取ってもらいたい。

　いよいよ、〝**集患**〟対策の開始だ。

第3章

成功へのシナリオ

もし私が木を切り倒すのに6時間与えられたなら、
最初の4時間を斧を研ぐことに費やすだろう。

エイブラハム・リンカーン

（第16代アメリカ合衆国大統領）

レストランからのハガキ

「昨日は、帰りが遅かったみたいね」

眠い目をこすりながら起きてきた健一に直美は言った。

「まあね。経営カンファに参加されていた先生たちと、いっしょに飲んでて遅くなっちゃったんだ」

「それで勉強になったの？」

「たくさんの気づきとやる気をもらえたよ。課題もいっしょにもらってきた」

「レセプト分析とか、すでにいくつか課題があったわよね」

「そっちは、だいたい済ませた」

「あら、あなたにしては早いじゃない。で、その新しい課題もすぐに終わりそうなの？」

「わからない。結構大変そうなんだ。**タンジェントポイント**っていうものを１００個も考えないといけないんだよ」

「影虎君が来てくれるのって、２日後の水曜の夜だったわよね。大丈夫？」

「うーん、あまり大丈夫じゃないけど。昨日飲んだ先生たちも同じことをやってるんだ。俺もやるしかないでしょ」

何もかもが消極的になっていた健一の気持ちに変化が起きていることを、直美はすぐに気付いた。

「私も今夜一緒に考えようか？」

直美からのこの申し出を、健一は素直に受け入れることにした。そして、**タンジェントポイント**について彼女へ簡単な講釈を始めた。

その後も健一は、朝食を取っているとき、歯を磨いているとき、鈴の木クリニックへ向かって車を運転しているとき、クリニックのカギを開けているときなど、常に考えをめぐらせて、思いついた**タンジェントポイント**をメモに残していった。

診察が始まった。いや、正確には診療時間が始まった。週明けの月曜なのに、診療開始時の待合室に患者は一人もいなかった。これが一日平均来院患者数13人の鈴の木クリニックの現実だった。先週までの健一ならば、先の見えない不安で頭がいっぱいになっていた。患者と接しているときは、一瞬その不安は消される。しかし、患者が途切れるとまた不安が襲ってくる。その繰返しだった。ところが今日の健一には、そんな不安は襲ってこない。そんなことを考える暇がないくらい、常に頭をフル回転させて影虎の課題に取り組んでいたからだ。

〈幸いにして、俺には時間があるからな。――全然幸いじゃないか〉

健一はそんなことを思いながらも必死に心を砕いていると、それを不思議と楽しく感じている自分に気付いた。さらに昼の休憩時間、午後診の合間、そして帰路中も思いつくことすべてをメモに取り続けた。帰宅してメモを開くと、40個近くのアイデアが書き込まれている。

〈意外と簡単だな。100個なんてすぐにできそうだ〉

そんなことを思っていると、玄関から直美の声が聞こえた。

いつもの直美であれば、まずはそのまま自分の書斎に向かう。しかし、今日はめずらしく健一の書斎へ入ってきた。

「ねぇ健一さん、これ見て」

健一の書斎に入ると、直美は自分のカバンから一枚の紙を取り出した。

「私も仕事の空き時間に考えてみたの。ちょっと見て。30個くらいはあるわ」

「おっ、すごいな。俺も一日中考えてた。俺と直美を合わせて70個だ」

「あら、もう少しじゃない」

直美は、そう言って着替えのためにいったん自分の部屋へ戻っていった。健一は、直美の残していった紙を手に取って一つひとつ見ていった。

〈夫婦って一緒にいるといろいろ似てくるって言うけど、考え方も似てくるのかな？〉

直美の考えてきたアイデアは、健一の考えたアイデアと似ているものばかりだった。しばらくして、直美が着替えを済ませ健一の書斎へ戻ってきた。

「お待たせ。目標の１００個まであと30ね。あとちょっとだから頑張りましょう」

「あと60かな…」

健一は苦笑いしながら、アイデアがほとんどかぶっていたことを伝えた。

「かまわないじゃない。二人が同じことを考えているってことは、きっといいアイデアってことよ」

「おまえは楽観主義でいいね。ホントうらやましいよ」

「あなたには負けるわよ」

そんな掛け合いをしながら、再び二人で考え始めた。最初は、ポンポンとアイデアが出てきた。しかしそれは最初だけで、30分もしないうちに二人は行き詰まっていた。

「健一さん、食事にしない？」

「そうだな。気分転換になるしな」

「今夜は、食事用意していないの。あっそうだ、この前会社の同僚と外回りの帰りに、イタリアンレストランへランチに行ってきたの。車で15分くらいあれば行けるわ」

「味はどうなの？」

「うん。ピザ生地がすっごくもちもちしてとってもおいしかったわ。石窯があって、ガラス越しに私たちが食べるピザを焼いているのが見えるの。しかも薪を使ってるのよ。ちなみにその石窯って、その店のオーナーがイタリアへわざわざ買い付けに行って取り寄せたんだって」

健一は、ふと影虎が話していた名将伊達正宗ゆかりの桃の話を思い出した。

〈これって、**ブランディング**じゃないか。その**物語**を聞いただけでおいしそうな気がするもんな〉

「このあたりでそういうスタイルの店ってめずらしいね。最近オープンしたの？」

「そうみたい。それで接客も店の雰囲気もすごく良くて、すごく混んでいたわ。そうだ、お店からハガキが着ていたんだわ」

「アンケートでも書いたの？」

「そう。ジュースが一杯タダになるっていうからね。夫婦で行けばジェラートが無料で付いてくるクーポン券が、そのハガキについていたわ」

「へぇー、そのハガキちょっと見せてよ」

健一は、直美から手渡されたハガキを見た。

「当店のピザはいかがでしたでしょうか。次は極上イカ墨ペーストと自家製トマトソースをブレンドして仕上げたソースを絡めた当店自慢のイカ墨パスタもどうぞ。」

石窯の写真が印刷されている下の部分に、丁寧な字がペンで書いてある。

「この前ピザだったでしょ。お店の人が、それを覚えていてくれたみたいなの。それで次は、おススメのイカ墨パスタを食べようと思って、このハガキを取っておいたのよね。健一さんを誘えばクーポン券も使えるし」

「何だよ、俺はクーポン券かよ。ところでその店、混んでるんだろ」

「うん、私出掛ける準備するからお店に電話してみて。そのハガキに連絡先があるから」

直美は、支度のため自分の部屋に戻っていった。健一はその間に、その店に予約の電話を入れた。

注意・興味・検索そして…

「予約取れた？」

「今から30分後だったら席空くってさ。それにしても、すごく丁寧な対応だったよ」

「そうなの。すごく接客もいいの。店員さんたちも笑顔で楽しそうに仕事をしているって感じ」

「へぇー、うちのスタッフにも見習わせたいな」

健一はそう言いながら、車のエンジンをかけてアクセルを踏んだ。走り始めてしばらくの間、健一はさっき頭をよぎった**ブランディング**のことを考えていた。

「あっ、そうか！」

健一は、突然声を上げた。直美は驚いて健一の顔を見た。

「急に何？　新しいアイデアでも思いついたの？」

「まだ見つけていないけど、すごくいいヒントを見つけたんだ」

「なんだ、ヒントだけなの」

「そんなこと言わず聞いてくれよ。今向かっている店ってさ、直美が俺に紹介したじゃない。これって**直美が俺に口コミをした**ってことじゃないのかな」

「そうね。それで？」

直美は不思議そうな顔で、健一の顔をのぞき込んでいる。健一は道路脇に車を停止させると、カバンから一枚の紙を取り出して直美に渡した。それは大阪で会った眼科医の中西が、経営カンファに持参してきた資料だった。

「何なの、これ？　いくつか図が並んで描いてあるけど」

「そう。**フレームワーク**っていうんだ。**ＡＩＳ（ＣＥ）ＡＳモデル**ってあるだろ」

そう言って健一は車内灯をつけて、直美に手元にある資料を見るよう促した。（図表5）

「これは**消費者購買決定プロセス**の一種なんだ。**AIS（CE）AS**ってタイトルは、その消費者が購買に至るまでの過程の頭文字をつなげているんだよ」

「いまいち、よくわからないわね」

「つまり、俺らが何か商品を購入したりサービスを利用したりする際の一連の流れって言えばわかるかな。例えば購買対象の商品やサービスについて何らかの方法で初めて知り、**注意**（Attention）するでしょ。さらにそれらにもし**興味**（Interest）をもてば、最近はインターネットがあるから**検索**（Search）するよね。また場合によって他の類似する商品やサービスと**比較**（Compare）、**検討**（Examination）するんだ。そして、**購買行動**（Action）に移す」

「最後の**共有**（Share）っていうのは？」

「これが、直美が俺に店を紹介したように情報を共有することなんだ。つまり**口コミ**もそう。――

直美、ブログやっていたよね」

「うん。私、次の日このお店のことブログで書いたわ」

「それ共有行動だよ。この一連の流れを意識して一般の企業とかは、プロモーション戦略を構築していくんだってさ。つまり、それぞれ次のプロセスへ行動を促進させていくようなメッセージを伝えたり、

図表5
AIS（CE）ASモデル

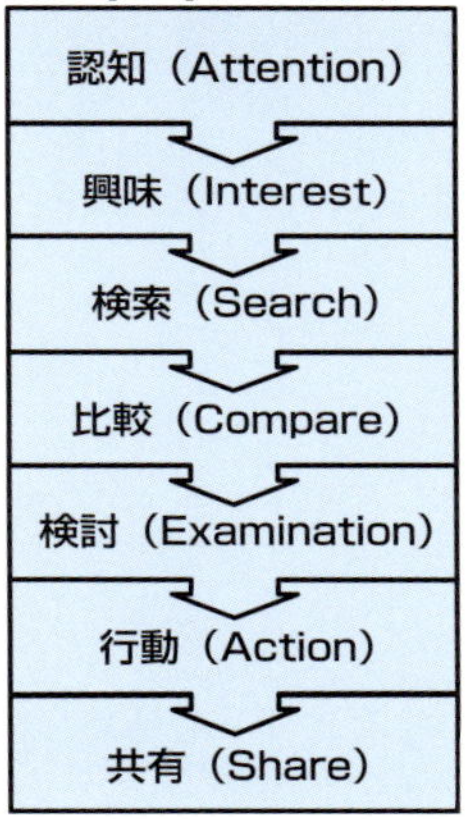

コミュニケーションを取ったりする方法を画策していくらしいんだ」

「でもそれは一般の企業の話でしょ。クリニックでも当てはまるのかしら?」

「**経営カンファ**で、その図を使ったんだから使えるでしょ。一度直美が俺に**口コミ**をするまでのプロセスを、この**フレームワーク**に当てはめてみようよ」

「案ずるより実行ね」

健一は再び車をスタートさせた。

「まずは最初のA。つまり**注意**だね。つまりどうやって直美がそのレストランのことを知ったのか思い出してみて」

「たしか…。そうだわ。通勤途中の道路脇にあった新しい看板を見つけたのよ」

「そのときに、Iの**興味**はもったの?」

「そうでもなかったわ。でも、この地域あたりのことを書いているコミュニティペーパーってあるじゃない。そこでこの店の紹介記事を読んで**興味**を惹かれたのよ」

「それで2番目のAの**行動**、つまりお店に行ったの?」

「その前に、インターネットで調べたわ」

「Sの**検索**だね」

「値段とか、評判とか知りたいじゃない。隣町にも最近イタリアンレストランができたの。そっちも気になっていたから、Cの**比較**とEの**検討**もしたのよね」

「何で、こっちのレストランに決めたの?」

「評判が良かったの」

「それって誰かに聞いたの？」

「ううん違う。インターネットで見たの。誰かがやったＳよ。つまり**共有**よ」

「口コミサイトってやつか」

「そう。あとお店のホームページに食前酒の無料サービス券もあったからだったわ。イタリア直輸入の石窯ってところも良かったわね。オーナーシェフがイタリアで修業したってことも書いてあったわ。なんか美味しそうな感じするじゃない」

「それでＡの**行動**、つまりここのレストランに来たんだね」

ちょうどそのとき、車はレストランに到着した。

繁盛レストランとタンジェントポイントの環

店内は、平日でしかも月曜の夜にもかかわらず満席だ。外国のレストランに入ったような雰囲気のセンスの良い内装で、直美の言っていた石窯がどの席からでも見えるように設計されている。その店内で、直美が言っていたとおり店員が楽しそうに仕事をしていて、接客も丁寧だ。

テーブルには、メニューのほかに小冊子が置かれていた。そこには、石窯の歴史や構造、なぜピザをおいしく焼けるか、さらには、この石窯を選んだ理由、石窯がこの店に設置されるまでのエピソードが写真入りで書かれている。最後には、オーナーシェフの修業時代から開店にあたっての思いなどがつづられていた。

「おいしかったね」

二人は料理を食べ終わり、持参したクーポン券でジェラートを注文した。しばらくすると、写真で見たオーナーシェフらしき人物が健一たちの注文したジェラートを運んできた。

「季節限定の春のジェラートです。こちらがいちごでこちらが桜フレーバーとなっております」

それぞれのジェラートを二人の前に丁寧に置いた。

「鈴木様、今日はご来店ありがとうございました。オーナーシェフの石井と申します。今日のイカ墨パスタはいかがでしたでしょうか?」

直美は、少し驚いた顔で答えた。

「すごく濃厚でコクがあって、とってもおいしかったわ」

「スペイン・ラマンチャ産のイカ墨ペーストを使用しているんです。甘鯛からとったダシと松の実、あと当店で作っているセミドライ・トマトを入れることで、味に深みが出るんです」

オーナーの石井は、自家製セミドライ・トマトの簡単な作り方を話したり、家でイカ墨パスタを作る場合のコツを教えてくれたりして、健一と直美は数分の会話を楽しんだ。

「鈴木様、今度はぜひコースのメインにローマ風サルティン・ボッカもお試しください。繊細な仔牛肉に生ハムとセージを重ねて焼いた肉料理です。白ワイン、フォンドヴォー、バターで仕上げたソースでさっぱりと召し上がれます」

「何ボッカですか？」健一が尋ねた。

「サルティン・ボッカです。イタリア語で『口の中に飛び込む』という意味なんです。お料理の名前は覚えていなくても大丈夫です。次回ご来店の際に私に声をかけてください。万一私が不在でもわかるようにしておきますので――。ただ、ディナーの時間帯は予約でだいたい席が埋まってしまいます。お手数ですが、事前にご予約をいただければと存じます」

石井は、健一と直美にお礼を告げて席を離れ、別の客席へ向かった。

「絶対にまたこの店来ようね」

「もちろん。そのナントカボッカを食べにね。でも、これってすごいよね」

「何がすごいの？」

「だってさ、俺達すっかりこの店にまた来る気になっているんだぜ」

「とてもおいしかったからじゃない」

「いやそれだけじゃない。この店は**来店前カテゴリー**だけでなく**来店カテゴリー**、そして**来店後カテゴリー**の**タンジェントポイントの環**がしっかりと構築されてるからなんだよ。しかも最大の**真実の瞬間**が演出されているし」

「よくわかんない。家に戻ったらちゃんと説明して」

「うん、わかった。この店の出来事を一つひとつ整理していけば、クリニックにどう応用していくかを考えるすごいヒントになるよ」

健一は、少し興奮気味に話しつつ席を立ちトイレへ行った。用を足し洗面台で手を洗っていると、目の前にポケットティッシュが置いてある。手にとると、何やらチラシのようなものが挟まっている。

「ご紹介チケット…ご来店の際、本チケットをご提示ください。お会計時に500円割引させていただきます。なお、ご紹介をするお客様はお名前とメールアドレスをお書き添えください。ご紹介者様がご来店されましたら1名様につき500円の割引券を送信させていただきます。」

この店の**紹介プログラム**のようだ。健一はポケットティッシュを片手に席に戻ると、直美もその間に会計を済ましてレジから戻ってきた。

「今、俺がトイレに行っている間、予約入れてただろ」

「わかっちゃった? 健一さんが学会で遅くなる日をねらってね、さっきこっそりメールで友達を誘ったの」

「おまえ、俺と一緒に行こうってさっき言ってたくせに」

直美が、いたずらっぽく舌を少し出して笑った。

「まっ、いいや。早く帰って課題の続きやろうぜ。さっきの説明もあるし」

帰りの車の中では、食べたおいしいパスタやピザのことではなく、繁盛していたレストランの**タンジェントポイント**のことで盛り上がった。

知恵を絞る

二人は、家に着くと休憩もせずにそのまま健一の書斎に向かった。

「まとめてみるから、ちょっと待って」

健一は、机に向かうなりノートを開いて何かを描き始めた。

「よしできた」

健一は、そう言って出来上がったノートを直美に見せて説明を始めた（図表６）。

「直美があの店を知ってから今までの俺達の行動を、さっきの**フレームワーク**に当てはめてみたんだ」

「右上が**ＡＩＳ（ＣＥ）ＡＳモデル**ね。お店に向かっているときに話した内容ね」

「そう。それと左下の円盤みたいな**フレームワーク**が、さっき話した**タンジェントポイントの環**なんだ」

「**来店前カテゴリー**とか**来店カテゴリー**とか言ってたやつね」

「来店する前、来店中、そして来店後に場面を分けて、客と店の**タンジェントポイント**を当てはめていくんだよ」

「その来店前カテゴリーに**口コミ発生**って書いてあるわね」

図表 6　イタリアンレストラン AIS（CE）AS とタンジェントポイントの環

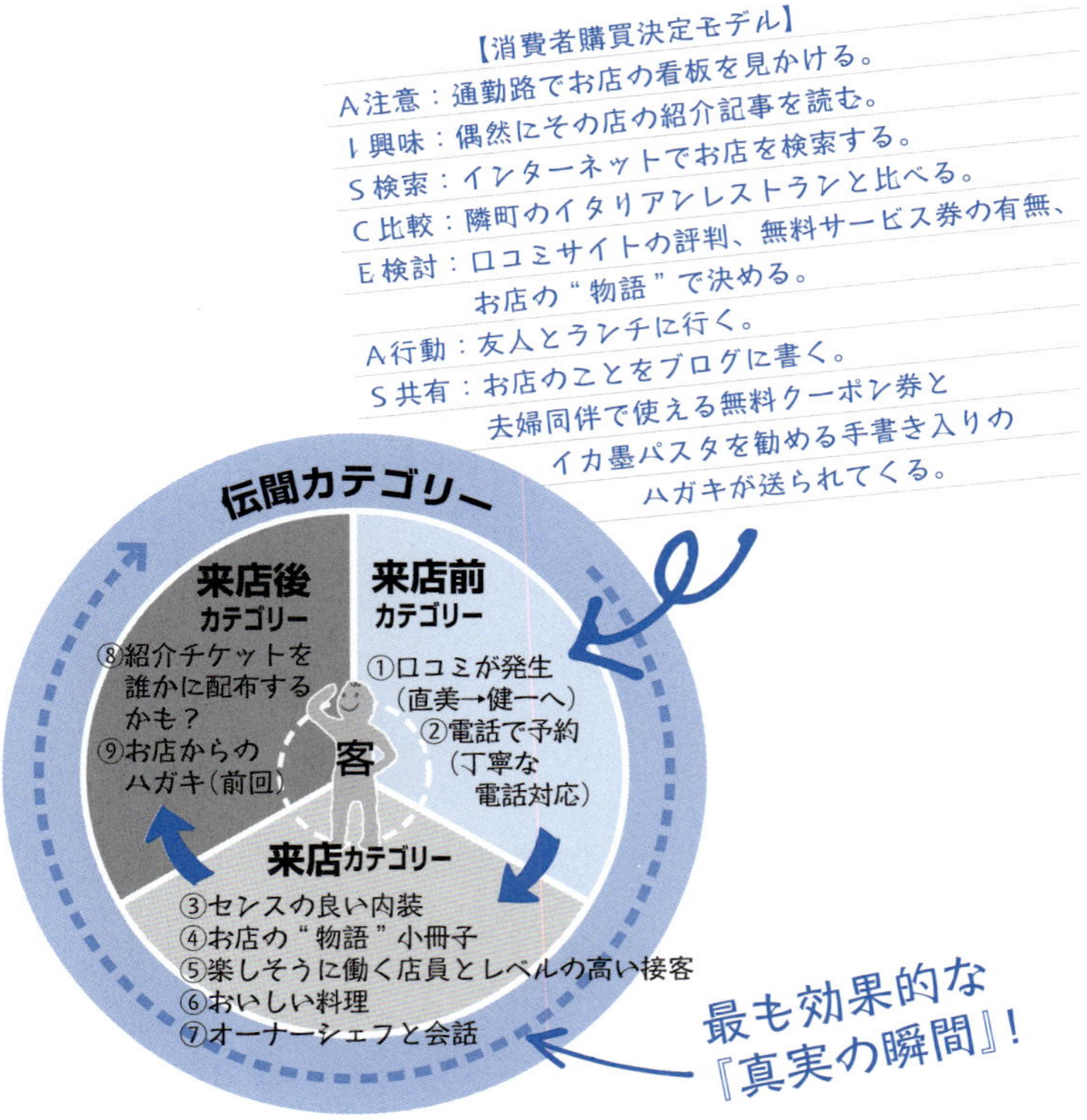
【消費者購買決定モデル】
A 注意：通勤路でお店の看板を見かける。
I 興味：偶然にその店の紹介記事を読む。
S 検索：インターネットでお店を検索する。
C 比較：隣町のイタリアンレストランと比べる。
E 検討：口コミサイトの評判、無料サービス券の有無、お店の“物語”で決める。
A 行動：友人とランチに行く。
S 共有：お店のことをブログに書く。夫婦同伴で使える無料クーポン券とイカ墨パスタを勧める手書き入りのハガキが送られてくる。
伝聞カテゴリー
来店後カテゴリー
⑧紹介チケットを誰かに配布するかも？
⑨お店からのハガキ（前回）
来店前カテゴリー
①口コミが発生（直美→健一へ）
②電話で予約（丁寧な電話対応）
客
来店カテゴリー
③センスの良い内装
④お店の“物語”小冊子
⑤楽しそうに働く店員とレベルの高い接客
⑥おいしい料理
⑦オーナーシェフと会話
最も効果的な『真実の瞬間』！

「そう、俺の視点での**タンジェントポイントの環**なんだ」

「この**口コミ**が起こるまでのプロセスが、直美の視点になっている。通勤途中に見た看板、紹介記事、インターネットで見た情報ってことになる。つまりＡＩＳＣＥまでが**来店前カテゴリー**で次のＡが**来店カテゴリー**、そしてＳが**来店後カテゴリー**の**タンジェントポイント**ってことになるんだろうね」

健一はそう言って**フレームワーク**に従い、整理しながら直美に説明し始めた。

図に示した来店前カテゴリー内の①の口コミ発生は、店からのハガキによって動機付けされていた。つまりイカ墨パスタのおススメ手書きメッセージによって、直美自身がそれを食したいという気持ちにさせられたのである。

また、店で書いたアンケートに家族構成を書く欄があった。この情報によって夫婦同伴で使える無料クーポン券を店から送ることができる。これも、夫を連れてくる動機付けだ。妻が夫を誘う可能性は高いし、クーポン券が夫を店に連れ出す口実になる。とてもよく練られた仕掛けだ。さらにそのハガキは、それを口コミ先へ見せることができた。つまりそれ自体が口コミを補助する**コミュニケーションツール**の役割を果たしている。さらに、予約のために入れた電話（②）でも健一は好印象をもった。

そして、来店カテゴリーの③から⑥それぞれの**タンジェントポイント**でも**環**がきちんとつながっている。まず、店内に入るとセンスの良い内装と石窯の見えるレイアウトに客の気分は盛り上がる。また、料理を待っている時間も重要な**タンジェントポイント**と店側は考えていて、テーブルにはお店の**物語**が書かれた小冊子が備え付けられている。この**コミュニケーションツール**を用いた仕掛けによって客はさらに感化されて、出てくる料理やその店自体の価値を勝手に上げていく。

そして当然のことだが、おいしい料理でなければ店自体の価値はない。結局、いくら素晴らしい**タンジェントポイント戦略**を構築してもコアバリュー（中核的な価値）がダメならそこで**環**が途切れてしまう。

「この⑦のオーナーシェフの石井さんとの会話はとっても楽しかったわね」

「直美が次の予約を入れただろ。この意思決定は、この**タンジェントポイント**が一番の動機理由なんだ」

「だって石井さんが私たちのところに来たとき、『鈴木様』って苗字で読んだでしょ。この前ランチタイムに行ったときは、彼と会ってもいないのに――。そこにちょっとびっくりしたけれど、何だか常連さんっぽくてうれしかったのよね」

「電話で予約して店に行っているんだから、俺たちの名前はわかるだろ。クーポン券付きのハガキも渡しているんだしさ」

「まあそうだけど、それでもお客にしてみたら気分いいじゃない」

「それとよくよく考えてみれば、直美にイカ墨パスタを勧めてそれを食べたってことは、店の思惑どおりに行動してくれる良い客だよな」

「作戦どおりって思って、私たちのところへ石井さんが来たのかしら」

「そこまで計算して演出しているのか、純粋に俺たち客に喜んでもらおうと思っているだけなのかはわかならいよ」

「自分が客のときは、あまり商売目線で考えないほうがいいわね。ご飯もまずくなるわ」

「でもここは、商売目線で考えなきゃ。石井さんが、イカ墨パスタの具材について話してくれたでしょ。スペインのある地域で取れたイカ墨ペーストや隠し味に何を使ったとか。それらの物語によって店のこだわりが俺たちに伝わってくるんだよ」

「確かにセミドライ・トマトも自家製とか言ってたわよね。セミドライ・トマトなんて今まで料理に使ったことないんだけど、何か自家製ってすごいわって思ったの」

「そうそう。それにプロの料理人に料理のコツなんか教えてもらったら、聞くだけでも楽しいし、とっても得した気分になるよね」

「そう、すっかり石井さんのファンになっちゃったわ」

「うん。まさに**真実の瞬間**だよ。つまり顧客と店が直接コンタクトする一瞬の時間こそが、その顧客をリピーターやファンにできるかどうかを決定するとっても重大の機会なんだ。結局直美が言ったように数分の会話で、俺達は完全にあの店のファンになっちゃったんだから」

直美も**真実の瞬間**を体験したことで、言葉の意味をすんなり理解できた。

「しかも、ナントカボッカで次の来店までプロモーションされているからね」

「別にいいのよ。勧められたら食べてみたいじゃない」

「そのとおり。別にいいんだ。騙して来店させようとしているわけじゃないし、鈴の木クリニックの集患対策にどうやって応用するか、いろいろ考えてみてるだけ。でも今の例は、すごくいいヒントになったよ」

「そうなの？　どういうこと？」

「今、超音波検査装置が遊んでるんだけど――」

「遊んでる？」

「つまり、あまり稼働していないってこと」

「使ってないのは、経営的にみてもとってもムダよね。お金を捨てているようなものだわ。で、それってどんな装置なの？」

「超音波を人体に発射して、はねかえった音を画像にしてくれる装置なんだ。つまりね、超高性能な聴診器だと思えばいいかな。昔の名医はたたいたり押したりして体の内部の状況を推測してたけど、今は研修医でも画像で判断できる」

「へぇー、科学の進歩ね。でも、それと集患対策の何が関係するの」

「うん。その装置はいろいろな検査に使えるんだ。例えば、頸部血管エコー検査とかね。動脈硬化の程度や脳に入っていく血管の流れ具合がわかるから、脳卒中の予防になる。あと、めまいの原因もこの検査でわかったりするんだ」

「それと装置が遊んでいることと、どう関係があるの？」

「明らかに疑いがあったり症状が出てたりしていれば、当然患者に検査をすることを伝えるけど、それ以外の患者にはこれまで特に勧めていなかったんだ」

「そんなの当たり前じゃない。疑いのない患者なんだから。タダじゃないんだし」

「実は、疑いはまったくゼロではないんだ。誰でも歳をとれば、動脈はだんだん硬くなる。しかもある病気をもっている患者は、そのリスクは高くなるんだ。だからといって、しょっちゅう検査しているわけじゃない。もちろん全員症状が出ているわけでもない」

健一は、自分に言い聞かせるように話を続けた。

「疑いが濃いわけではない患者に対してさ、その夕ダではない検査をして、何も見つからないっていうのは患者に悪い気がしてたんだ」

「確かにね。でもね、患者が検査して幸いにして何も見つからなければ、それは安心を得たことになるんじゃないのかな。もちろん何か見つかれば、それはそれで早期発見になるんだから。変な気をまわしすぎじゃないかしら」

「そう、そのとおりな気がしてきたんだ。直美がさっき『勧められたから食べてみたい』って言ってただろ。そして俺が『騙して来店させようとしているわけじゃない』と言った。つまりね、可能性が少しでもある患者には、その事実をきちんと伝えればいいんだ。あとはお金を払って検査をする価値があるかは、患者が判断することなんだよな。もちろん、不安をあおるような説明の仕方は絶対しないようにしないとね」

「もちろんよ、そんなことしたら患者を騙していることになるわ。でもあなたの言うとおりだったわ。私が石井さんに勧められたとき、別に押し売りされているような嫌な気分では決してなかったわ」

「うん。その人のニーズを掘り起こしているってことだからね」

「少しでも疑いがあれば、保険でできるんでしょ」

「まあね。ちなみに単なる健診扱いだと保険が適用されないから自費で全額負担になるんだ」

「だったら、患者にとっても得なんじゃない。ただオーダーが増えると国全体の医療費が上がるから、それはそれで困りものね」

「確かにそうだけど、ただそれは明らかにムダなオーダーだったらだよ。個人的な意見だけど、早期発見できたほうがよっぽど医療費が下がるんじゃないのかな。例えば、癌、心臓病に次いで死亡原因の3番目になっている脳卒中なんかは、最近では発症しても助かる人のほうが多いんだ。とはいえ助かっても長期の入院が必要なんだよ。後遺症も残ってしまうから、リハビリも必要になる。結局その分医療費が、何十倍ってかかってしまうんだよ」

「それなら余計、積極的にやったらいいじゃない。ところでさっき言っていたある病気をもっている患者は、動脈硬化になるリスクが高くなるその病気って何かしら？」

「高血圧症、糖尿病、それと高脂血症に高尿酸血症なんかは、動脈硬化が起きやすいんだ」

「だったら鈴の木クリニックの患者さんにもいるんじゃないかしら。その患者さんをリストアップしてみたら。それと、せっかくだから、**コミュニケーションツール**も作ったらどうかしら。頸部血管エコー検査の説明とか、その検査で何がわかるかとか、あと動脈硬化が進行することでどうなるとか、動脈硬化の写真があればいいわ。検査料も書いておいたほうがよりいいわね。まとめて小冊子かリーフレットにするのよ」

「患者さんへの啓蒙ってやつだね」

「それとあまり来院されていない患者さんへも何かできないかしらね」

直美は、一瞬考えて再び話し出した。

「年賀状は？　例のお店からのハガキみたいなものよ。健一さんも手書きで、一言書いてみたらいいのよ」

「ずいぶん簡単に言うな。でも年賀状を送るのって、広告規制に引っ掛かるんじゃないかな」

「送り先が不特定多数じゃなくて、当院の患者さんじゃない。しかも、クリニックから情報提供を希望されている患者さんで同意ももらっている人が対象なら大丈夫でしょ」

「何だ、よく知ってるな。この前の経営カンファに参加されていた先生たちも、医療広告規制はよく勉強されていたよ。とにかく医療法等で細かくルールが決められていて、でも法の解釈の部分で微妙に見解も違ってくるから、結局は管轄の保健所にそのつど聞いているんだって」

「知らなかったじゃ済まされないもんね」

「さて、話を戻してもう一度、**タンジェントポイントの環**を見てみようよ。次は**来店後カテゴリー**だな」

健一はそう言って、店のトイレにあったポケットティッシュを直美に見せて説明した。トイレの洗面台ですら、客と店の**タンジェントポイント**にしている。実は、トイレこそ飲食店のイメージを左右する重要な**タンジェントポイント**であること、トイレが汚ければ店全体も同レベルの衛生管理だと連想できてしまうといった持論を交えて熱く語った。

健一はそのポケットティッシュに入っている紹介チケットを取り出して、紹介プログラムがきちんと構築されていることも説明した。この紹介チケットという**コミュニケーションツール**に、紹介した側された側、両者に割引特典がついているということで、**口コミ**が誘発される。そんな自分の考えを直美に説いていった。

これらのコストもインターネットで調べた。販促ノベルティグッズ用のポケットティッシュは単価が10円以下なので、広告宣伝費がほとんどかからないことがわかった。

「石井さんもいろいろ考えられてるのね。感心しちゃう」

「本当にすごいよな。勉強したのか、それとも経営センスがいいのか。今度行ったときに聞いておいてよ」

「いやよ、そんなの。自分で聞いてよ」

「そっか、残念。そうそう、今度俺宛であの店からハガキが来るかもな」

「石井さんのことだから、明日には来るかしら？」

「さすがに速達ではよこさないだろ」

「そうね」

二人で盛り上がっていた。そのあとも遅くまで二人で議論を交わした。すでに時計の針は夜中の2時を指していた。

「健一さん、そろそろ寝ない？」

「先に寝てて。俺まだやるわ」

「あなただって、朝から診察なんだから寝たら？」

「そうだけど、もう少しやりたいんだ」

「明日も手伝うから。先に休ませていただきますね」

直美が寝たあとも健一は、知恵を絞り続けた。**タンジェントポイント**が70個に達した頃、外はうっすらと明るくなっていた。

その日も診療を終えると、健一はまっすぐ帰宅し、タンジェントポイントを考え続けた。直美もその夜、いつもより早い時間に仕事から帰ってきた。直美も仕事の合間にアイデアを巡らせている。それらをお互いに見せ合い、また夜遅くまで二人は頭を酷使し続けた。そして、100個まであと10個となり、二人は床に就いた。

翌朝眠い目をこすりながら健一が寝室から出てくると、すでに朝食の準備をしていた直美が言った。

「影虎君が来るのは今夜よね。ここまで来たら、残りの10個を意地でも考えないとね」

「もちろん。何とか診療の合間に知恵を絞り出すよ」

「健一さん、知ってる？　知恵を絞るって英語で『rack one's brain』って言うの。その『rack』って動詞あるじゃない。その語源って、中世ヨーロッパで使用されていた拷問台のことなの。人の体の一方を固定して、もう一方を巻き上げ機に固定して体を引き伸ばすんだって」

「うわ、それ痛そうだな」

「それが転じて今『rack』って『拷問にかける』とか『ひどく苦しむ』、『無理に使う』なんて意味で使われて、さっき言った『rack your brain』で『苦しくなるほど無理にでもあなたの頭を使え』、知恵を絞るってなるのよ」

「つまり、知恵を絞るって拷問と同じくらいにきつく苦しいってことか。確かにね」

健一は、苦笑いを浮かべながら朝食のテーブルについた。

〈あと10個考えて早くこの拷問から逃れないと〉

そんなことを考えながら、健一は手に取ったパンを左手の人指し指で押さえ、右手でもう一方の耳を持って引き伸ばして、ちぎって食べた。

延命措置

その日、健一は診察の合間を見計い、**タンジェントポイントの環**を意識して院内を見渡したり、インターネットや雑誌でヒントになりそうなものを調べたりした。

「よしっ、できた！」

ついに影虎と約束した課題のタンジェントポイント合計100個を、考え出すことができたのである。最後は少し無理やりだったが、それでも健一は達成感に浸った。その出来上がったメモを両手で高く持ちあげて眺めるように見ていると、鈴の木クリニックのインターホンが鳴った。ドキッとして時計を見ると、影虎が来院する予定の時間を示していた。

「鈴木院長、こんばんは」

影虎がやってきた。今日は、あのいつもの仕立てのいいスーツではなく、紺のジャケットにチノパンといった春らしい軽快な装いをしている。これも影虎流の戦略が裏にあるのではないかと、健一は勘ぐった。

「今日は、いつものスーツではないんですね。この前の**ブランディング**の話のように、そのジャケットに何か物語でもあるんですか？」

健一はいたずら心でニヤッと笑って訊いた。

「今日の服装に物語はないんですよ。今夜は徹夜になりそうなので、軽装にさせてもらっただけです」

そう言って、影虎もニヤッと笑った。

「徹夜、上等です」

そう言って健一は、先ほどから手に持っていたメモを影虎へ広げて見せた。

「清宮さんからのメールでいただいた課題、今できたところなんです」

「**タンジェントポイント**１００個を実質2日間足らずで考え抜かれたんですね」

健一は大きくうなずき、自信満々にそのメモを影虎へ渡そうとした。すると影虎はメモを受け取らずに意外な言葉が返ってきた。

「特に、私に見せなくても結構ですよ」

「見ないんですか？」

健一が怪訝な顔で聞き返した。

「はい。この課題の目的は果たしましたから」

「でも、せっかくなんで内容が間違ってないかチェックしてみてくださいよ」

直美と二人で徹夜して必死に考えた課題だ。健一も納得いかない。

「じゃあ院長、そのメモに書かれていることって間違ってます？」

「もちろん間違ったことを書いたつもりはありませんが、しかし…」

「院長、クリニックを開業してから経営のことや患者を集めることについてこれだけ頭を使ったことってありますか？」

健一はその問いに少し考え、こう答えた。

「そうですね。まずなかったです。でも今回ばかりは、そうとう必死になって知恵を絞りましたよ」

影虎が健一の言葉に笑みを浮かべて言った。

「それです。**100個を必死になって考え抜くそのプロセスこそが重要なんですよ**。だって、院長の頭のなかには今、患者を集めるために何をすればいいかアイデアが満ち溢れているんじゃありませんか？」

影虎の言ったとおりだった。健一は影虎のその意図を知り、大きく彼の問いにうなずいていた。

「院長が考えてくださったその貴重なアイデアは、のちほど使います。まずは、**資金繰り計画**と**レセプト分析**を始めましょう。先週お願いしてあった資料は準備していただきましたか？」

健一は、準備してあった財務諸表と**レセプト分析表**を影虎へ手渡した。

「清宮さん、お恥ずかしいのですがこれが鈴の木クリニックの状況です」

「恥ずかしいなんて言っている場合ではありませんよ」

影虎はそう言って、それらの資料を一枚ずつめくり、丁寧に指で数字を追いかけ始めた。そして独り言を言い出した。

「2カ月前に1000万円の追加融資があるから残り3カ月分の運転資金はあるか。あとは先月から始まった銀行への元金返済を保留しちゃえ。いざとなれば他の支払いも止めればいいか。そうすればプラス3カ月は、なんとか持ちこたえられそうだ」

健一は心配そうに影虎を見ながら、その小さな声の独り言に耳をそばだてていた。**レセプト分析表**を見ると、影虎は自分の鞄からノートパソコンを取り出した。そしてファイルのあちらこちらから数字を引っ張っては、それを入力している。しばらくすると影虎の声が健一の耳に届いた。

「よしっ、何とかなりそうだ」

健一は、その小さな声に大きな希望をみた気がした。

「清宮さん、鈴の木クリニックは生き残れますか?」

影虎は、パソコンの画面から目を外して健一のほうへ向いた。

「何もしなければ3カ月で倒産です。延命措置をしても半年が限界でしょう」

影虎から安心できる答を期待していた健一は、一瞬目の前が真っ暗になった。

「えっ、それって余命宣告ですか?」

焦っている健一の問いに対して、影虎は首を大きく横に振った。

「確かにクリニックは瀕死の状態です。ただし私からの無理難題もやり抜いた院長のその決意があれば、絶対に立て直すことができます。幸い立て直す時間が半年もありますから、一緒に頑張りましょう!」

健一は、ふと大学時代の恩師の言葉を思い出した。

『医師の言葉は、魔法の言葉である』

患者は医師からの「絶対大丈夫」というその言葉によってとても勇気付けられる。そして生きようという力が湧き出てくる。「絶対に大丈夫」と言える医師と、その力強い言葉を信じる患者との信頼関係によって最終的に医療は成り立つと教わった。「絶対」という医療はあり得ない。また、医療訴訟リスクを考えると、「絶対大丈夫」といった類の言葉を発言する医師は、今となっては少ない。しかし、患者はその言葉を待っているということをさんざん言われてきた。そのことを健一はここで改めて実感していた。

影虎は、パソコンを健一のほうへ向けて画面を指差してみせた。

「現在患者数が少なく資金繰りがきびしい状況です。資金が底をつかないように逆算しながら収支シミュレーションをしてみました」（図表7）

「清宮さん、これは財務諸表の一種ですか？　変動費とか固定費とかよくわからないのですが」

「これは、鈴の木クリニックの月別の収支計画表と資金繰り計画表です。ただ、今は細かいことは知らなくてもいいでしょう。とりあえず、チェックマークを付けた数字だけ追って見てください」

そう言って影虎が説明をし始めた。

保険診療による収入である『社保・国保診療収入』は、産婦人科、歯科、美容外科など医業収入を自由診療に依存している一部のクリニックを除きこの収入に依存している。その保険診療収入を分解すると、一日当たりの外来患者数と診療単価そして診療日数を掛けたものになる。保険診療収入に自由診療収入やその他保険外収入を足した医業収入から、材料費や人件費、その他のクリニック経営にかかる様々な経費を引いたものが経常利益となる。

「院長、12月の経常利益を見てください。ここで数字が（＋）になっています」

「一日32人の患者を６５００円で21日間平均して診ることができれば赤字解消ですね」

「いえ、あくまで経常利益という指標だけの帳簿上の話です」

影虎は、健一へその理由を説明した。診療報酬収入といっても保険請求分の約7割は2カ月ほど遅れて入金され、その時点で初めてクリニックが自由に使える資金となる。つまり、帳簿上の医業収入がイコール使える資金ではない。また経常利益には、借入金の返済など実際に出ていく現金が一部反映されていない。そのために、経常利益は黒字でも運転資金がなくなってしまい経営が立ち行かなくなる場合がある。いわゆる黒字倒産だ。そうならないためにも経常利益と現金残高のズレを把握し、資金繰りを管理する表が必要になってくる。それを簡略化したものが**資金繰り計画表**になる。影虎は、その表の一番下のチェックマークを指差して健一に言った。

「今はこの現金残高をとにかく意識してください」

「ここで（－）が出たらジ・エンドですね」

影虎は、真剣な眼差しで健一の目を見ながら大きくうなずいた。

鈴の木クリニックは、2月に１０００万円の追加融資を受けたばかりで3月末時点でも同額の現金は残っていた。しかし影虎が訪問している4月末時点で、５００万円程度しか現金が残らないことがすでにわかっていた。3月と4月の経常利益を合算すると、約３６０万円の赤字となる。しかし、今までは銀行からの借入金の利息分だけを払っていたが、3月になって元金80万円の返済も始ったため現金残高の減りが加速されているのだった。そこで銀行と交渉して元金分の返済を１年間止めてもら

黒字となる目安

10月	11月	12月	来年1月	2月	3月	4月
28	30	32	33	34	35	38
6,500	6,500	6,500	6,500	6,500	6,500	6,500
22	22	21	21	21	22	22
4,414	**4,700**	**4,778**	**4,915**	**5,051**	**5,415**	**5,844**
4,004	4,290	4,368	4,505	4,641	5,005	5,434
400	400	400	400	400	400	400
10	10	10	10	10	10	10
1,423	**1,523**	**1,551**	**1,599**	**1,647**	**1,775**	**1,926**
1,281	1,373	1,398	1,44[illegible]	1,485	1,602	1,739
44	47	48	49	51	54	58
97	103	105	108	111	119	129
2,991	**3,177**	**3,227**	**3,316**	**3,404**	**3,640**	**3,918**
3,224	**3,225**	**3,226**	**3,227**	**3,228**	**3,229**	**3,230**
584	584	584	584	584	584	584
550	550	550	550	550	550	550
34	34	34	34	34	34	34
2,640	2,641	2,642	2,643	2,644	2,645	2,646
50	51	52	53	54	55	56
750	750	750	750	750	750	750
30	30	30	30	30	30	30
600	600	600	600	600	600	600
65	65	65	65	65	65	65
25	25	25	25	25	25	25
600	600	600	600	600	600	600
520	520	520	520	520	520	520
−233	−48	**1**	**89**	**176**	**411**	**688**

3,704	**4,300**	**4,523**	**4,764**	**4,860**	**5,065**	**5,289**
1,201	1,287	1,310	1,351	1,392	1,502	1,630
2,093	2,603	2,803	3,003	3,058	3,153	3,249
410	410	410	410	410	410	410
3,982	**4,083**	**4,112**	**4,161**	**4,210**	**4,339**	**4,491**
1,423	1,523	1,551	1,599	1,647	1,775	1,926
2,559	2,560	2,561	2,562	2,563	2,564	2,565
0	**0**	**0**	**0**	**0**	**0**	**0**
0	0	0	0	0	0	0
0	0	0	0	0	0	0
0	0	0	0	0	0	0
100	**100**	**100**	**100**	**100**	**100**	**100**
100	100	100	100	100	100	100
0	0	0	0	0	0	0
−377	**116**	**312**	**504**	**550**	**626**	**698**
490	**113**	**229**	**541**	**1,044**	**1,595**	**2,220**
113	**229**	**541**	**1,044**	**1,595**	**2,220**	**2,918**

図表７　収支シミュレーション

【収支計画表】

3つを掛けると保険診療収入になる

	今年3月	4月	5月	6月	7月	8月	9月
1日平均患者数	13.9	13	16	19	21	23	26
診療単価	5,770	6,138	6,200	6,500	6,500	6,500	6,500
診療日数	22	22	21	22	22	20	22
医業収入	**1,972**	**1,989**	**2,293**	**3,027**	**3,313**	**3,300**	**4,128**
社保･国保診療収入	1,764	1,775	2,083	2,717	3,003	2,990	3,718
自由診療収入	197	200	200	300	300	300	400
その他売上高	11	14	10	10	10	10	10
変動費	**497**	**653**	**740**	**966**	**1,067**	**1,062**	**1,322**
医薬品費	479	568	667	869	961	957	1,190
診療材料費	0	47	23	30	33	33	41
委託費	18	38	50	67	73	73	91
限界利益	**1,475**	**1,336**	**1,553**	**2,061**	**2,246**	**2,238**	**2,806**
固定費	**3,216**	**3,184**	**3,304**	**3,184**	**3,184**	**3,184**	**3,224**
人件費	583	584	584	584	584	584	584
給与	550	550	550	550	550	550	550
法定福利費	33	34	34	34	34	34	34
一般管理費	2,633	2,600	2,720	2,600	2,600	2,600	2,640
接待交際費	10	10	10	10	10	10	50
賃借料	750	750	750	750	750	750	750
広告宣伝費	63	30	150	30	30	30	30
減価償却費	600	600	600	600	600	600	600
繰延資産償却	65	65	65	65	65	65	65
租税公課	25	25	25	25	25	25	25
支払利息	600	600	600	600	600	600	600
その他	520	520	520	520	520	520	520
経常利益	−1,741	−1,848	−1,751	−1,123	−938	−946	−418

【資金繰り計画表】

		今年3月	4月	5月	6月	7月	8月	9月
経常収支	**収入**	**1,803**	**1,737**	**2,070**	**2,368**	**2,669**	**3,109**	**3,628**
	窓口収入	529	533	625	815	901	897	1,115
	保険請求分	1,065	990	1,235	1,243	1,458	1,902	2,102
	自費･その他	208	214	210	310	310	310	410
	支出	**3,048**	**3,172**	**3,379**	**3,485**	**3,586**	**3,581**	**3,881**
	変動費支出	497	653	740	966	1,067	1,062	1,322
	固定費支出	2,551	2,519	2,639	2,519	2,519	2,519	2,559
財務支出	**収入**	**0**	**0**	**0**	**0**	**0**	**0**	**0**
	自己資金	0	0	0	0	0	0	0
	長期借入金	0	0	0	0	0	0	0
	短期借入金	0	0	0	0	0	0	0
	支出	**900**	**900**	**100**	**100**	**100**	**100**	**100**
	借入金返済	800	800					
	生活費	100	100	100	100	100	100	100
	所得税・住民税等	0	0	0	0	0	0	0
現金増減額		−2,145	−2,335	−1,409	−1,218	−1,017	−573	−353
現金期首残高		**9,540**	**7,395**	**5,059**	**3,651**	**2,433**	**1,416**	**843**
現金期末残高		**7,395**	**5,059**	**3,651**	**2,433**	**1,416**	**843**	**490**

銀行と交渉して元金返済を１年間保留にしてもらう！

い、現金支出を抑えることを影虎は考えていた。

「清宮さん、そんなことってできるんですか？」

「保留しなければクリニックは倒産します。まぁ銀行も融資が焦げ付いてしまい、結局両損なので交渉の余地は十分あります。ただし保留の間にクリニックの経営が上向くと、銀行が納得できる材料をきちんと示していかないと」

「それが、１００個の**タンジェントポイント**ですね」

「それも重要な材料の一つです。本当は、少しでも実績が伸びたところを示したいんですが、そう悠長なことを言っている場合じゃないので経営改善策を交渉の材料にしましょう」

影虎は、再びパソコンの画面に映っていた収支計画表の一番上の欄を指差して言った。

「さっきも言いましたが返済保留は、あくまで延命措置でしかありません。とにかく診療収入を増やさなければなりません。そこで現金残高がマイナスにならないために必要な5月以降の**一日平均患者数**と**診療単価**を逆算して出した目標数字です」

健一は、画面に顔を近づけてその数字を追った。

数字合わせの開業計画書

そこには、右肩上がりの数字が並んでいる。健一は、もちろんその数字にする自信はまったくない。

「清宮さん、本当に大丈夫なんですかね。開業計画書でもこんな感じで数字が並んでいました。でも、達成したことないんです。だから今こんな状況になってしまっているんですが…」

不安そうに影虎を見ていた健一へ、影虎が語った。

「この目標数字は生き残るための最低ラインです。でもきちんと考えたうえでの達成可能な範囲の目標数字設定にしています」

「本当ですか。開業コンサルタントに開業計画や診療圏分析をしてもらったとき、開業前には自信たっぷりに大丈夫だと言っていたんですよ。それが今じゃ奴らは、いっさい顔も出そうとしない」

「仕事柄、開業後に開業計画書を見せてもらいます。でもそこには、資金計画や収支計画、見込み患者数などの数字のみが羅列されているだけです。患者を増やすためのマーケティング計画が詳細に記されてはいないんです」

「確かに、どうすればこの数字になるか何も書かれていなかったな。それって、開業コンサルタントがサボって省いているということなんですか？」

「いえ、そうではないと思います。開業コンサルタントとは、字のごとく開業するまでがメインの仕事です。だから彼らが作るのはあくまで開業『前』計画書なんです。それと昔は集患対策を含めたクリニックのマーケティングは、立地がすべてみたいなところがありました。しかも、今ほどクリニックが多いわけではなく、黙っていても患者は集まったのでマーケティングなんて発想もなかったんでしょうね」

「でも今じゃクリニックも過当競争の時代です」

「そうなんです。好立地と呼ばれる場所には、まずコンビニか歯科や医科クリニックが営業していますよね。もう好立地なんてそう簡単に見つかるものじゃないですからね」

「私も立地選択は妥協したクチです。それ以上は愚痴になるので言わないようにしています。それを患者が集まらない理由にしないと決めているので」

健一はうつむき加減にそう言うと、影虎が声のトーンを一段高くして話した。

「院長、集まらないではなく集められていないだけなんです。開業計画書の見込み患者数は、単なる数合わせです。よく、その計画書に開業2〜3年目で一日平均患者数が50人とか60人とか景気のいい数字が並んでいますでしょ」

「私の計画書も確かその数字でした」

「厚労省の実施している調査結果では、調査対象クリニックの半分以上は40人未満なんです。逆に60人以上来院しているところは4件に1件もないんです。つまり、絵に描いた餅なんですよ」

「確かに計画がすばらしくても、実現しなかったら何の役にも立たないですよね。僕も自分の開業計画書はすでに捨てちゃってますからね」

「それが現実なんです。もっと言えば集患対策という絵に描いた餅にすらなっていません。だって、数字だけで、それを達成するための行動については何も描いていませんから。何も策を練っていないのに、そう簡単に患者数を見込むなんてことができるわけないじゃないですか」

「そうか、見込み患者数ではなくて必要患者数だったんですね。つまり、『開業計画書は経営を軌道に乗せていくためにはあれだけの患者数が必要なので、院長自身が今後集めてくださいね』と解釈していかなければならないんだな」

「見込み患者数と表現していない開業計画書もたくさんあります。いずれにせよ一日平均患者数と書いてありますよね。開業する多くの院長は、そうなればいいなという希望もあって、見込まれる患者数と自分で読み変えているんです。だから開業時に作る3カ年程度の収支計画表の平均患者数のところにはもっと露骨に表現すればいいんですよ。『倒産しないために絶対に集めなければいけない患者数』とはいかがでしょうか」

「ハハハ、長くないですか。でも開業コンサルタントは開業させてナンボですから、商売上そんな危機意識を助長させるようなことはできませんよね」

「そうかもしれませんね。ただ私の立てた目標数値もきちんと考えているとはいえ、現時点では現金残高がマイナスにならないための**必要**患者数からの逆算と思ってください」

「見込みはありそうなんですか？」

「簡単ではありませんが、やるべきことを一つひとつきちんとこなせば十分達成可能な数字です。逆算したとはいえ**レセプト分析表**から現実的な数字をはじき出しているんですから。地域性や季節要因もいくぶん考慮はしてますけどね」

影虎はそう言うと、健一の作成したレセプト分析表の書かれた紙の空白部分に何やら絵を描き始めた（図表8）。

「院長、目標数字の根拠はあとで説明します。先にこの絵を見てもらえますか」

影虎がその紙を健一の前に置いて、説明し始めた。

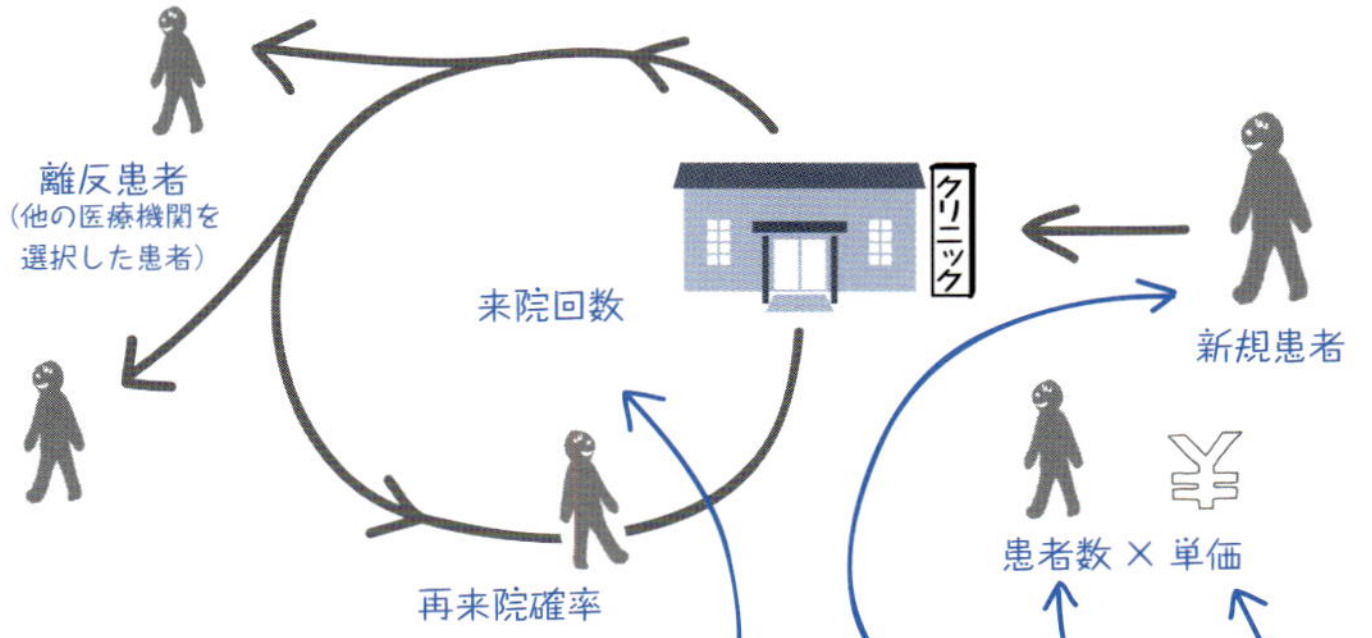

保険診療

レセプト単価	1日平均点数	診療日数(半日は0.5)	平均来院回数	再来院確率	1日平均新規患者数	1日平均患者数	診療単価
11,336	9,919	12.0	1.51	51.4%	8.8	13.3	7486
10,086	10,620	17.0	1.54	54.2%	6.2	16.2	6541
9,181	9,014	16.5	1.73	73.5%	4.8	17.0	5293
9,144	9,144	16.0	1.69	68.8%	3.8	16.9	5419
9,304	8,976	17.0	1.66	65.9%	3.2	16.0	5610
9,504	9,044	16.5	1.70	70.1%	3.0	16.2	5589
9,797	7,837	19.0	1.70	70.4%	2.9	13.6	5749
10,124	9,511	16.5	1.76	76.1%	2.3	16.5	5748
8,932	8,594	18.5	1.58	57.9%	2.6	15.2	5658
10,110	8,407	19.0	1.72	72.2%	3.1	14.3	5873
10,161	8,403	18.5	1.82	81.7%	3.4	15.0	5592
10,146	9,512	16.0	1.56	56.0%	2.0	14.6	6504
9,431	9,431	15.0	1.61	61.3%	2.8	16.1	5845
9,239	8,021	22.0	1.60	60.2%	2.0	13.9	5767
9,765	8,091	22.0	1.71	70.6%	1.8	13.2	6138

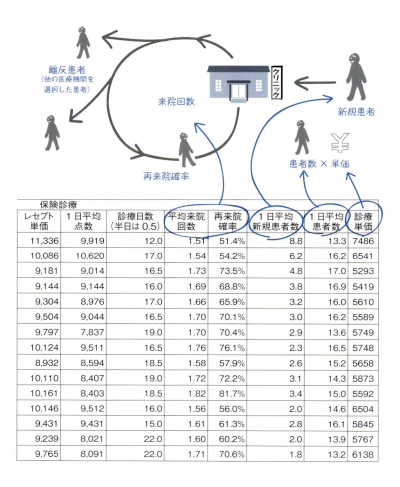

図表8 レセプト分析表

年月	総点数	社保点数	国保点数	後期高齢者点数	生活保護点数	レセプト枚数	新規患者数	延べ患者数
昨年2月開業	119,029	61,499	57,530	5,753	0	105	105	159
3月	180,541	102,940	77,601	7,760	413	179	106	276
4月	148,738	62,894	85,844	8,584	2,342	162	80	281
5月	146,306	65,449	80,857	8,086	641	160	61	270
6月	152,586	70,231	82,355	8,236	3,906	164	55	272
7月	149,220	64,239	84,981	8,498	3,009	157	50	267
8月	148,911	73,513	75,398	7,540	3,444	152	56	259
9月	156,924	73,564	83,360	8,336	2,412	155	38	273
10月	158,993	67,165	91,828	9,183	1,346	178	48	281
11月	159,736	77,508	82,228	8,223	2,346	158	58	272
12月	155,463	68,662	86,801	8,680	3,477	153	62	278
今年1月	152,195	71,338	80,857	8,086	2,028	150	32	234
2月	141,460	73,459	68,001	6,800	1,707	150	42	242
3月	176,468	82,381	94,087	9,409	1,975	191	43	306
4月予想	178,000	83,000	83,000	10,000	2,000	170	40	290

「絵の矢印は患者の動きを表しています。まず初めての患者が来院して診療します」

「**新規患者**って書かれたところですか？」

「ええそうです。次にその新規患者はリピーターとして再来院します。もちろんなかには、何らかの理由で二度と来院しない離反した患者も出てきます。この新規患者と再来院患者の延べ数を診療日数で割ったのが**一日平均患者数**です」

「それに一人一診療当たりの単価を掛ければ総点数になるのは僕でもわかっています。これで何かわかるんですか？」

「レセプト分析表は1カ月ごと時系列に並べてあるんですが、意味があるんですよ」

「意味？」

「これは緩やかな変化を読むためなんです。緩やかに変化すると人はその変化に気づかないか、気付いたとしても急激で大きな変化ではないので『まっ、いいか』となって、いずれはそれに慣れてしまいます」

健一は、小さくうなずき同意の意思表示をした。

「院長、これがいわゆる〝ゆでガエル現象〟ってやつです。熱湯にカエルを突然放り込めば、びっくりして飛び逃げようとするが、常温に入れておいてゆっくりと熱していった場合、カエルは水温が上昇していることに気が付かずにそのままゆで上がってしまう」

「痛いところをついてきますね」

「でもカエルも人も同じなのですよ。例えば、患者が一日平均50人来院していたのに突然ある日以

郵 便 は が き

料金受取人払郵便

神田局
承認

6680

差出有効期間
平成31年6月
10日まで

101-8796

508

（受取人）
東京都千代田区神田神保町 2-6
十歩ビル

医 学 通 信 社 行

TEL. 03-3512-0251　FAX. 03-3512-0250

【ご注文方法】 ①書籍名をハガキ・ＦＡＸ・電話等で小社までお知らせ下さい。また医学通信社のホームページからも，ご注文いただけます。②振込用紙同封（書籍代＋送料）で書籍をお送りします（代金後払い）。③または全国の書店にてご注文下さい。（読者の皆様には，今後，お知らせいただいたご住所宛に新刊・改訂等小社書籍のご案内をお送りいたします）

お客様コード

おところ〒

(フリガナ)
お名前 ㊞

お電話

注文書(予約注文含む)(このハガキ面をFAXでお送り下さっても結構です)

書名	部数		
診療点数早見表 2017年4月増補版		病気&診療 完全解説BOOK	
薬価・効能早見表 2017		医療費早わかりBOOK 16-17年版	
診療報酬Q&A 17年版		患者接遇パーフェクト・レッスン	
診療報酬・完全攻略マニュアル 17年補訂版		2025年へのカウントダウン	
レセプト総点検マニュアル 17年版		クリニック・マネジメント入門	
【医療事務】実践対応ハンドブック 17年版		"開業"プロフェッショナル	
最新・医療事務入門 17年版		"集患"プロフェッショナル 16年改訂版	
公費負担医療の実際知識 17年版		在宅医療の完全解説 16-17年版	
医事関連法の完全知識 17年版		医学管理の完全解説 16-17年版	
医療事務100問100答 17年版		最新 検査・画像診断事典 17年増補版	
保険審査Q&A 16-17年版		手術術式の完全解説 16-17年版	
在宅診療報酬Q&A 16-17年版		臨床手技の完全解説 16-17年版	
労災・自賠責請求マニュアル 16-17年版		標準・傷病名事典 Ver. 3.0	
請求もれ&査定減ゼロ対策 16-17年版		最新・医療実務用語 3600	
		臨床・カルテ・レセプト略語事典	
(その他の注文書名)			

『月刊/保険診療』(○をつけて下さい)

1. 定期購読 年 月号から 6カ月・1年 2. 見本誌希望

※「口座自動引落し+1年契約」の割引特典を〔**希望する・希望しない・未定**〕

2017.6

降10人前後しか来院しなくなってしまった場合にはすぐに何らかの対策を講じるんです」

「でもそれが、何年もかけて徐々に減少してきた場合は、減少していることに気付くまでに時間がかかり、気付いたときにはそれに慣れてしまっていて『まっ、いいか』となっちゃうんですね」

「そうなんです。良きも悪きも人類生き延びてきた適応能力の高さなんでしょうけどね」

「適応できるように進化すればいいですが、進化できなければそれで終わり。まさに〝ゆ・で・ガ・エ・ル〟」

健一は苦笑いの表情でそう言った。

「院長、先日の経営カンファで整形外科の木下院長を覚えておられますか?」

「もちろんです。カンファのあと、飲みに連れて行ってくださったんです」

「あの木下院長って、変化への対応がものすごく早い人なんです。患者が頭打ちになったからと、実は私に経営カンファをやろうと話を持ちかけてきたんです。ただ改めて数字をみても患者数自体はいい感じで推移していたんです」

「頭打ちって感じではなかったんですね」

「ええ。よくよく話を聞いてみると、ある一部地域からの患者が減ってきたとか、若い年代の患者が激減したとかなんです」

「患者数全体は減っていないのに、変化を見逃していなかったってことですか」

「そうなんです。調べてみると、結局、その減少した地域にスポーツによる外傷や障害に対応できる整形外科医が開業したのが理由だったんですけどね」

「専門じゃあ、しょうがないですね」

「でもそこは木下先生、転んでもただでは起きません。原因がわかるとすぐにそこへ連絡を入れたんですよ。連携を取りましょうって、自分の専門性をアピールしに行ってました」

「整形外科の領域もかなり細分化されていますものね」

「木下先生は元々手の外科の専門医だったんです。上肢疾患の患者でむずかしい場合はぜひうちに、みたいなことを言ってきたそうです」

「木下先生らしいですね」

「あのキャラですから得ですよね。でもなぜそんなに変化への対応が早いのか、以前本人に伺ったことがあるんです」

「〝ゆでガエル現象〟に支配されないためにってことですね」

「三つのポイントをあげていました。『危機意識をもつ』、『変化を捉える目をもつ』、そして『すぐやる』だそうです」

「最初の『危機意識をもつ』については、清宮さんが私にデターミネーションの話をしてくれていましたっけ」

「そうでしたね。では危機意識についてはそのときに話したので省略します。次の『変化を捉える目をもつ』というのは、まさにこの**レセプト分析**なんです。少しの変化を捉えられるように自分の今の状況を可視化しておくことで、その目は機能していきます。だからより短いスパンで変化を読めるようにするために、**一日平均患者数**と**一日平均新規患者数**が表記されているんです」

「前からこの数字だけは意識しています。毎日新規やリピーター患者が多い少ないで一喜一憂して

図表9　医業収入が増えない原因

- 新規患者が減り続けている→新規患者が獲得できていない
  ……**新規患者獲得プログラム**
- 1日当たりの患者数も減少している→患者が定着していない
  ……**患者離反防止プログラム**
- 平均来院回数が減少している→来院の促進ができていない
  ……**来院頻度増加プログラム**
- 低診療単価で推移している→診療単価を意識していない
  ……**診療単価適正化プログラム**

いますよ」

「院長、これからは**診療単価**も毎日気に留めてくださいね」

影虎は、そう言いながらペンを握り紙に書きだした（図表9）。

「院長、これが経営悪化つまり医業収入が一向に増えない原因です」

「レセプト分析表を見て、改めてそれを思い知らされます。自分がその〝ゆ・で・ガ・エ・ル〟だったんでしょうね」

「これから、箇条書きした増収のための四つのプログラムを実行していきます。まず新規患者を増やすこと、次に離反患者を少なくして患者を定着化させること、そして既存患者へ来院を促し適切な来院頻度を維持させること、最後に診療単価を適正化していくこと。増収や集患対策の基本となる四つの視点における実行プログラムです」

「個々に考えていくってわけですか。いやそうじゃないな。ゆ・で・ガ・エ・ルにな・ら・な・い・ためには、考えるよりも、ポイント三つ目の『すぐやる』必要がありますね」

来院数目標達成シミュレーション

「さすがに闇雲に『すぐやる』のは効率悪いでしょうね。もっと現状をより突っ込んで分析していかないと。分析嫌いの院長も、ここは私を信じてください。そうすればより精度の高い実行プログラムができますから」

「もう茶化さないでください。でも確かに漠然と医業収入を増やそうと考えて行動するよりは、いいアイデアも出てくるかな」

「そのはずです。では後回しにしていた**収支計画表**で立てた一番上にある三つの目標数字について説明させてください。診療単価はあとでやりますので、まずは患者数からお話しします」

影虎は、そう言って再びペンを握り電卓を手にして数字を並べ始めた。

「よし、こんな感じかな」

その言葉とともに影虎のペンの動きが止まった。影虎の書いた用紙には『目標達成シミュレーション』と書かれている（図表10）。先月3月実績の一日平均患者数13・9人か、翌月5月目標16・0人に増やすために必要な**新規患者獲得数**と**平均来院回数**のシミュレーションのようだ。さっそく影虎はその用紙を健一の前に置き、健一へ解説し始めた。

ケース①は、**新規患者**（初めて来院する患者）だけで増やした場合のシミュレーションである。単

図表 10　５月の１日平均患者数 16 人　目標達成シミュレーション

今年３月実績

レセプト枚数（実際に受診した人の数）………191 枚 / 月
診療日数……………………………………………22 日 / 月
１日平均新規患者数………………………………2.0 人 / 日
月平均来院回数…………………………………1.60 回 / 月
再来院確率…………………………………………60.1%

１日平均患者数……………………………………13.9 人 / 日

１日平均患者数を 16 人（＋2.1 人 / 日）に増やすためには？

ケース①：新規患者だけで増やす（既存患者はそのまま）

2.1 人 ÷1.60 回＝1.3125 人≒1.4 人 / 日
2.0 人 +1.4 人＝3.4 人 / 日
∴１日平均新規患者獲得数が 3.4 人で達成！

ケース②：来院頻度を上げて増やす

1.60 回：x 回＝13.9 人：16.0 人
月平均来院回数 x ≒1.85 回
再来院確率 Y＝{(13.9 人 ×22 日)－191 枚}÷191 枚≒60.1%
84.2%－60.1%＝24.1%
∴既存患者 100 人に対して新たにプラス 24 人の患者の
再来院を促せば達成！

ケース③：新規と既存両方で増やす

新規 2.5 人 / 日
月平均来院回数 1.7 回とすれば
延べ患者数＝16 人 / 日 ×22 日＝352 人 / 月
既存患者のレセプト枚数＝(352 人－2.5 人 ×22 日 ×1.7 回)÷1.7 回≒152 枚
月発行のレセプト枚数＝2.5 枚 ×22 日 +152 枚≒207 枚
∴3月実績よりプラス 0.5 人（つまり 2 日に 1 人）新規患者を獲得して、100 人当たり
プラス10人の再来院患者を増やすことができれば１日患者数 16 人を達成！

純に考えれば、3月実績の13・9人から2・1人を足せば5月目標16・0人となる。ただし、新規患者も平均すると月1・6回再来院すると予測できるため、2・1人のうち1・4人が新規の初診患者で残り0・7人は新規初診患者が再来院してカウントされる人数となる。実際には月の後半の新規患者が再来院するのは翌月になる場合も多いが、いずれにしても翌月カウントされるものなので気にしなくていいということであった。結局、3月実績の**新規患者数**2・0人にプラス1・4人の新規患者を獲得すれば達成可能となる。

またケース②は、**来院頻度**のみを上げて増やす場合である。なお**新規患者数**が3月実績2・0人の維持が前提条件になる。**再来院確率**とは来院患者（レセプト枚数）100人中に何人が1カ月以内で再来院しているかを読むための指標である。計算上では60・1％から84・2％に増やせば16人／日が達成できる。つまり、引き算して3月時点より月に来院する100人の患者のうちいつもより約24人多く再来院を促進させれば目標達成する。

「清宮さん、新規患者を一日1・4人増やすのは大変ではないですか？　しかも、100人中24人の現状からプラスして再来院を増やすのも、なんか、さらにハードルがあがると思うんですが」

「そうかもしれませんね。ただ、ここの一番下のケース③をご覧いただけますか」

「新規だけとか来院回数だけでなく両方を少しずつ上げた場合ですね」

「ええ、新規患者獲得数を3月実績より一日0・5名多く獲得し、同様に100人中10名追加で再来院してもらう場合はどうでしょうかね」

「ハードルが少し下がったように思えてきました。僕の考えた100個の**タンジェントポイント**を実行すれば、何かできそうな気がします」

「そのアイデアで**新規患者獲得プログラム**に使えそうものはありますか？」

「もちろんです。清宮さんから教わった**タンジェントポイントの環**を使って考えてもみました。つまり、患者と鈴の木クリニックの最初の接点段階である**来院前カテゴリー**に当てはまるものでいいですよね」

影虎がうなずくのを確認して、健一は続けた。

「先日行った繁盛レストランを参考にして、経営カンファで教わった**フレームワーク**に当てはめてみたんです」

「どれですか？」

「**AIS(CE)AS**です。この順番でいくと、看板の見直し、記事や広告の活用、ホームページの改善、家族紹介プログラムの設置、あとはざっくりとですが**口コミ**を増やすためのツール作り。あとは…」

「ありがとうございます。それ以上はあとで伺います」

健一は、一生懸命に考えた**タンジェントポイント**を影虎に伝えたかったが、影虎は途中で健一の話を遮った。

「院長、どんどんアイデアが出てくるじゃないですか。来院促進は次回来院予約の徹底とキャンセル患者への・・・フォローあたりをまずは徹底しましょうか」

「そのアイデアいただきです。神経内科医ですから、頭痛や脳血管障害、認知症の患者さんを多く診ることができれば、また頻度も増えてくるはずです」

「病院でＣＴやＭＲＩの画像検査結果をもってまた来院しますものね。さっき書きました**増収四つの視点**で考えると、今のようなアイデアももっと溢れ出てきますよ」

「１００個のアイデアも整理できそうですね」

「そうなんです。そのうえ**ＡＩＳ（ＣＥ）ＡＳ**や**タンジェントポイントの環**も使うと、そのアイデア同士がつながり相乗効果が出てくるはずです」

「確かに繁盛レストランで考えたときは、つながりを意識できました。アイデアが**環**になって循環するよう、もっと考えないとダメですね」

「院長それを今からやりましょうよ」

健一はその言葉に思わず時計を見た。その針はすでに夜の10時を指している。

「えっ、今からですか?」

「最初に言ったじゃないですか。徹夜覚悟って」

「確かに言ってました。やりますか」

完全に影虎のペースになっている。ただそれでもいいなと思っている自分がいることに健一は気付いた。

新規患者獲得のための経路分析

「ではまず**新規患者獲得プログラム**から始めましょう」

休憩もそこそこに影虎がそう切り出した。

「清宮さん、ようやくアイデア１００個の出番ですね。さっそく整理していきますか？」

「もうちょっと待ってください。まずは現状把握です。これまでの新規患者の最初の接点は何かを調べます。**新規患者経路分析**です」

「どうやってやるんですか？」

「今使っている初来院の患者に対して書いてもらう問診票ありますか。そのフォーマットを拝見させてください」

健一は、受付にあった問診票を取ってきて影虎へ手渡した。

影虎は、その問診票をちらっと見て言った。

「この『どちらで当院をお知りになりましたか？』の集計結果はありますか？」

健一は、首を横へ振った。

「院長、この欄はとても貴重なデータなんですよ」

「もちろん患者さんがどんなきっかけで当院を知ったのかは気になるので、時々パラパラとめくって見ることはあるんですが…」

「最初の**タンジェントポイント**を把握することだけでなく、**新規患者獲得プログラム**の効果測定や対策投資判断の材料として必要な分析データでもあるんです」

「タウンページ広告を見てきた患者さんがあまりいないのは、何となく知っています。この前もホームページを見て来院する患者が増えている気がしたので、少し力をいれてリニューアルしましたから」

「リニューアル後にそれを見てくる患者がさらに増えたかどうかは、わからないわけですよね」

「そうか。毎月集計すればどれくらい増えたか把握できますね」

「何か新しい患者とのタンジェントポイントを増やしたら、必ず問診票を更新してください」

健一は、うなずいた。

「とりあえず何カ月分か集計してみますか？」

「そうしましょう。いずれにせよ今月からは毎月集計してください。それも**変化を読む**ための作業ですから」

健一は再び受付に戻り、半年分の記入済みの問診票をかき集めてきた。それを月ごとに束ね、影虎が何枚かめくって言った。

「この欄は、無記入の患者が多いですね」

「あまり重要視してなかったせいもあって気にしてませんでしたね。症状や病歴や薬歴などの問診欄は皆さん書いてくれるんですが」

「無記入を減らすため、この欄を最初に移動させましょう。最後だと面倒くさがって記入しない患

図表 11　診察申込書

診察申込書　　　　　　　　　　　　年　　月　　日

登録番号		社保・国保・後期・労災・生保・自費	担当者	

※当院までの交通手段をお教えください。
□電車　□バス　□自家用車　□タクシー　□自転車・バイク　□徒歩　□送迎（　　　　　）

※当クリニックを何でお知りになりましたか？
□家族の紹介　□友人・知人の紹介　□職場の同僚の紹介
□他医療機関からの紹介（施設名：　　　　　　　）
□インターネット検索（検索ワード：　　　　　　　）
□他の医療機関で院長にかかったことがある　□クリニックの前を通って知った
□電話帳　□新聞・チラシ
□看板（下記よりお選び下さい。複数選択可）

ア）A施設内看板

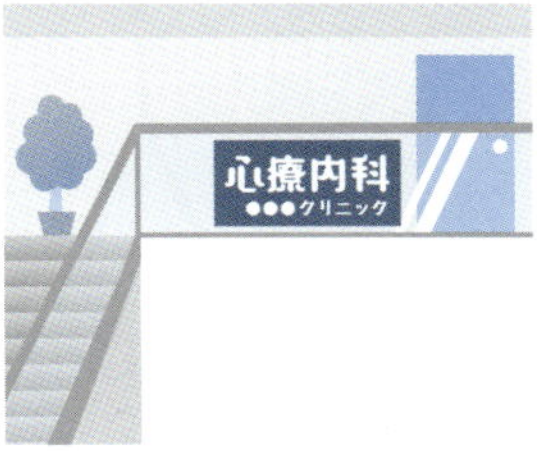

イ）○○駅入り口1階バス停前の上りエスカレーター

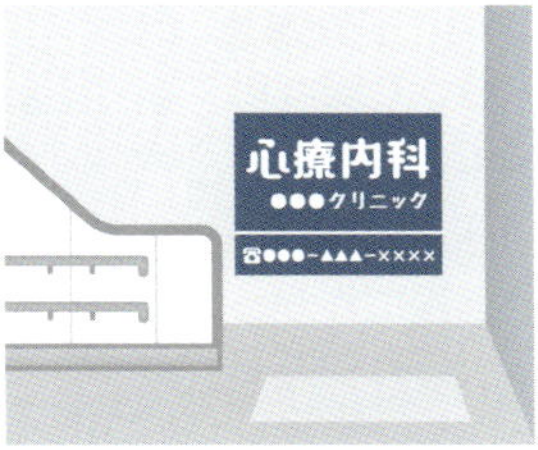

ウ）○○駅改札内エスカレーター横

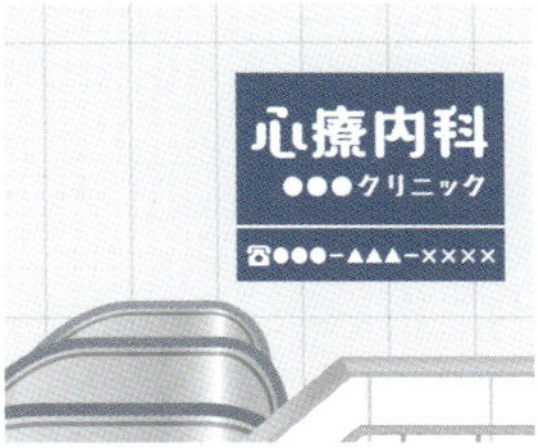

エ）××駅改札内の正面

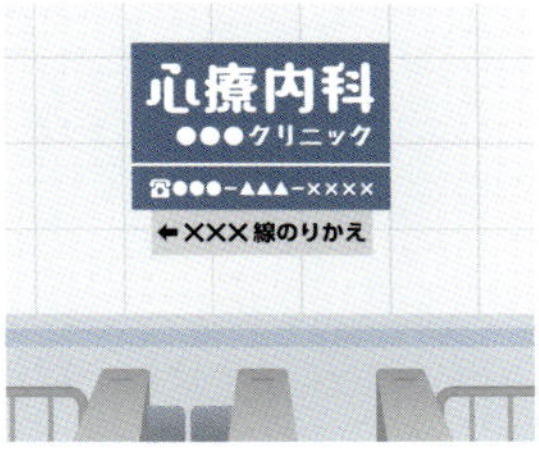

フリガナ		性別	男：M	生年月日	明治 大正　　年　　月　　日生 昭和 平成　（満　　歳　　カ月）
氏名			女：F		
住所	〒				
自宅電話	－　　－	携帯電話	－　　－		
メールアドレス	@				

※当院からの挨拶状やお知らせ、健康に関する情報に限り、上記個人情報先を利用（送信・送付）することをご承諾いただけない患者様は、□欄へチェックをお願いいたします。　□上記利用を承諾しない

図表12　10～3月の新規患者経路シェアグラフ（n=285人）

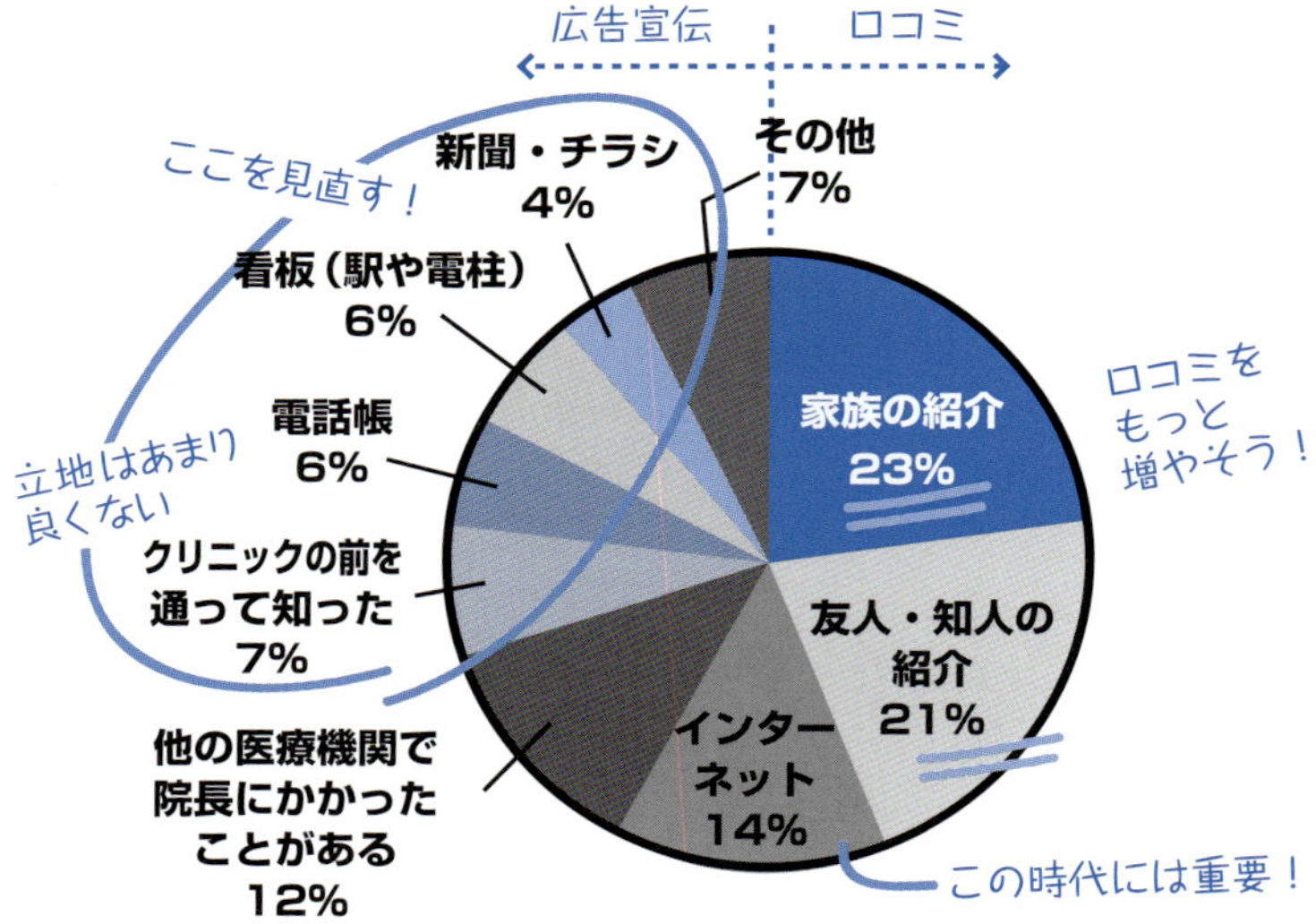

者も多くなりますから」

「確かに診察とは関係ない項目だから、余計に省かれてしまうのかも」

「あっそうだ」

影虎が鞄から用紙を1枚取り出し、健一へ差し出した（図表11）。

「問診票から切り離して『診察申込書』だけにしても良いと思います。看板の反響もより正確に測りたいので、画像をつけておくといいでしょう」

「早速、これに切り替えておきます」

そう言って二人は、集計作業に移った。じきに束になっていた問診票がすべてなくなった。すると影虎は、集計したデータをパソコンへ入力し、二つのグラフを作成して健一の前に並べた。（図表12、13）

「最初に院長、この円グラフをご覧ください。新規患者経路の割合を示しています」

「家族や友人・知人からの紹介によって来院した患者さんが、半分近く占めているんだ」

「そうですね。円グラフの右半分は紹介、つまり**口コミ**が来院動機になった患者です。また左半分はホームページや市中の看板、電話帳など誰かからの**口コミ**ではなく**広告宣伝**を打った効果で来院しています。このように**新規患者獲得プログラム**は、**口コミ対策**と**広告宣伝対策の二つに分けて構築していくのがコツなんです**」

「どっちから先に手を付けましょう?」

「この大別した二つの経路の動向を分析してから決めていきましょう」

影虎は、健一にもう一方の『新規患者経路動向グラフ』（図表13）を指差し、その説明を始めた。棒グラフは、月ごとの**新規患者数**を示しており、**口コミ**と**広告宣伝**に色分けされている。折れ線グラフは、口コミが全体に占める割合の動向を示している。一通りグラフの説明を終え

図表13　新規患者経路動向グラフ

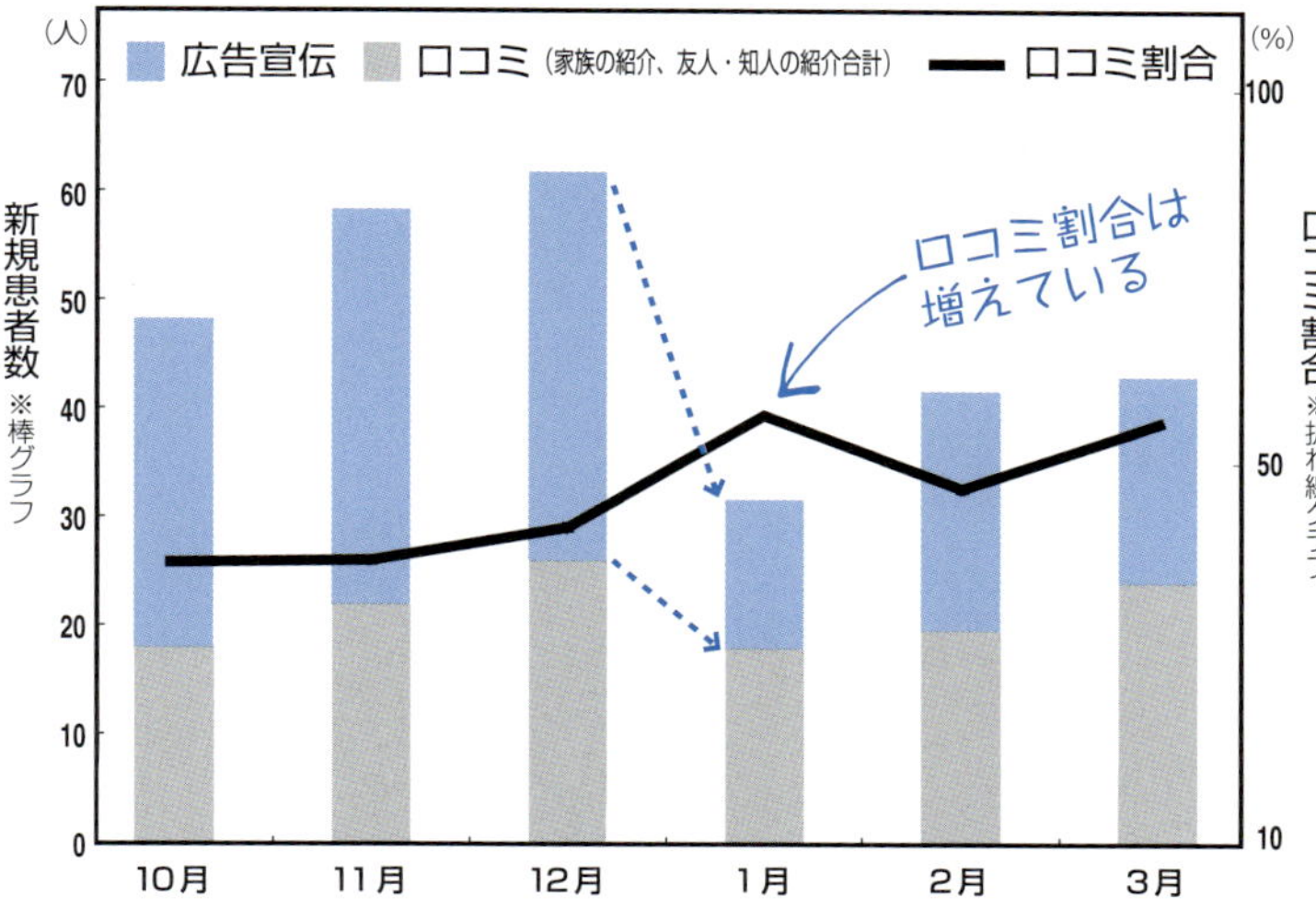

て影虎がこう言った。

「1月に入ってガクッと新規患者数が減っていますね」

「半分になりました。今年はインフルエンザが流行らなかったせいもあって、増える要因は何もなかったかな。ちなみにその月は開業月を除いて月間の延べ患者数が過去最低だったはずです」

「ただ折れ線グラフは、1月でポンと上がっていますよ。口コミ割合が増えたってことになりますね」

「分母となる新規患者自体が、減っているだけじゃないかな」

「いや院長、この場合そう単純にグラフを読まないほうがいいですよ」

影虎は、色違いのペンを持ち何やらグラフへ描き入れた。

「12月と1月の棒グラフの変化を見てください。激減しているのは、**広告宣伝**です。**それに比べて口コミは、それほど減っていないんです**。それで**口コミ**割合が増えているんです」

「そうかもしれません。でも、全体が減ったことには変わりありませんよ」

「では、10月と比べてみてください」

「減っていますよ。48人から32人に」

「では、**口コミ**の数は？」

「18人で同じ数です」

一瞬間を空けて、健一が気づいた。

「そっか。減少した分は、**広告宣伝**からの患者さんなんだ」

「そのとおりです。**口コミ**からの新規患者数は、**広告宣伝**に比べれば変動は少ないんです」

「でも**口コミ対策**は、特に何もしていませんよ」

「**口コミ**は対策を施していなくても自然発生するものです。ただし、**口コミ**を誘発させる対策を打たなければ、自然に発生するのを待たなければなりません。ただでさえ**口コミ対策**は、効果が出てくるまで数カ月かかかりますから、即効性の高い**広告宣伝対策**との時間的なズレを頭に置いてそれぞれを打つタイミングを計っていくようにするんです」

「ということは、激減した**広告宣伝**が先ですね」

「このグラフを読む限りそうでしょうね」

「僕には、数カ月待っている余裕もないし」

「そうそう、もう一つ気になったグラフの変化があるんです。秋口から年末にかけて**広告宣伝対策**みたいなことって何かされました？」

媒体別広告宣伝対策

影虎の質問に、健一は答えた。

「１月に講演会に呼ばれて話をしました」

「そのときは、どうやって参加者を募ったんですか？」

「ある市民団体の主催でしたが、年末にかけて地域の新聞や市が発行する広報誌などで宣伝していたはずです。とても盛況でした。参加者が200名は超えていたんじゃないですか」

「他には？」

「こっちは院内ですけれど、漢方講座も12月に開催してます。役所にお願いして、そこが発行している広報誌に開催情報を載せてもらいました。10月と11月の2回です。それと開催の1カ月前に、近くの温泉施設内に先方の懇意で告知用ポスターを貼らせてもらってます」

「そっちの効果ですね。経路分析結果をみれば年末にかけて新聞・チラシやその他の項目が増えているんですよ」

「そうでしたか。漢方講座や講演会の集患効果は、2月以降にそれなりにあったと思います。既存患者さんへも会計時やハガキを送付して告知させてもらっていたので、既存患者さんへの来院促進対策にもなっているんじゃないかと思います。実際参加をきっかけに、受診してくださった患者さんもいます。とはいえ、その数自体は少なかったので、**新規患者獲得プログラム**として講演会や院内講座は効果が薄いと考えていたところなんです」

「ここが重要です。実は結構見落としがちなんですが、募集するための告知活動って広告宣伝効果が高いんですよ」

「それって医療広告規制には引っ掛からないんですか？」

「広報誌やポスターなんかは不特定多数の目にふれるので広告規制範囲内です。表現についても内容を見る限り今のところ、そしてその地域ではクリアされていると言っておきます」

「何だか微妙な表現を使いますね」

「せっかくですので、先に医療に関する広告の規制についてふれておきます。今のところと申し上げたのは、規制についてはしょっちゅう見直されて変わっていくからなんです」

「医療法も何年かごとに改正されますからね。そのなかで広告規制緩和もあったし」

「緩和と言うと聞こえがいいんですが、それによって違法と遵法の線引きがむずかしくなったんです。以前は、ポジティブリストといって原則禁止のなかでしてもよいことだけをうたう制定方式だったんですね。つまり、『医療広告は原則禁止だけど、これらに限っては広告を認める』というものです。規制緩和の議論のなかでネガティブリストという制定方式も検討されたんです。それは原則自由ななかで、してはいけないことだけを定めるやり方です。でも『医療広告は原則許可するが、ただしこれらについては認めない』ということになると、さすがに認めない範囲が広すぎてリスト化が困難ということで、『包括規定方式』という概念を導入したんです」

「何かむずかしそうですね」

「言葉もむずかしいですが、解釈もむずかしくなりました。この概念は個別でなく一定の性質をもった項目ごとに規定するというもので『何々に関する客観的事実』として、従来のポジティブリストよりは広告可能な範囲が広がったんです。それによって、広告する側の主観的な判断や評価を排除して、同時に客観的な事実についても一定の制限を設けることによって情報の質が担保されるということなんだそうです。つまり、ポジティブリストの利点を維持してネガティブリストにおける弊害を取り除いたものが『包括規定方式』ということでしょうか。ただこの方式では、広告可能な事項で曖昧な表記になる部分が出てきているんです」

「〝主観的〟と〝客観的〟の判断の部分ですか？」

「ええ、曖昧となってしまったことで恣意的な判断に委ねられてしまうケースも出てきているんです。判断は管轄の保健所がします。ということは、他地域の保健所と違う判断もあり得るんです」

「清宮さんが、先ほどこの地域ではクリアされていると言った意味がわかりました」

「広告宣伝に該当しそうなことをする場合にはそのつど保健所で判断してもらう。医療広告規制対応にはこれが一番確実です」

「規制緩和の是非はともかく、違反してしまっては何もならないですものね」

「本当ですよね。私があげる対策も当然遵法が前提ですが、それでも念のため適宜保健所へ確認してください」

「すべて確認していたら大変ですね」

「厚労省がまとめた医療広告に関するガイドラインがあります。ご自身でもある程度は判断できるので、一度目を通しておいてください。広告規制の対象範囲だけでも何となく知っておけばいいんです。例えば、今のところ自院ホームページ、院内掲示物や院内で配布するパンフレットは、特定の人や受診する患者等に限られる情報発信や広報と判断されるので医療に関する広告ではないとの見解なんです」

「それだけ知っていれば、また違いますね」

「あと、保健所に連絡するときには、その対象物を提示してしまうのがいいんです。保健所も一般

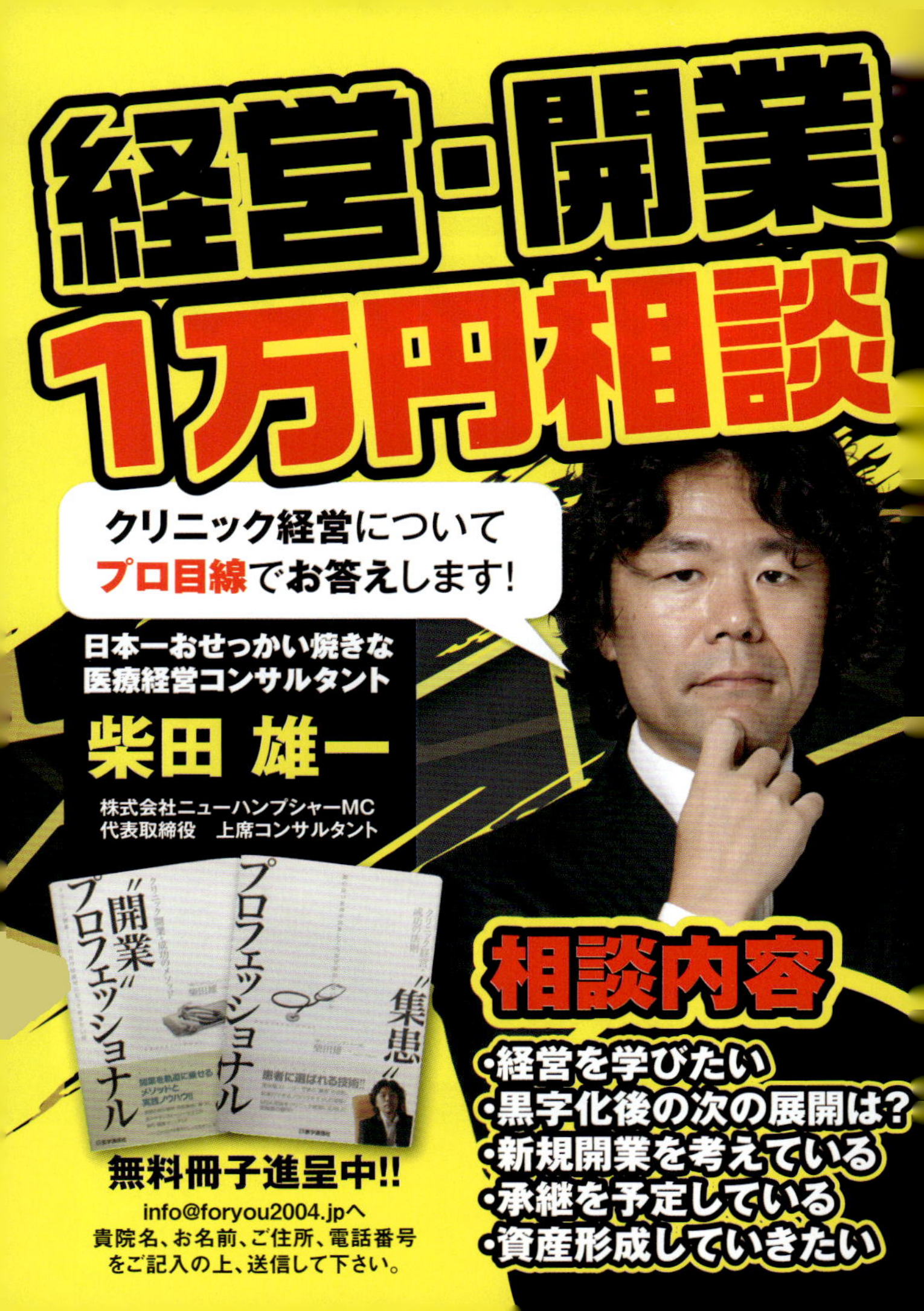
経営・開業
1万円相談
クリニック経営について
プロ目線でお答えします!
日本一おせっかい焼きな
医療経営コンサルタント
柴田 雄一
株式会社ニューハンプシャーMC
代表取締役 上席コンサルタント
"開業"プロフェッショナル
プロフェッショナル"集患"
無料冊子進呈中!!
info@foryou2004.jpへ
貴院名、お名前、ご住所、電話番号
をご記入の上、送信して下さい。
相談内容
・経営を学びたい
・黒字化後の次の展開は?
・新規開業を考えている
・承継を予定している
・資産形成していきたい

論や口頭で何かをすることを伝えても、最終的な判断はしませんから。それと、今後私が使用する広告や広報といった用語は、厚労省などが定めるそれらと完全に同じ意味で使っているわけではないので注意してください」

影虎はこれらの説明を一通り済ませると、再び募集のための告知活動による広告宣伝効果を健一へ尋ねてきた。

「そうですね、漢方講座や講演会の告知活動をした頃、当院のホームページのアクセス数は増えていました。特に『鈴の木クリニック』や私の名前で検索してきた人が急増していました。それらの告知で知って検索したんでしょうか。でも結果的にそれが年末にかけての新規患者数増加につながっているんですね」

「あくまで主旨は告知なんですが、今後は**クリニック名と院長名だけでなく、顔写真、所在地と周辺地図、電話番号、ホームページのアドレス、標榜科や専門を入れてください**。演者プロフィールでもいいと思います。ただし、これもあくまで客観的事実で広告規制に則ってのことですけれどね」

「確かにそのときは、告知に表記していた『鈴の木クリニック　院長　鈴木健一』のみでしたね。これだとインターネットで検索できる人はいいけれど、そういう環境をもっていない人たちはたとえ興味をもっても、当院へはたどりつくことも連絡することすらもできないですものね」

「いずれにしても、**広告宣伝対策**がうまくいけば患者数は増えていきます。ただ、**広告宣伝対策の特徴は、即効性はありますが、効果を発揮する期間が短いんです**。だから、効果が落ちる前に持続して対策を打つ必要があるんです。3月もグラフを見ると減少分は広告宣伝からの患者ですから、事前に手を打っておけば、もうちょっと増やせたかなと思います」

「その頃は、例のコンサルタントと分析ばっかりしていましたよ。自らその機会を逃していたんですね。清宮さん、**広告宣伝**をどんどんやりましょうよ」

「もちろん、そのつもりですよ。でもその前に**広告宣伝**をさらに細分化して考えていくと、より対策を打ちやすくなりますから、焦らずにもう少し話を聞いてください」

先に行こうとする健一をなだめるように影虎は言い、また紙に何かを書き始めた。そして、一度書く手を止めて、机の端にあった健一のメモを取った。

「ついに僕の考えた100個のタンジェントポイントの出番ですね」

影虎は、健一の書いたメモから手元の紙に何やら書き写している。影虎の書く手が止まり、健一にその紙を差し出した。（図表14）

「こうやって自分の考えた**タンジェントポイント**を整理していくのか」

その表のタイトルには『広告宣伝媒体とタンジェントポイント』と書いてある。

「院長のメモから**広告宣伝媒体別**にそれぞれ三つずつ書き出してみました」

「媒体って何ですか？」

「クリニックの情報が、患者へ伝達する際に用いる媒介となる手段です」

「伝達手段ってことですかね」

影虎は、小さくうなずいた。

図表14　広告宣伝媒体とタンジェントポイント

広告宣伝媒体		タンジェントポイント	広告宣伝対策
アナログメディア	紙媒体	地域新聞	
		市報	
		ポスター	
	鉄媒体	電柱看板	
		ロードサイン（野立看板）	
		駅看板	
	直媒体（立地）	クリニックの看板	
		スタンドサイン（立て看板）	
		ガラス面に貼るサイン	
	人媒体（患者の口コミ除く）	地域医療機関連携	
		保健師・栄養士連携	
		町内会主催マラソン大会	
デジタルメディア	電子媒体	ホームページ	
		Facebook	
		医療機関検索サイト	
	電波媒体	ケーブルテレビ放送	
		ＦＭ放送	
		ＡＭ放送	

※とりあえず3つずつ書いただけ。考えられるすべてのタンジェントポイントをあとで書き出す。

「新聞やポスターなどは紙を使っているから**紙媒体**ってわけか」

「私が独自に定義しているので、誰にでも通じる用語でない場合もあります。**鉄媒体**とか**直媒体**とか」

「でも何となく推測できます。ちなみに**鉄媒体**は、クリニックの敷地外に設置したいわゆる外看板のことでしょ」

「ええ、駅看板なんかは樹脂製の看板だけど、この項目に分類してください」

「**直媒体**は？」

「直にクリニックと接する媒体です。つまり立地そのものが**直媒体**で、敷地内にある表示類はすべてここに分類してください」

「**人媒体**は、『患者の口コミ除く』とカッコ書きで記してありますが？」

「便宜上、そうしています。利用患者からの紹介ではなく、連携医療機関からの逆紹介や、保健師を介した紹介などが該当します。町内会の集まりなんかも**人媒体**です。――以上が**アナログ・メディア**です。残りは**デジタル・メディア**といって、ホームページなどインターネットを媒介にした**電子媒体**と、テレビやラジオなどの**電波媒体**があります」

「こうやってみると、いろいろあるもんですね」

「院長のメモには、もっとたくさんの**タンジェントポイント**があるので、すべて当てはめていこうと思います。それをすべて実行していきますよ。覚悟してください」

影虎は笑ってそう言ったが、健一には、彼が本気であることはすぐに感じ取れた。

地図を読み解く患者分布調査

「院長これから先ほどの表で、三つずつあげた**タンジェントポイント**に対する**広告宣伝対策**を考えていこうと思います」

影虎は、カバンから地図と画鋲が入ったケースを取り出した。そして床に段ボールを解体して広げ、その上に地図を貼り付けた。

「院長、患者分布調査をしましょう」

「えっ?!　もう夜中の12時を過ぎていますよ」

「何度も申し上げたとおり今日は徹夜覚悟で来ていますから。――それとも終わりにします?」

「あっ、いえ…」

「では始めましょう。院長のところは電子カルテが入っていますよね」

健一はうなずいた。

「とりあえず半年の間に来院している患者の住所一覧を出してください。私がその住所を読み上げますから、院長は地図に画鋲を刺していってください」

健一は影虎に言われるまま、パソコンの画面上に患者の住所一覧を映し出した。

「では、読み上げますよ」

健一は、はじめのうちはそのマッピング作業にてこずったが、30分もすると要領がつかめてきた。いっさい休憩もなく3時間ほどでようやくその作業が終了した。

「院長、休憩しましょう」

3時間以上声を出し続けていた影虎の声はガラガラで、さすがに疲れた様子であった。健一も床に身をかがめての作業であったため、なかなか立つことができない。

「清宮さん、コーヒーを淹れてきます」

健一はようやくのことで立ち上がり、給湯室へ入っていった。そこへ影虎も入ってきた。

「さすがに疲れましたね。実を言えば普段の**患者分布調査**では、ここまではやりません。人口の密集度合いで地区や町名、細かくやっても何丁目くらいまでをレセコンから引っ張り出してきて、患者数を集計する程度です。集計結果を地図に書き入れる程度でも患者の分布は把握できますからね。それによってどの地域が強いのか、またどの地域が弱いのか、他の医療機関と地域がバッティングしていれば、そこでのシェア状況もある程度はわかりますから」

「作業は大変でしたが、手間をかけたぶん、もっといろいろわかるんじゃないですか？」

「そうなんです。地域別の多い少ないだけでなく、この幹線道路沿いの患者が少ないとか、現状設置している**鉄媒体**つまり外看板や**直媒体**、つまり敷地内看板の広告宣伝効果もわかってきます。**鉄媒体**の再配置を考える最高の資料になるんです。院長に残された時間が少ないからこそ、精度の高い対策を打ちたいと思いまして」

そう言いながら二人はコーヒーカップを手に部屋へ戻り、マッピングを終えた地図を上から見下ろした（図表15）。

「清宮さん、この円は何ですか？」

「内側の円は一次診療圏で、鈴の木クリニックから中心半径1・5キロ圏内を示しています。外側の二次診療圏を示す円は、半径3キロあります」

「川や鉄道によっての影響もあるんですよね」

「当然考慮します。**山や川などの地勢や鉄道、そして幹線道路は、アクセスの良し悪しが出ます**から。1キロ圏内でも川や鉄道が邪魔していればアクセスが制限されてしまいます。逆に5キロも離れていたとしても、幹線道路が通っていて渋滞する場所もなければ、車で10分程度のアクセスなので、十分

図表15　患者分布調査と広告宣伝対策

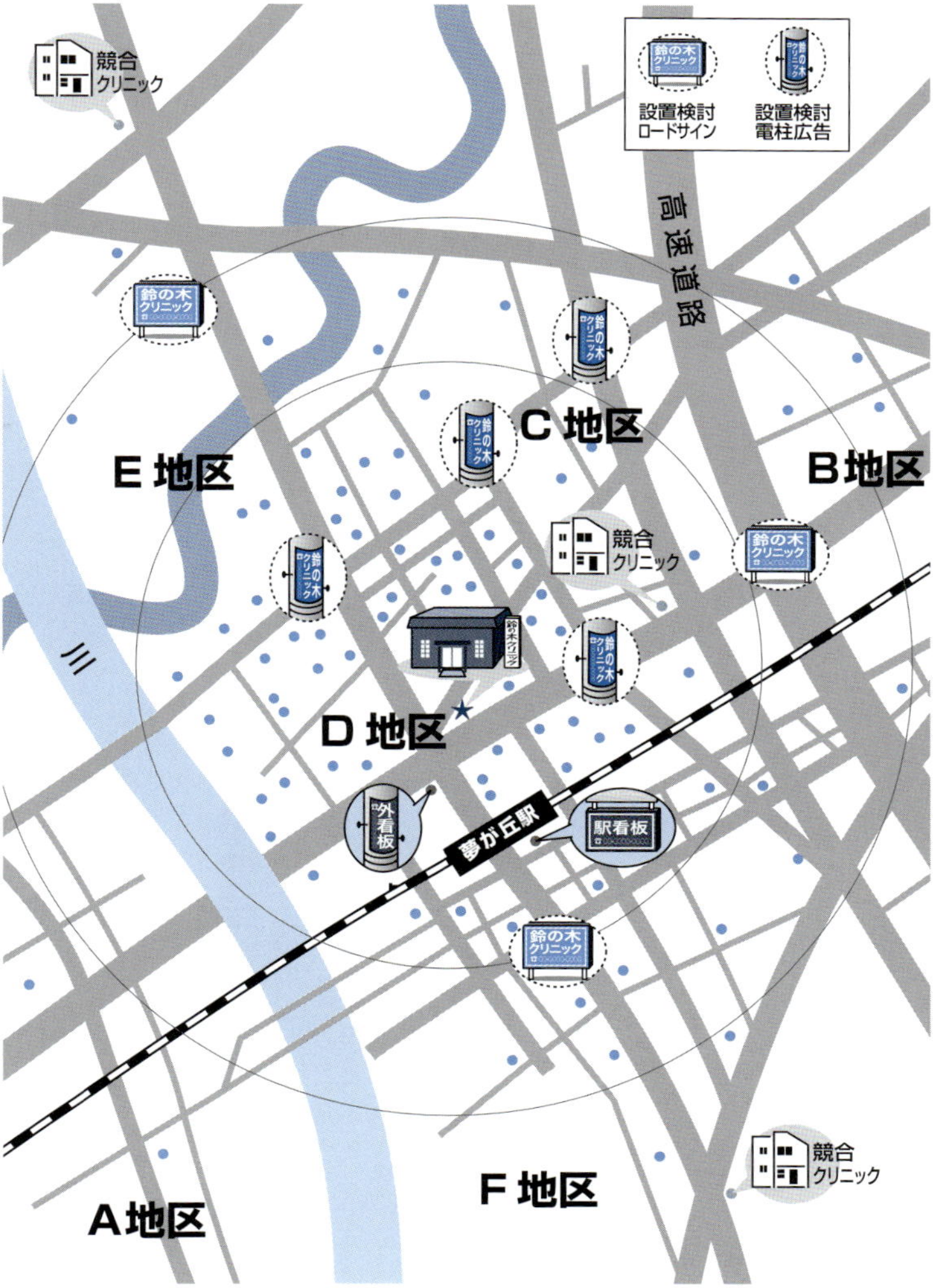

診療圏内とみることができます」

「だったら、不思議なのは当院からみて左下のA地区なんです。確かに大きな河川があるんですがアクセスは良いんです。車で5分もあれば当院に着いちゃいます。それでもほとんどマッピングされていませんよ」

「心理的な壁があるんです。例えば県境なんかは特にです。**文化圏や生活圏が分断されるので足が遠のいてしまう**んです。さらに自院への方向が、その地域の中心地から外に向かっている場合なんかは、呼び込んでもなかなか来てもらえないでしょうね」

「B地区も幹線道路を通れば、A地区と同じように車で5分程度のアクセスです。それでも少ないのは、高速道路で分断されているからでしょうか?」

「通り道に、競合する内科系のクリニックがあるからでしょうね。C地区が弱いのもその影響でしょう」

「当院のあるD地区は、さすがに患者は多いですよね」

影虎は首を横へ振った。

「他の地区と比べればさすがに多くプロットされているんですが、この地区の人口に対してはまだまだ伸びる余地が残っています。まだD地区の多くの住民が他の医療機関にかかっているんですよ。それと貴院は幹線道路から少し入っているので、D地区に住んでいてもまだ知らない人も数多くいるんだと踏んでいます。ところでC地区にある医療機関以外にも、この周辺で内科系を標榜しているところはありますか?」

健一は、地図を指差した。

「E地区とF地区にそれぞれ一軒ずつあります。そうそう、A地区の地図の切れた所にもう一軒あります」

「A地区の一軒は県境と大きな河川という心理的な壁があるので、ここはいったん無視しましょう。ですので診療圏内に合計三つの競合医療機関があるということになります。ちなみに、その医療機関の専門は何ですか？」

「循環器と呼吸器、それと消化器を一応うたっていますが、どれも専門特化しているわけではなく、内科系全般を扱っている感じです」

「鈴の木クリニックのように、神経内科やアレルギー科はどこも標榜していませんね」

「ええ。ちなみに漢方外来をやっているのもうちだけです」

「だったら、D地区を含めて、それを取り巻くC、E、F地区からもう少し増えてもいいですね」

「C地区はともかく、E地区は川に、F地区は鉄道が通っていて分断されていますよ」

「D地区とE地区をつなぐ橋は渋滞していますか？」

「通勤時間帯に多少渋滞する程度です」

「D地区とF地区を分断している鉄道に、踏切はありましたっけ？」

「高架線なのでありません。ただ、F地区からこちら側の地区へ車で来る場合、二つの道路しかありません。慢性的ではないんですが、それらの道路は渋滞します」

「文化圏はどうでしょうか？」

「C地区は、現在でも同じ町名なので同じ文化圏でしょうね。今は高速道路で分断されているB地区や、鉄道で分断されているF地区については、かつて同じ町名だったって聞いています。感覚的には同じ文化圏だと思いますよ。D地区の夢が丘駅を利用している人も多いし。川で分断されているE地区は多少文化圏が違うように思いますが、E地区の人もD地区にある夢が丘駅を利用します。駅を利用しない人も駅前のデパートまで車で買い物に来ますよ。E地区から見ればD地区はそういう意味では中心に向かっているので、心理的な壁はそれほどないんじゃないかな」

「確かに患者の分布を見ても、E地区は川で分断されていても、そうでないC 地区とあまり変わらないですね。――ってことは…」

影虎はさらにぶつぶつと独り言を言い、地図を俯瞰していた。

アナログ・メディア対策

少しして影虎の目線が、地図から健一へ向けられた。

「では院長、媒体別に話を進めていきます。まず**鉄媒体**から伺いますが、今電柱や駅などに設置しているクリニックの看板ってありますか?」

健一は、地図上を指差しながら答えた。

「夢が丘駅構内に1カ所と、近くの電柱に2カ所設置しています」

「どうやってその場所を決められたんですか？」

「開業コンサルタントがすべて決めてくれました」

「その後は、特に看板について検討されましたか？」

「いえ、特には…」

健一はすべて丸投げで人任せだったことに自省していると、影虎からこんな提案があった。

「看板を設置しましょう」

「でも、資金繰りが…」

「先ほどやった収支シミュレーションで、広告宣伝費用も考慮しました。予算面では可能です」

「本当に、大丈夫ですかね？」

「そのための投資です。いずれにしても私の設置シミュレーションを聞いてから、院長ご自身で最終判断してください」

影虎はそう話すと、地図上に紙の切れ端を電柱広告に見立て、それぞれ合計4カ所へ置いた。その際、**電柱広告が住宅地域での認知率を上げるには効果的であること**、**地域の生活道路からの誘導機能をもっていること**、そして月額の**料金が安価であること**などを健一へ説明した。そして、近隣の交通量など交通事情をまだ把握していないため、仮説を交えての説明だと健一へ断ったのち、こう言った。

「私が置いた地点は、一次診療圏内の生活道路が交差するところです。誘導機能と認知率アップが同時に可能な場所ではないかと読んでいます」

続いて影虎は、道路脇に設置する看板であるロードサインに見立てた紙切れを**3カ所に置いた**。**ロー**

ドサインは、**大きな看板面の確保も可能なため車利用者の認知率が高い**こと、**幹線道路沿いではない立地の弱みをカバーできる**こと、規制範囲内ではあるが**診療内容も伝えられる**ことなどを健一へ伝えた。

「今回の3地点は、二次診療圏からの誘引をねらっています。駅前で交差するこの２本が主要幹線道路なので、大半の周辺住民が利用しているはずです。ロードサインなら診療の特徴も訴求できますしね。当然、今考えられる理想の場所なのでそこに広告スペースがあるかはわかりません。調べる必要がありますね」

健一は、その言葉に思い出して言った。

「そういえば開業直前、電柱広告を発注した広告代理店から資料をもらってます」

「どのくらいのコストでした?」

「初期費用として畳3畳の大きさの看板製作と設置で3万円くらい、それと毎月1万円くらい必要だったと思います」

「電柱広告の費用は?」

「今のところで1カ所月１５００円です。初期費用は1万円でした」

影虎は、それを聞いて計算し始めた。

「そうすると電柱広告４カ所の初期費用を含めた年間費用合計は、11万２０００円だ。診療単価６５００円で割れば…。次が、ロードサインの年間費用合計は45万円か。ちょっと高いか。診療単価で割ると…」

影虎はそうつぶやき、少し考えてから健一へ言った。

「新たに設置する電柱広告費用は、月にたったの１・５人増えれば払えます」

「だったら十分回収できちゃいますね」

健一は少し声を弾ませて言った。来院頻度まで考慮すれば計算上月一人の新規患者が、この看板を見たことが動機で来てもらえれば投資分は回収できる。ロードサインについても、影虎に聞いてみた。

「電柱広告に比べればコストはかかります。とはいえ月５・８人で元が取れるはずです」

「そんなもんですか。これならもっと設置場所を増やしてもいいって感じがしてきますよ」

「先ほども申し上げたとおり各地区のシェアは低いので増える余地が十分あるし、損益分岐点も低いのでお勧めします。ただ、他の対策にも予算配分したいので、地図上の７カ所を前提に検討していきましょう」

そう話して健一に、広告代理店への確認を依頼した。

「看板制作が絡むので、**直媒体**も一緒に検討しましょうか」

二人は、すっかり夜もふけた外へ出て、建物の前に立った。鈴の木クリニックは、新築一戸建てで、外壁にレンガ風のタイルを用いており、新興住宅街に溶け込む落ち着いた雰囲気の造りをしている。また道路に面して５台分の広めの駐車スペースと駐輪スペースが確保されており、使い勝手の良いレイアウト設計がなされていた。ポール看板や壁面看板も統一されたロゴとデザインで、きれいにまとまっている。健一自身は、その外観はとても気に入っていた。

「院長、統一感があって設計者のセンスの良さが出ていますね」

健一は、うれしそうにうなずいた。

「普通の家ならこれでもいいんですけれど」

「えっ、ダメですか？」

「住宅街に溶け込みすぎていて、神経内科・アレルギー科を標榜する内科系のクリニックであると気付かないんですよね」

影虎の言うとおり、一見するとクリニックに見えない。それは健一の希望で、クリニックの看板類はサイズも小さく色遣いも同系色を使っている。

「まずここがクリニックであることを、前を通る人たちがわかるようにしないと。それと、クリニック名が書かれたポールに括り付けてある看板には、何か目立つ色で標榜科を入れるべきですよ。院長のところは、クリニック名に専門科が入っていません」

「確かに、鈴の木神経内科クリニックではないですからね」

「なので、そのポール看板には、標榜科をでかでかと記さないと。クリニック名はなくてもいいくらいです」

「それじゃ、何て名前のクリニックかわからないじゃないですか」

「ほとんどの患者は困りませんよ。入口の横にもクリニック名が記してあるし。患者がクリニックを選ぶときはまず何を確認します？」

「そうか。標榜科ですね」

「結局**直媒体**として考えたら、標榜科を知ってもらうほうが重要になるんです。とはいえさすがに今看板変更までは、コストがかかると思いますから後回しでしょうかね」

それを聞いて健一は、ニコッとして言った。

「いえ、大丈夫ですよ。実はこのポール看板、義理の母が趣味で作ってくれたものなんです。つまり変更しても、コストはペンキ代だけです。ライトアップ看板なので取り外しも簡単なんです」

「だったら、早速お願いしましょうよ。それと、この建物は道路に面している窓ガラスの面積が大きいので、そこを有効利用したらどうでしょう。カッティングシートで標榜科や診療時間を、大きく表示されてみてはいかがでしょう。入口の表示では診療時間が小さくてわかりにくいですから」

「カッティングシートってなんですか？」

「シートを文字や絵に切り抜いたものです。社名の入った車をみますよね。あれなんかはカッティングシートですよ。高さと幅１メートルでも１万円しませんから、コストもかかりません」

「院内の写真なんかも拡大させて、窓越しに見えるようにしてもいいですね。奥に運動施設があることも知ってもらいたいし」

「あと季節によってアピールするものを変えてください。例としては花粉症とかインフルエンザ予防接種の時期ですかね。実際、院長のところはアレルギー科を標榜している割に、花粉症患者が少ないとおっしゃっていたので」

「ところで、これらに広告規制は適用されるんですか？」

「ええ、注意しないと」

二人は会話を続けながら、院内へ戻るため裏口へ向かった。その最中も、影虎のアドバイスが続いた。通行人が取れる位置にクリニック案内リーフレットを入れておくボックスを設置する、スタンド看板を設置して院長のメッセージを掲載する、通勤用の軽自動車にクリニック名、標榜科、場所などをマグネットシートに印刷して貼っておく。メモをもってくるのを忘れていた健一は、必死でもらさずに暗記した。さらに続き、さすがに記憶力に自信のあった健一も覚えきれずに、影虎へお願いして院内に戻り改めて話してもらった。

「院長が考えた100のアイデアのなかに、**紙媒体**を通じての新たな**タンジェントポイント**は何かありましたか?」

今度は影虎から健一に、質問が飛んできた。

「まず地域新聞、いわゆるコミュニティペーパー。あと役所が発行している広報誌、電話帳、フリーペーパー、求人誌、織り込みチラシ、投函チラシ、それとポスターやハガキもかな」

思い出すように、ゆっくり一つずつ答えた。

「これらの紙媒体って、どうやって活用するのかイメージできませんでした。さっき話されていたように、何か催しする際の告知で使えばいいんでしょうね」

「そうなんです。自分たちが主体となって行うイベントに絡めた媒体活用術です。告知とおっしゃっていましたが、こう分けて考えるとわかりやすいかもしれません」

影虎は、手元にあったメモ用紙にペンを走らせた。(図表16)

便宜上、影虎が独自に定義したものだと説明を受けた。『広告』とは医療広告規制範囲内で行うクリニックが主体で情報発信する活動である。代表的なのは電話帳へ掲載する有料広告や新聞の有料帯

図表16　媒体活用術

◯ **広告**　……電話帳や新聞へのクリニック広告
（原則広告規制範囲内）

◯ **広報※**　……新聞・雑誌などへの執筆やクリニック関連記事
（原則広告規制範囲外）

◯ **告知**　……院内外の講座や講演、その他イベント関連の告知

※広報であっても法的に広告とみなされる場合もある

広告などだ。『広報』とはマスコミなどが主体で行うコミュニケーション活動である。例えば、クリニックに関する情報を記事として掲載または取材の内容を放送してもらう。『広告』と違って有料ではない。受け手側の情報に対する信頼性は高くなる。新聞・雑誌などでの執筆活動も『広報』の範疇に入ってくる。

さらに、影虎の説明は続いた。三つ目の『告知』は、何かの行事や催し物、年中行事、インフルエンザなどの流行情報などイベントについてクリニックが主体で情報発信する行為であるという。例えば、開業前の内覧会を行う際に新聞折込チラシによって集客活動をする――これなどがまさに『告知』に該当する。

これら三つを分けることで健一の頭のなかが整理され、説明の最中にもアイデアが浮かんできた。影虎の説明が一通り済むと、堰を切ったように健一はそのアイデアを話し始め、影虎は黙ってうなずきながら聞いていた。そして、健一の話が途切れるのを見計らって、こう提案した。

「すべてやりましょうと本来は言いたいところです。でも今は時間も予算も限られています。いくつかに絞って話を進めませんか？」

健一はそれに同意し、一つ目の広告から検討を開始した。

「今院長が実際に行っている紙媒体での有料広告って、電話帳だけで

図表17 目標達成シミュレーション

半年間の電話広告経路の来院患者延べ数 =16人×1.7回（来院頻度）=**27.2人**
1カ月当たりの収入 =27.2人÷6カ月×6,500円=**29,467円**

すか？」

健一がうなずくと、影虎は電卓を持って何やら計算を始めた。

「**経路分析**では、半年間で合計16人の新規患者が電話帳広告をきっかけに来院しています。ということは…」

影虎は、少し黙ってからこう言った。

「電話帳広告に対する経済効果は、約月2万9467円也。さっきやりました来月5月の目標達成シミュレーションの数字を使って出した数字です」（図表17）

「あれ、月当たりの掲載料に3万以上払っているんです。それを下回っているじゃないですか」

健一が、そう言って影虎を見た。

「もちろん計算上の話ですから、実際と多少誤差はあるかと思います。春先は引っ越しシーズンで転入してきた人が増える分、この経路も増える可能性があります。とはいってもこの数字を見る限り、費用対効果は今のところ高くないですね。広告枠を小さくするか、または廃止を検討することも必要かと思います」

「でも、廃止ならば半年で16人も新規患者が減るということですよね」

「そこが広告の悩ましいところなんです。ここは廃止まではせずに広告枠を縮小し費用を圧縮してみて、再評価してみてはいかがでしょう。いろいろほかの**広告紙媒体**もお話しされていましたが、今のところ集患効果は薄いと思います」

「まぁ、やりたくても予算もないし」

「**広報**だったらお金はかかりませんよ。取材を受ける立場ですからね」

「案は出しましたけど、街のクリニックにメディアが取材になんか来てくれますかね」

影虎が首を横へ振った。

「それでは、**広報**は対策にならないじゃないですか」

「もちろん、待ってても来ません。こちらから仕掛けるんです。意外と地域限定の情報をメディア媒体は欲しているものなんです」

「そういえば隣町で呼ばれて講演したときに、コミュニティペーパーの記者が取材に来ていましたっけ。扱いは小さいですが記事になっていたはずですよ」

「その記者の名刺を持っていますか？」

「探せばあると思います。連絡入れておきましょうか？」

「ちょっと待ってください。さすがにネタがなければ彼らも来てくれませんよ」

「ネタですか？」

「鈴の木クリニックで何か記事の材料になるような話題性あるニュースって、思い当たりますか？　院長やスタッフ個人のことでもいいので」

「受付スタッフの飼い猫が７匹産んだとかは？　一度に産むのは普通３、４匹程度なので多産でまれなケースらしいですよ。ちょっときびしいかな…」

影虎が苦笑いしながら、こう言った。

「クリニックでやるイベントって何か企画していらっしゃいます？」

「昨年12月に催した院内での漢方講座が、患者さんに好評だったので6月に再度やる予定です」

「12月のときに役所の広報誌に載せてもらったっておっしゃっていましたよね」

「ええ。プレスリリースってやつですね」

健一は、少し得意そうにそう言った。

「その際広報の担当者から教えてもらったことなんですけど、イベント告知のコーナーって結構皆さんまめにチェックしているんですって」

「そのとおりなんです。広報誌だけでなく新聞や雑誌も、そういった健康や生活に関する情報欄を読者はしっかり見ているんです。知人の記者が、小さい記事から読者は見るもんだと言ってたくらいですからね」

「直美もよくチェックしていますよ」

「子育てしている主婦や高齢の方向けの情報が多く載っているためでしょうね」

「男性の僕でも、社会面の片隅にある小さな記事を興味深く読んでいるくらいですからね」

「ちなみに広報誌以外には、何かプレスリリースしましたか？」

「やっていません。他はお金を取られると思ったんで」

「**広告**でなければ、お金はかかりませんよ」

影虎がそう話し、広報誌やコミュニティペーパーを含めた地域に根付いたメディアはすべて調べてリストにまとめておくよう健一へ依頼した。

「ニュースやイベントがあるときは、必ずプレスリリースを行うようにしてください」

「つまり**告知**ですか」

「この場合はメディアを利用して**告知**を行った**広報**です。厳密に分ける必要はありません。ただし**広報**は、そのイベントそのものを取材して記事にしてもらえるように計らうことまで含まれる活動です。6月開催予定の漢方講座をネタとしてプレスリリースをしていきましょうよ」

「プレスリリースの際、気を付けることって何かありますか?」

「取り上げられるポイントは、記事として成立するような話題であることがメディアへ伝わるかどうかです。それを念頭に置いてイベントの企画段階から考慮していくといいでしょうね。それと、薬事法の広告規制で医薬品の販売名は使用できないことになっています。漢方講座を企画する際、その点は注意してくださいね」

健一がうなずくと、影虎が思い出したようにこんなこともアドバイスした。

「**広報**に含まれる執筆活動も、意外とメディア側からの需要があるもんですよ。メディア関係者と接点をもったら積極的に執筆させてもらえるように営業をかけるんです。もちろんテーマは健康や医療で」

「原稿料ってもらえるんですか?」

「そういう場合もありますが、こちらから営業する際には、原稿料をもらうなんてことは言わないほうがいいと思います。タダでもやるべきですよ」

「そういえば、コミュニティペーパーに市民病院の小児科の先生が書いたコラムが不定期で載っていましたね」

「不定期ってことは、忙しくて定期的に書けないのでしょうか。その枠にもぐりこめるチャンスがありそうですね」

「それも聞いてみます」

「特に小さな新聞社なんかは、一人で記者もやれば営業もやります。それとたまに有料広告を出しておけば、スポンサーは優先的に取り扱ってもらえるかもしれませんよ」

「記者も人の子ですものね。有料広告といえば、漢方講座以外にも近隣の温泉施設で健康教室を開くイベントも計画中です」

「前回の漢方講座で、告知用ポスターを貼ってもらったっていう施設ですね」

「ええ、その縁もあって施設内で健康教室みたいなイベントをやろうと、施設から打診されているんですよ。心の余裕がなくて返事はしてないんですが。でもこのイベントならば集客のために有料広告もあっていいじゃないかと思うんです」

「先方には6月頃を打診してみてはいかがでしょう。施設には、広告掲載も同時にお願いしましょう。広告費用によっては、施設側と折半してもいいんじゃないですか」

影虎はそう話すと、ある新聞の切り抜きを健一へ渡した。（図表18）

「鈴木院長と同じようなことを企画された院長がいらっしゃったんです」

「温泉施設で健康教室ですか？」

「温泉施設ってところが偶然ですね。地元商店街の集まりで知り合った温泉施設の経営者へ、その

図表18　イベント記事

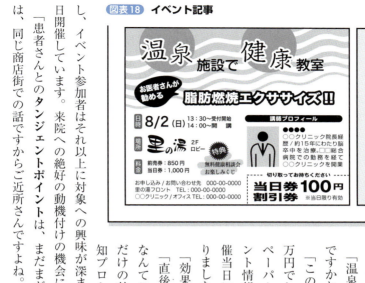

院長が持ち込んでやった企画の広告です」

「温泉と医療や健康って、合致しやすいんじゃないんですかね。ターゲット層も似ているし」

「この広告料金は、全3段2分の1というサイズで4万円でした。ある地方で週刊発行されるコミュニティペーパーです。ここの院長は、有料広告と併せてイベント情報欄にも無料で告知させてもらっています。開催当日に取材に来てもらって、話題記事として後日載りました」

「効果はどれくらいあったんでしょうね？」

「直後に何百人っていう数の患者が、押し寄せてくるなんてことはもちろんありません。それでもやった分だけの効果は、確実に出てきます。これはイベント告知プロセスでブランディング対象の認知が上がりますし、イベント参加者はそれ以上に対象への興味が深まります。ここの院長の場合、無料健康相談も同日開催しています。来院への絶好の動機付けの機会になりますよ」

「患者さんとの**タンジェントポイント**は、まだまだたくさんあるもんですね。この院長のケースは、同じ商店街での話ですからご近所さんですよね。ただ今回私が共催する予定の温泉施設は、駅の向こうの二次診療圏のF地区なんです。患者分布調査の結果からすれば、患者数は少ない地域なので、それはそれでいいんです。一次診療圏のこのD地区にねらいを定めたその**イベント・マーケティング**ってやつができないものですかね」

それを聞いて影虎は、意外な提案をしてきた。

「内覧会は？」

通常内覧会は保健所へ開設届を出して以降、開業に先立ち行うものである。実際健一も開業前に行っている。少し驚いた健一の表情を見て、再び影虎が話し出した。

「内覧会は、一度だけって誰が決めたんですか？」

「でも常識的にはそういうものですよね」

「常識という固定観念じゃないですか。内覧会でなくても別にいいんです。一般開放イベントという企画もありますし」

「あっ、そうか。以前勤務していた病院では、院内ロビーで地域住民を集めたコンサートを開いたり敷地内でお祭りを催したりしていましたよ」

「そんなイメージです。ただしこの内覧会については注意も必要です。それは内覧会の扱いも医療広告規制同様に、保健所によって多少見解が違ってくるからです。例えば不特定多数を呼ぶ場合については、医療機器などを搬入する前に内覧会は開催すべきとの見解を示す保健所もあるんです」

「僕の場合は、問題なかったですけどね」

「内覧会の開催主を、施工主つまり建築会社がやることにしている地域もあるんです。理由は調べたわけではないんですが、建築物の内覧会として広告を出しているのか、保健所の見解なのかってところですかね」

「へぇー、これも事前に確認したほうがいいですね」

「今回のような開業後に行う不特定多数を集める二度目の内覧会も、診療時間外で衛生的に担保できれば別に問題視しない保健所もあれば、最初からダメだとの見解を示す保健所もあるんです。そこでは開業前の内覧会自体すら法的に黒に近いグレーゾーンだとの見解を示して、いわば黙認している状態なんですと言われるケースもあるくらいですから」

「開催だけじゃなくて告知する際にも気をつかわなければならなそうですね」

影虎は健一に、二度目の内覧会を催す際、企画前の段階と告知チラシを制作した段階それぞれで保健所へ確認するよう依頼した。

「承知しました。ところでその**告知**ってどうすればいいんでしょうか？」

「院長が開業前に催した際はどうされたんですか？」

「新聞の折込チラシです。2万部配布で印刷代込み20万円くらいでした。ちなみに来場者数は200名くらいだったと記憶しています」

「このD地区の世帯数ってご存知ですか？」

「開業前の診療圏調査で調べてもらったとき、だいたい3000世帯くらいだったと思いますが」

「エリアを細かく限定するならば、個人宅へチラシ投函を代行してくれるポスティング業者を利用してもいいですね」

「費用は？」

「印刷別でハガキサイズだと1世帯配布につき2～5円程度ってとこでしょうね。新聞の折込チラシとそれほど変わりないはずです。その業者を利用するメリットとしては、細かくエリアを限定できることです。あとチラシ以外の配布物を指定することが可能な場合もあります」

「チラシだけじゃないんですか？」

「ポケットティッシュなんかは、すぐに廃棄はされないのでいいですよ。配布単価は、少し上がりますが」

「ティッシュは、例の繁盛レストランでも使っていましたよ」

「何のデザインも入っていない無地のポケットティッシュそのものの単価は4円切るんです。当然発注ロットが増えれば、単価はどんどん下がります。D地区全世帯に配布しても3000件です。ということはティッシュ代のみの合計が、1万2000円以下に収まります」

「裏の印刷はどうするんですか？」

「業者にお願いすれば、ティッシュ代と印刷代で合計単価10円くらいです。でもそこは節約しましょうよ。自分達で印刷してティッシュへ差し込めば、その分節約できますよ」

「内職します」

「スタッフにお願いして仕事の合間にやればすぐですよ」

「まぁ、それくらいは自分たちで汗をかかないとね。僕たちで配っちゃってもいいかな」

「ちょっとそこは微妙なところですかね。ポスティングしている最中に住人に会ったりすると怪しまれますし、場合によってはクレームを言われるケースもあるようですよ」

「それじゃポスティングは、あまり適さないんじゃないですか」

「最近は、風俗情報が載っているピンクチラシの投函が多く、迷惑している人もいるので、文句の対象になるんでしょうね。その投函している人が院長だったら、住民はプラスの評価はしないはずです」

「スタッフにお願いしても？」

「そんな依頼をしたんではスタッフのモチベーションはとたんに下がりますよ。そこは、業者にお願いしてもいいと思います。それでもちょっと抵抗がある場合や、業者が見つからないのであれば、郵便局でもやってくれます。『配達地域指定郵便物』といって文字どおり丁目単位で指定できるんです。ハガキサイズでも配達単価で30円前後します。比べると割高になりますが、業者と言っても郵便局ですし、投函者も当然郵便局の配達員です。そう言った意味では安心です」

健一は、単価の安いポスティングを検討することにした。また、二度目の内覧会はどの時点でやればいいかを尋ねた。

「本来は開業○周年とかの節目を理由にすると自然なんですが。でも1年以上過ぎちゃってますものね。でもこの際、開業1周年でいいんじゃないんでしょうか」

「それなら感謝祭でもいいかもしれませんね」

「所属する医師会の会長さんへも念のため事前に確認を入れておいたほうがいいかもしれませんよ」

「わかりました。それにしても、紙媒体の**広告**、**広報**、**告知**だけでもやれることっていっぱいある

図表19 コミュニティの種類

- **医療機関**（病院、医科・歯科診療所、介護関連施設）
- **医療従事者団体**（保健師、栄養士、ソーシャルワーカー、ケースワーカー）
- **地域自治会等**（町内会、老人会、民生委員、PTA、商店街、集合住宅管理組合）
- **地域の企業**（取引先銀行、生保・損保営業所、企業人事）
- **経営者団体**（青年会議所、商工会、ライオンズクラブ、ロータリークラブ）
- **教育機関**（保育・幼稚園、小中高校、大学）
- **スポーツ団体・施設**（民間・公的スポーツ施設、スポーツクラブ、温泉施設）

んですね」

「まだまだ終わりじゃありませんよ。**アナログ・メディア**には、もう一つ**人媒体**というのもあるんですよ」

「そうでしたね。それって何でしたっけ？」

「コミュニティ単位でコミュニケーションをとっていく**広告宣伝対策**です。どちらかと言えば**新規患者獲得プログラム**の一つである**口コミ対策**に近いのかもしれません」

「コミュニティってどんなのがあるんですか？」

影虎は、紙に書いて健一へ見せた。（図表19）

「こうみるといろいろあるもんですね。医療機関もそうなんだ。病院に勤務していたときには地域医療連携を積極的にと言われて、周辺の医療機関からの紹介患者も多く受け入れていましたよ」

「病院との連携を何か具体的にされていますか？」

「先日近隣病院から、地域医療連携室という部署の担当者が当院に来て話をした程度です。病院側も紹介患者が欲しいんですよ」

健一が病院勤務医のときにも、開業医の気持ちを考えながら紹介患者を受けるように心掛けていた。立場が逆になって、自分がその開業医となってみるとまた違った発見がある。そんなことを心のなかで思いながら影虎と会話を進めていた。

「院長、病院以外でも保健師や栄養士、ワーカー同士のコミュニティへのアプローチもしていきましょう。彼らも頻繁に集まっているんですよ」

「へぇー、そうなんだ。連携室の担当者に聞いてみようかな」

「また重要なのは町内会などの地域自治会です。これらには積極的に参加するべきでしょう。忙しくて参加がむずかしければ、彼らの主催するお祭りやもちつき大会などのイベントだけでも手伝ったり、少し協賛金を入れたりして常に接点をもっておいてください。地域密着をうたっているクリニックは多いんですが、積極的に接点をもっている院長は少ないんですよ」

「そういえば、知人の院長も地元主催のマラソン大会の救護班を買って出ていましたっけ」

「そういう地道な地域貢献って必要ですよ。**人媒体**って別の言い方をすれば**人脈**です。特に院長のように組織から外れて独立している人は、人脈の重要性はより増してくるんです。組織にいればいろいろな情報が集まりますが、独立するとたんに情報量って減りますでしょ」

「人脈の重要性は開業して余計に感じています。そういう意味では**人媒体**が媒体のなかで最も大事なのかもしれませんね」

「そうですね。ただ気を付けたいのは、**特定媒体だけに頼るのではなく、各媒体の長所や短所を理解しながらそれらをうまくミックスさせていくことが必要**です。そこはお忘れなく」

「わかっていますよ。――**アナログ・メディア**の次は**デジタル・メディア**ですか」

デジタル・メディア対策

影虎の話は、明け方近くになっても途切れない。影虎が書いた広告宣伝媒体分類の**デジタル・メディア**は、**電子媒体**と**電波媒体**に区分されている。**電子媒体**はいわゆるインターネット上の媒体である。例えば、ホームページや日記風のウェブサイトであるブログ、コミュニティ型サイトと呼ばれる通称SNSなどがあり、それぞれの特徴やメリット・デメリットについて影虎から説明を受けた。鈴の木クリニックでは、開業コンサルタントの勧めに従って、開業後間もなくしてホームページを開設している。専門業者へ依頼して10ページと開設諸費用込み30万円で完成した。最低限必要な情報が整然と盛り込まれており、イメージカラーであるえんじ色をベースにしたシンプルなデザインで仕上がっている。ただ、開設以降、休診日などの変更以外は更新していない状況であった。

「清宮さん、ホームページの効果ってあると思いますか?」

「現在のところ、それなりに費用対効果は出ています。経路分析結果ですと『インターネット』経由の患者は家族・友人・知人の紹介に続いての14パーセント、数にして半年間で40名の新規患者獲得効果があります。**再来院確率**等を勘案して収入を計算すれば投資額30万円は超えています。ただ、ギリギリ超えた程度なので、それなりと申し上げたんです。ほとんど更新されていないようですし、他の対策との連動もされていませんよね。それをやったらもっと効果は出てきますよ」

「おっしゃるとおりで、今は放置している状態です。結局開業コンサルタントから言われるがままになんとなく開設したこともあって、実際どうやって活用するのかがわからないんです」

「**手段の目的化**になっているんですよ」

健一は、その言葉の意味がわからず思わず聞き返した。

「本来は目的があってそれを果たすための手段であったのに、その手段自体が目的になってしまうことでなんです。例えば、ある疾病を完治させる目的で来院する患者が、いつのまにか処方箋をもらうことが来院の目的になっているということがありますよね。これが**手段の目的化**です」

「つまり、ホームページ開設は手段なのに、開設自体が目的となってしまっているということですか」

「そうなんです。そもそも開業コンサルタントがどういう目的で、院長にホームページ開設を提案したのかはわかりません。新規患者獲得なのか、既存患者への情報発信サービスなのか。そこがあいまいなまま開設するという目的が果たされてしまい、本来の目的が何かわからないまま今に至っているんです」

「開業コンサルタントとは最近まったく話していないのですが、久しぶりに連絡を取って聞いてみたほうがいいですか？」

「その必要はありませんよ。内容を見る限りでは、とりあえず開設しただけという印象です。提案した人自身が**手段の目的化**になっていると思うので、問い合わせても今の時代必要だからとか、集患には必要だからという程度の答えが返ってくるだけです。今は開設していないよりマシで、費用回収もできているので良しとしましょう。これからは、自分達で目的化をしていかないと」

図表20　ホームページの目的

①そもそも何のためにホームページが必要なのか？
②そもそも手段であるホームページで何をやりたいのか？
③そもそもホームページは誰が何のために閲覧するのか？

「そもそも何でそれを開設するかを自分で考えてみます」

健一は、そう言うと自らペンを取り書き始めた。（図表20）

書き終えたその紙を天井にかざすように持ち上げて、少しの間眺めていた。

「清宮さん、この問いに対する回答が浮かんでこないんです。今までまったく何も考えていなかった証拠でしょうね」

「意外と多いんですよ、そういう人も、そしてこういうケースも」

「ここは、複雑に考えず単純に考えていったほうがいいかな」

健一は、頭を真っ白な状態にするために目を閉じた。1分ほど時間が過ぎて目を開き、影虎の顔を見て一言つぶやいた。

「新規患者獲得のためだ」

一呼吸おいて再び健一がぶつぶつと独り言を言いだした。

「そうなると当然ホームページは、患者との**タンジェントポイント**を作るための手段だ。新規患者獲得を第一に考えると、閲覧者はまだ当院へ来たことない人が対象になる。彼らは何かで鈴の木クリニックを知って何かに興味を持ち、何らかの情報を得るためにサイトを検索した。これが閲覧者側の目的だ」

健一は、用紙へ再び目をやった。自分が口にした言葉とそこへ書き記した三つのそもそもを結び付けていくと、霧が晴れるように自分の考えがまとまりだした。

「清宮さん、ホームページについて目的化したと同時に目的化をなぜやるかもわかったような気がします」

「私自身も何かをしているときは、必ず振り返って目的化するように心がけているんです。ただ、**手段の目的化**状態になることがすべて悪いわけではないので、そこは気を付けています。例えば、もともと食事は生きていくために栄養を取る手段でしたが、飽食の時代を迎えると手段であった食事自体が目的となって人は行動します。でもそれって悪いことでも何でもないですよね。時間や立場、そして環境によって変わることで目的も変わるんです」

「目的が絶対基準でなくてもいいんですね」

「ちょくちょく変わってしまうのはどうかとは思いますが、私自身そう考えています。**目的化**を繰り返し行うことで、変化を捉えることができるんです。その変化に適応させて改めて手段が何であるかを考えればいいんではないでしょうか」

「目的化によってその目的を新規患者獲得と設定したんですが、そもそも手段が何かを再考しないといけませんね。つまりホームページだけが**手段**ではなく、その他の**電子媒体**や今まで話を進めてきた媒体すべてが手段であって、そのすべてを考慮しながら再構築していく必要性が出てきますものね」

「ええ、でもすべての媒体となると整理しにくいので、今は**電子媒体**に絞って考えましょうよ。そこに新規患者獲得のための経路になる**フレームワーク**を使って、どこに電子媒体を当てはめていくのが最も効果的かを検討するんです」

「その**フレームワーク**って、**ＡＩＳ（ＣＥ）ＡＳ**のことですよね」

健一はそう言いながら、自分自身で一つひとつを理解しながら言葉にしていった。まず、鈴の木クリニックのホームページへたどり着くには大きく二つの方法がある。一つは、クリニック固有の情報を得て直接検索によってたどり着くパターン。もう一つは、地域名、標榜科など間接情報によって検索されてたどり着くパターンである。前者のパターンは、これまでの**広告宣伝対策**や**口コミ対策**によってクリニック名、院長名またはホームページアドレス自体をA（注目）からI（興味）によってS（検索）してホームページへ誘引させる方法になる。このパターンによる閲覧者は、何らかの興味があってアクセスを試みている者となる。そのために、各対策で発信した情報をフォローする追加の情報を載せていけばいい。そう健一は考えた。健一はより具体性をもたせようと、**鉄媒体**のロードサインを見て当院に興味をもった人を想定して考えを述べた。

「標榜科や立地に注意を引かれて興味をもち、インターネットで検索して当院ホームページに訪れる。標榜科で興味をもった人が欲しい情報は、標榜科に関する疾病情報や診療方針と思われる。神経内科の標榜は、頭痛や他の痛みに関すること。アレルギー科ならアトピーや花粉症について載せていけばいいかな」

「院長、立地で興味をもった人に対しては？」

「地図は、すでに掲載済みですけどほかに必要でしょうか？」

「単なる地図でなく、**周辺の目印となるような建物や道路規制が描かれているアクセス地図を用意**しておくと、より彼らのニーズには合致しますよ。ロードサインも用意する地図に一緒に載せておくといいですよ。ロードサインを見た人にとって、位置関係がはっきりしていいんです」

そして影虎は、Sの次のC（比較）とE（検討）のプロセスで、どう**電子媒体**を活用できるかと質問をぶつけてきた。健一はしばらく考えて、こう答えた。

「Ｃとは、周辺の競合医療機関のホームページや自身の受診体験を参考にする行為ですよね。だからここで何か**電子媒体**を利用するというのではなく、競合するホームページなどをチェックして、**自院の電子媒体の差別化を図ればいい**と思うんです。Ｅについては、院長ブログなどを立ち上げるなどして、競合相手よりも情報の量と質を上げる。ということで、どうでしょう?」

「いいですね。今のところこれらの**電子媒体**は医療広告規制対象外です。だからこそ、他の規制対象の**広告宣伝媒体**とうまくミックスさせるように意識してください。つまり、他の広告媒体にＡとＩの、**電子媒体**にＳＣＥの役割を担わせるようすればいいんです」

「こうやって二度目の内覧会でも、ポケットティッシュとミックスさせて**電子媒体**を構築すればいいんでしょうね。やることが多すぎて、消化不良を起こさないようにしないと」

「まだもう一つのパターンがありますよ。消化不良になりそうなので、とりあえず聞き流してもいいですから」

影虎は健一があげた『地域名、標榜科など間接情報によって検索されてたどり着くケース』について説明を始めた。通常、患者が受診しようとする医療機関をインターネットで検索する場合、地域名や標榜科、症状（頭痛やアトピーなど）等キーワードを組み合わせて検索する。例えば『夢が丘　内科』、『○○市　病院』、『××町　アトピー　外来』をヤフーやグーグルなどの検索エンジンを利用して検索し、結果が表示される。当然そこで一番目に表示されているサイトをクリックする可能性が高く、結果的にホームページのアクセス数が増えてくる。そのために**ＳＥＯ**といわれる検索エンジン表示順位対策を行う必要がある。また、キーワードはいろいろあるので、それも予想して対策を講じなければならない。患者はあまり診療所と病院を区別して考えないため診療所でも病院と表現する人もいる。そのため『○○市　病院』のような検索も多くなる。――そのようなSEOを講じることで、鈴の木クリニックが上位表示されれば、自院のホームページへ誘引することができるのだそうだ。よくわからない専門用語が並んでいたので、いわずもがな健一は話半分で聞き流していた。

「都心部にある美容外科やコンタクトレンズ中心の眼科等のように競合が激しい領域の医療機関は、検索上位にすることは収入と直結しますから、相当のお金をかけてSEOをやるんです。でもそれ以外であれば最低限のことをやればいいと思います。といっても専門的なのでほとんどは業者任せですが。簡易のSEOサービスならば制作料金の範囲内でやってくれる業者は多いんじゃないですか」

「そんなサービスがあったんですね」

「業者にお願いするならSEOという言葉くらいは、知ってたほうがいいですね。あと検索キーワードもねらいを絞っていくつかあげておくと、業者も仕事を進めやすいですよ。**電子媒体**の対策も優先順位を付けておきましょう。ブログやFacebookなどは無料で設置できますので、まずそこからですね」

「わかりました」

「また、アクセス解析ツールという、無料でホームページに設定できる解析ソフトがあるんです。アクセス数だけでなく、どのようなキーワードで自院のサイトを検索しているのか、また端末の種類やどのような参照サイトからアクセスしているのかまで、自分で調べられるんですよ」

「端末の種類とはどういう意味ですか？」

「先生は、インターネットを閲覧する時には何を使いますか？」

「パソコンですかね。スマートフォンにしてからは、そちらでもよく見ますよ」

「ほかにもiＰａｄなどのタブレット端末も増えていますよね」

「その種類がわかることで何かメリットがあるんですか？」

「例えばスマートフォンで閲覧する割合が増えれば、スマートフォン対応のホームページを作ることも検討することができます」

「なるほど、確かにそのほうが見やすいですものね」

「見やすくするだけでなく、利便性を上げることで来院促進にもつなげていくことができます」

「例えば？」

「今時は、マップ機能が充実しています。例えば、スマートフォンにむかって『内科』と言えば、音声認識されて、自分の位置情報が検出され、近隣の内科標榜の医療機関が表示されるんです」

「その機能なら僕もレストランなどの店を探すときによく利用します。現在地から車や電車での経路や到着時間も出てくるので、とても便利ですよね」

「クリニックの場合、選定する側にとっては家からのアクセスが重要なポイントですから、ホームページもマップ機能とスムーズにリンクできるような仕様にしておくといいんです」

「なるほどね。それともう1つ質問ですが、参照サイトって何ですか？」

「今、いろいろな医療機関の検索サイトが開設されていて、それが結構上位に表示されるんです。

そこのサイトから自院のサイトへリンクが貼られているので、どの検索サイトからアクセスがあるのかも知っておいたほうが良いんです。ほかにも製薬メーカーなどが運営している特定の疾患を対象とした啓蒙サイトなど見たことありませんか？」

「糖尿病とか頭痛とか、いろいろありますね」

「そうしたサイトには、専門医療機関のリンクも貼られていたりするので、そういったタンジェント・ポイントすら見逃さないように、このツールで常に監視しておくと良いのです」

「むずかしそうですね」

「これも『アクセス解析ツール』という言葉を知っておいて、ホームページ制作業者にその言葉を伝えさえすればいいんですよ。今回は私から業者へ依頼して、私のほうで分析しておきますので」

「了解です。ようやく最後の**電波媒体**ですか」

「ええ、これはテレビやラジオ放送が媒体です。コミュニティペーパーと同じで、地域に密着したメディアだと取材の可能性も上がります。例えば、地域のケーブルテレビ局や規制緩和で最近増えたローカルFM局などはネタを欲していますよ。知り合いの地方のクリニックの院長なんて、ちょくちょく番組に出演していますす。健康をテーマにした企画を持ち込んだら、実は意外と喜ばれるんです。どれだけの集患効果があるかはわかりませんが、確実に住民はその番組を見ていますからね」

「ただ、今のところ**電波媒体**については、優先順位は高そうではありませんね」

「そうでしょうね。でも常に接点をもつように意識はしておいてください」

休憩もほとんどせずに集中していた健一の肩には、相当な疲労がたまっている。そこで頭をグルグルと回し出した。すると影虎も同じ動作を同じタイミングでやったので、思わずお互いの顔を見合わせた。その目は二人とも真っ赤になっている。いつのまにか窓の外は明るい。二人がまた同時に時計のほうを向いた。時計の針は5時を少し過ぎたところだった。

「今日はとりあえずここまでにしましょう。次回は**口コミ対策**がテーマです。今度の日曜日のご予定はいかがですか？」

「朝から予定空けておきます」

影虎は、メモ帳を開き予定を書き込み、帰り支度をしながら言った。

「今回出たすべての広告宣伝対策案について、次回までに優先順位を付けておいてください。もちろん手の付けられる対策は、どんどん進めてください。あと銀行の担当者へ返済保留の件も話してください。これは最優先ですので」

そう言って影虎は明るくなった空を見ながら鈴の木クリニックを出ていった。一方、健一も診察開始まで時間があったのでシャワーを浴びにいったん帰宅することにした。

家へ着くと、普通はまだ寝ている直美なのだが、すでに食事を取っていた。

「今日は、早い朝だね」

「おかえりなさい。私、急な仕事で早く出社しないといけないの。それにしても健一さんこそ遅い夜ですね。朝までやってたの？」

「うん、もうヘトヘト」

「ご苦労さま。ところで例の１００の**タンジェントポイント**は、結局出せたの？」

「うん、ギリギリだったけど何とかね。直美が手伝ってくれたおかげだよ。昨夜も大変だったけど、やるべきことが整理されて充実した夜だった」

直美を見る健一の表情は、疲労感こそ出ているが満足感もにじみ出ている。人間不信に陥っていた健一の態度が変化しているのみて、直美は安堵した。

「直美に聞きたいことあるんだ」

「何かしら？」

「このあたりと隣町を対象エリアにして発行しているコミュニティペーパーがあるだろ」

「健一さんが載ったやつよね」

「そう、隣町の講演の記事でね。俺その記者と名刺交換したんだけど、どこかへいってしまったんだよ。俺の部屋を掃除したとき、見なかった？」

「知らないわよ。連絡が必要なの？」

「うん」

「だったら私の友達がそこで働いているから、連絡しておきましょうか？」

「そうなんだ、それは助かるよ。いろいろお願いしたいことがあるから今夜話すよ」

健一は、直美にそう言ってシャワーを浴びに風呂場へ消えていった。

新規患者獲得のための口コミ対策

日曜日の朝、健一は大きなあくびをしながら寝室から出てきた。

「おはよう。とっても眠そうね」

「うん、先週から徹夜続きだからね」

「相当頑張ってるようね」

健一は影虎の訪問以降も毎晩明け方近くまで、あの日に残したメモに書いてある数ある**広告宣伝対策**について念入りに計画を立てている。現状を振り返ると、４月後半も患者は伸びていない。このままのペースだと一日平均患者数13人を割る、そんな状況である。しかし今の健一は、微塵の不安も感じてはなかった。それくらい意気に燃えて対策に取り組んでいたのだ。不安を感じることがないから、診察にも集中できている。もちろん成果もまだ出ておらず、確かな成算もあるわけではない。ただそんな健一を動かしているのは、**デターミネーション**と影虎の存在だった。

「もう清宮さんを信じてやるしかないんだよ。今自分ができる最大限のことをやろうと決めたんだ。成果は必ずあとからついてくると信じてやり抜いてみせるよ」

「今日も、影虎君来られるんですよね？」

「うん。そうだ、今日出かける予定がなければ、直美も来てよ」

「そうね。久しぶりに彼に会いに行こうかしら」

「よし決まった。ちなみにクリニックまでは自分の車で行ってね」

「あら、一緒に行けばいいじゃない」

「あの人、時間の感覚が麻痺しているからね。いつ終わるかわからないから別々のほうが君にとっていいと思うよ」

二人は朝食を済ませ、影虎との約束まではまだ1時間以上余裕があったが、洗濯の終わっていなかった直美を残し、健一は先に家を出た。外は雲一つない青空で、春の穏やかな風を感じながらクリニックへと向かった。

「何だ、患者さんの車かな」

クリニックの前に一台の見慣れぬ車が止まっている。健一はゆっくりその車へ近付き車内をのぞき込んでみた。すると運転席に人影が見える。さらに近付いてみると、その人物は窓を全開にして地図帳を開きそこへ何やら書き込んでいる。

「あれ、清宮さんじゃないかな」

健一が横付けしてもこちらに気付いていない。真っ白いワイシャツとデニムというカジュアルな服装で、しかもいつもは上げている前髪を下していて、少し違う雰囲気だ。健一は、クラクションを小さく鳴らすとようやく影虎がこちらに気付いた。

「清宮さん、こんにちは。私お約束の時間を間違えていました?」

「いえ、二次診療圏を中心に朝から実地調査をしていたんです。地図だけですと診療圏の雰囲気がつかめないですからね。先日も駅前のファーストフード店で朝食を済ましたあと、Ｄ地区を中心に回ってみたんです」

「もしかして徒歩で？」

「まさか。駅前のレンタサイクル屋で自転車を借りたんですよ」

「そうだったんですか…。それにしても自分のためにいろいろありがとうございます」

「お礼は成果が出たときで」

影虎が笑ってそう言った。

「ところで、地図に何を書かれていたんですか？」

「貴院や他の医療機関のロードサインや電柱広告の設置状況と候補場所について書き込んでいたんです。競合医療機関の位置関係や患者視点で見たアクセス性、地勢、そして交通量など気になることやアイデアをメモっているんです。この前自転車で回ったときは平日だったので交通量など人の動きの感触はつかめたんですけれど、今日はいかんせん日曜日なので平日にもう一度やらないとダメそうですね」

「広告と言えば、昨日広告代理店の担当者と会いました。ここでは何ですから院内に入りませんか？」

車を駐車場に止めて、院内へと向かった。二人は席に着くと、健一が堰を切ったように進捗報告を始めた。

「電柱広告は、先日マッピングした地図上のほぼ同じ位置に配置できそうです。ロードサインは、駅の反対側になるＦ地区にマッピングしたすぐそばで設置可能です。他の２カ所はそこの地主さんへ設置交渉してもらうことにしました。了解は取れるだろうと言っていました」

健一の話すその顔は、生き生きしている。さらに報告を進めた。

「クリニック前にあるポール看板の標榜科への変更も、義理の母にお願いしました。塗料も発注済みです。診療日にポール看板がないのもカッコ悪いので今度のゴールデンウィークを利用して塗りなおすことにしました」

「窓ガラスに標榜科も大きく表示されていましたね」

「インターネットで見つけたカッティングシート業者に頼んだら早速昨日の午後届いたんで、診療時間後にスタッフたちと一緒に貼ったんです。意外と曲がらないように貼るのってむずかしいんですね」

「あれなら十分通行人の目にも飛び込んできますよ。診療時間も確認しやすくなっていますしね」

「他の**直媒体対策**については、すぐにできそうなことなので順次手を付けています」

「地域のメディアはリストアップできましたか？」

「はい。そのなかのコミュニティペーパーを発行している会社に偶然にも直美の友人が勤めていたんです。今度その方に会う予定です」

「いろいろ対策が進行しているようですね。私からの課題はできましたか？」

「優先順位を付けるように言われたやつですね」

「ええ、対策の数が数なので管理していかないといけませんから。それとプログラムの各対策を管理するための**プロセスマネジメント・シート**※。あれも作成し始めました？」

※『経営メモランダム――プロセスをマネジメントしてこその成果』にて解説（246頁参照）。
「もちろん。あっそうそう。進め方がわからない対策が、いくつかあるんです」

健一は、作成した資料を影虎へ見せて一つひとつ質問を影虎へぶつけていった。１時間ほどが経過した頃、洗濯を終えた直美がクリニックへやって来た。

「影虎君、久しぶり！」

「やぁ直美ちゃん。元気そうだね」

「またうちの主人がお世話になるけどよろしくね」

「直美ちゃん、今日は一緒に参加するの？」

「ダメ？」

「もちろん大歓迎だよ。今日は**口コミ対策**をやるんだけど、**口コミ**を増やすといったら、やっぱ女性がポイントになるんだ。女性目線のコメントをどんどんもらうからさ。直美ちゃんは、学生の頃から交友関係広かったじゃない。それとうわさ好きで話し好きだったしさ。典型的な口コミ発生源だから、ヒアリング相手としては適任だよ」

「おしゃべりってはっきり言えばいいじゃない」

影虎と直美は、大学のゼミが同じクラスメイトだった。ゼミの同窓会で二人が再会した頃に、健一がちょうど開業を考えていた。そこで直美が健一に影虎を紹介したのがそもそもの縁であった。

「直美のおしゃべりは止まりませんから、影虎さん気にせずやりましょう」

「健一さんまでそんなこと言って！」

「まぁ、ご夫婦仲の良いことで」

影虎は直美へ、増収のための四つのプログラムについて簡単に説明した。さらにそのうちの一つ、**新規患者獲得プログラム**を考え進める際、前回やった**広告宣伝対策**と今回の**口コミ対策**に分けることが効率的であることを伝えた。

「院長、例の二つのグラフを出していただけますか」

健一は、ファイルから前回作成した『新規患者経路シェアグラフ』（176頁参照）と『新規患者経路動向グラフ』（177頁参照）を取り出して机に置いた。それらをのぞきこむ直美に健一が小声でグラフの読み方を説明した。聞き終わった直美が、影虎に尋ねた。

「影虎君、家族や友人、知人からの紹介割合が44パーセントって良い数字なの?」

「開業年数や立地、標榜科の特性で変わるから一概には言えないんだ。普通で40から60パーセントくらいかな。でも今は、割合じゃなくて数自体を増やすことが先決なんだよね」

「棒グラフを長くすればいいのね」

彼女のその独特な表現に、クスクス笑いながら健一が言った。

「清宮さん、このグラフにない10月以前から開業までの経路を集計してみたんです」

「前回、時間の関係でやれなかったところですか。で、どうでした?」

「**口コミ**患者ですが、だいたい開業して3カ月くらいして増え始めています。その後半年くらいでこのグラフにある10月頃の水準になっています」

「**口コミ**の自然発生期間はそんなもんでしょうね」

「悪い噂はあっという間なのにね」

「直美ちゃんね、噂話と**口コミ**の線引きはむずかしいけれど、区別して考えたほうがいいんだ。例えば、噂話には根拠がない。情報源もはっきりしていなくてもいい。だから噂する人には何の発言責任もない。つまり雑談の場が盛り上がればいいんだ。しかも他人の不幸は蜜の味っていうように、場が盛り上がるのは圧倒的に悪い噂のほう」

「だから悪い噂は、すぐに広がっちゃうのか」

「そうなんだ。一方**口コミ**っていうのは、体験談を元にした話なんだ。情報源もその本人か実際に体験した人の話だからそれなりの根拠がある」

「そうね。確かに噂話よりも信頼しちゃうわね。話を盛り上げるネタの噂と違って、**口コミ**は親切心から話をしちゃう。だからよけいに信じちゃうんだわ」

「直美は、さすが**口コミ**発生源だけあってよくわかっているな」

「何よ、騒音か何かの発生源みたいに言わないでよ」

ふくれっ面の直美を見て、笑いながら影虎が説明を続けた。

「**口コミ**には、親切心のほかにも人間の心理が働いていると思うんです。以前、なぜ人はおいしいラーメン屋を勧めたがるのか理由を考えてみたことがあるんです」

「面白そうですね。で、どんな結論に至ったんです？」

「結論なんて大げさなものではないのですが、人は知識をひけらかしたい欲求をもっていると思うんです。それと他人から感謝されたいし、信頼も得たいと思っているはずです。自分はおいしいラーメン屋を知っていて、紹介した人においしかったと言われれば嬉しいし、おいしいという情報は確かだったのであれば情報を通じて信頼される。あと良い情報を話してくれる人のほうが、悪い情報ばかり発信している人よりよっぽど信頼されるはずですし」

「そうね、悪い噂話ばかりしている人って、友達としてはちょっとって思うわね」

「ただ、**口コミ**伝いで悪いことも聞きますが」

健一の問い掛けに影虎は答えた。

「**口コミ**は実体験がベースですから、当然ネガティブな**口コミ**もあります。飲食店なら、まずい料理が出たとか接客が悪かったとかですよね。ただ、そうした**口コミ**については、そもそも自分たち側に問題があるのでそこを改善すればいい。つまり、自分でそこはコントロールできるんです」

「ということは、逆に良い**口コミ**の発生もコントロールできないですかね」

「意識的に**口コミ**が発生し、広がるようにすることは可能です。良い**口コミ**は、広がる速度、つまり伝播速度は良い噂に比べれば断然早いんです。経験則ですが、良い**口コミ**は数カ月程度ですが、一方良い噂には何年いや何十年という時間単位が必要です。よっぽど皆に信頼されていないと良い噂なんて発生しませんからね。だったら集患効果の高い良い情報を短期間で伝播させることができ、比較的コントロールも可能な**口コミ**を利用しない手はないでしょう」

「でも、どう利用すればいいかがわからないんです」

「もうご自身で一つの答えを出していらっしゃいます。1・・・100個・・・のアイ・デア・のなかに書いてありましたよ」

影虎の言葉に反応した健一は、記憶のなかから必死で探した。

「そうか。繁盛レストランのあれだ」

そう言って健一は一冊のノートを取り出し、あるページを開いた。そのページには、例のイタリアンレストランをモデルケースにして描いた**ＡＩＳ（ＣＥ）ＡＳ**と**タンジェントポイントの環**が描かれている。影虎が健一へそこから抽出した**タンジェントポイント**が何であったかを尋ねた。

「では順番に言っていきます。まず、直美が店の看板を見た。そういえば直美さ、この看板って**直媒体**か**鉄媒体**のどっち？」

「えっ、何媒体？」

「ごめん、知らなかったんだよな。えっと、つまり店の前に出ている看板なのか、道路脇にある看板なのか」

「道の脇にあるやつだったわ」

「ロードサインね。それと、**紙媒体**の紹介記事を見て、**電子媒体**のインターネットでホームページを検索、そして口コミサイトも閲覧したと」

「健一さんに言うの忘れていたんですけど、オーナーシェフのブログも閲覧したわ。あなたもブログを開設したらどうかしら？」

健一は、一つうなずき話を続けた。

「次は、無料サービス券。さすがに僕らクリニックに適用するにはひとひねり必要かな」

「そうよね。『初診の方のみ投薬部分の患者実費負担分をサービスします！』なんてできないわよ」

「**無料健康相談券**や**院内漢方講座招待券**を配ろうかな」

「自由診療でやっているメディカルフィットネスも**無料体験サービス券**なんか作ったら？　せっかく、りっぱな運動施設を作ったんだから活用しないと」

さらに直美は、ウォーターベッド型マッサージ器や干渉波治療器など、理学療法関連機器も積極的に患者へ開放しようと提案した。

「そういえば、友人とランチに行ったあと、夫婦同伴で行くとジェラートが無料になるクーポン券と手書き入りのハガキが私宛に送付されてきたのよね。お店自慢のイカ墨パスタをどうぞなんてね」

「そうそう。このハガキという**タンジェントポイント**が、直美から自分への口コミ発生の一つのカギだと思うんです。清宮さんどう思います？」

「同感です。ハガキもうまく活用すれば、**口コミ**を誘発させる効果的なツールになります。それに夫婦同伴ってところもポイントですね。医療に関する**口コミ**は、毎日顔を合わせる家族間で発生するケースが圧倒的に多いんです。体調面の変化は、家族同士が一番よくわかりますから。家族間での**口コミ**を増やすためのいいヒントを見つけましたね」

健一の調べた新規患者の経路集計結果をみても、家族からの紹介が新規患者経路で一番多くを占めている。そのことを聞いた直美が、再び提案してきた。

「**診察後の病状経過伺いハガキ**なんてだめかしら？」

「病状伺いなら、メールとか電話のほうが早くていいんじゃないか？」

直美は健一の言ったことに首を横に振った。

「確かに、緊急の場合や医療面で必要ならば、そうでしょうね。だからハガキは経過伺いだけにするの。ハガキを送ることで、患者タンジェントポイントを増やし、**口コミ**を発生させることになるんじゃないかな」

さらに持論を展開した。このハガキのような**物的証拠**があることで、**口コミ**をより誘発させるというのである。

「健一さんもそう思わない？　メールだと相手に見せにくいし、電話だったら手元に何もないじゃない。ハガキなら手元に残るのよ」

「でも、送られてきた患者さんは、不信に思ったり迷惑に思ったりしないかな？」

健一は、このようなビジネス的な発想に対してまだ抵抗感があるのだ。それを影虎も察知し二人の話に割って入ってきた。

「確かに商売の匂いを敏感に感じて、肯定的に受け取らない患者もなかにはいるでしょうね。でもそれが迷惑で来院しない人って、どれだけいらっしゃるでしょう。その内容は**経過伺い**で、自分のことを心配してくれているわけですから、好意的に受け止めてくださる患者のほうが多いんじゃないでしょうか」

「確かにそうかもしれないですが、ちょっとやりすぎの気もするんですよね…」

「目的が集患対策に偏り過ぎているから、少し抵抗を感じていらっしゃるんじゃないでしょうか」

「そんなこと言っている場合じゃないとは、わかっているんです。今は**医者**としてでなく**経営者**としての話ですから。でも…」

健一は、今のきびしい経営状況をわきまえずにこのようなことを言ってしまい、以前プライドを捨てろと言われたときのようにまた影虎から厳しい指摘があると思い目線を下げた。

「院長」

影虎が、言った。

「それでいいじゃないですか」

予想していなかった言葉に、健一は目線を戻し影虎の顔を見た。

「我々自身も、以前お話しした**手段の目的化**状態にならないようにしないと。そもそも、なぜ集患対策をやっているのかをもう一度考えてみましょうよ」

それを聞いて直美が口を挟んだ。

「影虎君、なぜって患者さんを増やさないとクリニックが立ちいかなくなるからでしょ」

「いや、それもあくまで手段であって、本来の目的はもっとあるんじゃないかな。ねえ、院長」

「はい。やっぱり僕は医者だから、患者さんのＱＯＬを向上させることが最終的な目的だと思っています。でも前提として経営を維持しなきゃいけないのもわかっています」

「健一さんがそんなこと言っているの久しぶりに聞いたわ。開業前にはそんな話をよくしてたわよね」

「そんなこともあったな。余裕がなくて、こういうこと考えられなくなっているんだよ。でも改めて考えると、まだその目的は何も果たしていないんだよな…。どっちにしろ、まずは患者さんに、クリニックに足を運んでもらわないと何も始まらないか」

「院長のおっしゃるとおりです。マーケティングの世界では、**良いものだからといって必ず売れるとは限らない**というのが常識なんです。いくら良いものでも、それを知ってもらい利用してもらわなければその良さもわからないですからね」

健一と直美がうなずくと、影虎はさらに続けた。

「ここで一度、整理してみましょう。最終的な目的が、患者のＱＯＬの向上ですよね。で、それを果たす手段として患者が集まるクリニックになる。そのための**口コミ対策**として病状経過伺いハガキを活用する。つまり、ハガキを受け取った患者さん自身のＱＯＬも向上して、それによって口コミも同時に広まる情報を送る。そう考えたらどうでしょうか」

「そうか。誰彼かまわず、風邪でも何でも病状経過伺いをするって考えていたから気が乗らなかったんだ。だけど、きちんと相手を選べばいいんですよね」

「そうよね。ちなみにどういう患者さんがいいのかな。健一さんって漢方も勉強しているでしょ。だったら、西洋薬って言えばいいのかしら。そういうのを処方した患者さんに対して経過伺いハガキを送ったらどうかしら。それで改善されていなければ別のアプローチもありますよって、お知らせすればいいんじゃない」

「おまえ、そう簡単に言うなよ。でも、確かにそういうケースに当てはまる患者さんもいるな。初診の場合で、病状が出ていれば西洋薬を処方することも多いし。定期的に来院する患者さんならば、経過も聞けるから漢方薬も適宜処方できるけど、それっきりの患者さんへはそれもできないもんな。そういう機会が増えれば、結果的にはＱＯＬの向上につながってくるよな」

「漢方が効いていると体験できた患者さんが増えれば、**口コミ**も増えると思うわ。院内漢方講座もお知らせしたら、もっと増えるかもしれないわよ」

「それだったら、すでに漢方を処方した患者さんでもいいね。誰かに紹介するとき、ハガキがあれば**口コミ**もしやすくなるし、家族や友人を連れてきてもらえるかもな」

「無料健康相談チケットもハガキに付けておきましょうよ。あっ、無料漢方相談のほうがいいわね。送付先を考えれば。——影虎君、どう思う?」

「とってもいいアイデアだよ。**口コミを増やす成功のカギは、体験の共有化がどれだけの人とできるか**なんだ。つまり、体験者が増えれば、それだけ口コミも増える。それと体験したことを知る機会を作るんだ。漢方講座も漢方に興味のある人や漢方体験者の集まりだから、この場でも共有化できる」

「講座後にアンケートを書いてもらったらどうかしら?」

「うん、それは必ずやるべきだよ。講座自体の感想や、自身の漢方に関する体験談など体験者の声を集めて、院内報や院内掲示板を使って閲覧できるようにする。これも**体験の共有化**の一つだよね」

「今の時代、インターネットも積極的に活用するべきだわ。ホームページに載せましょうよ、健一さん」

「そうだな。そういえば、先日来院したアトピー性皮膚炎の患者さんが、漢方でだいぶ改善されたと喜んでいたんだ。自分のブログでうちを宣伝してくれたらしいよ」

「私みたいな**口コミ発生源**ね。今度来院されたら、その患者さんに頼んでリンクを貼らせてもらいましょうよ」

「うん、聞いてみるよ。——でも清宮さん、ハガキってほかにもいろいろ活躍しそうですね」

「ええ、増収対策四つの視点のうちの**患者離反防止プログラム**と**来院頻度増加プログラム**でも重要なツールです。その話は後日しますから、続きをやりましょう」

それを聞いた健一が、繁盛レストランで得られた**タンジェントポイント**を再びあげ出した。

「直美の**口コミ**発生後、予約のために入れた電話がとても丁寧な対応だった。うちも見習わないとってことで、ここまでが**来院前カテゴリー**になります」

影虎は次の**来院カテゴリー**に話を移すよう、健一へ促した。

「このカテゴリーでは、院内の雰囲気作り、医院開業物語小冊子を繁盛レストランのケースから応用しようと思います。あとは、親しみのある接遇、そして良い医療。そこでの私つまり医師との会話。これは主訴以外に関することも含めるように意識したいと思います。さらに、レストランのトイレにあった、ご紹介チケット付きのポケットティッシュ。これは口コミ対策の一つに取り入れようと考えていたんです。ちょっと、これを見てもらえますか」

健一は、そういって小さく四つ折りされた紙を、机の引き出しから取り出して影虎へ渡した。（図表21）

「院長、ご自分で作られたんですか」

「ええ、受付や待合室に置いておこうと思って」

「健一さん、必要なら患者さんへ直接手渡ししてもいいんじゃないかしら」

図表21 口コミツール例

身近な方にお渡しください

お元気カード

あなたの元気度をチェックしてみましょう！

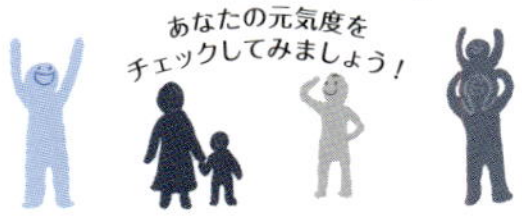

ご紹介者

＿＿＿＿＿＿＿＿＿＿＿＿様

※ご紹介者に、ウォーターベッド無料券を進呈いたします

●物理療法：
電気（干渉波）や水流（ウォーターベッド）を使ったマッサージです。気持ちよいですよ
※このカードご持参で無料体験できます

●お勧めのエクササイズ

メディカルフィットネス：
リハビリ室でマシーンを使った運動
※無料体験会あります

ウォーキング教室：
歩く基本を学べます（3,000円/1時間）
※このカードご持参で1,000円の割引！

※ご希望の方は無料漢方相談もお受けいただけます（漢方相談は要予約）

【ステップ1】
- □ 首・肩がはっている、または「こっているね」といわれる
- □ 頭が重い、すっきりしない
- □ めまい・ふわふわ感がある
- □ 立ちくらみしやすい
- □ 腰が痛い
- □ なんとなく体が重たい
- □ 疲れやすい
- □ 朝起きたとき体が重たい
- □ 熟睡感がない

【ステップ2】
- □ 舌（べら）の色が紫っぽい
- □ ストレスがあり緊張しやすい
- □ 手足の冷えがある
- □ 足がむくみやすい

チェックの数が
【ステップ1】に1個 → 物理療法をお勧めします
【ステップ1】に2〜3個 → 物理療法＋エクササイズをお勧めします

【ステップ1】に4個以上または
【ステップ1】に1個以上＋【ステップ2】に1個以上
→ 漢方療法をお勧めします

「そうだな。清宮さん、口コミのツールになりそうですかね」

「ええ、とてもよくできていますよ。表面には**紹介プログラム**がきちんと設計されているし」

直美は、影虎の言った**紹介プログラム**が何かを尋ねた。

影虎曰く、それは口コミを増やすプロモーション手段の一種だという。その内容は、すでにある製品やサービスを利用している既存客に対して、まず紹介プログラムを提案する。そしてそのプログラムの紹介を受けた人は、紹介を受けない人よりも優遇されて製品やサービスが利用できるようにしておく。さらに紹介した既存客も利用が確認されると何らかの特典を与える。そうして既存客、紹介者、製品・サービス提供者の三者全員がメリットを得られるのだと説明を受けた

「へぇー、考えたものね。裏面もあなたが考えたの？」

「まぁね。裏面は簡単な症状チェックにしてみたんだ」

「チェックの数で判定できるようになっているのね。いいアイデアだと思うわ。来院の動機付けになる患者さんもきっと出てくるわよ」

影虎も改善の余地はあることを話したうえで、この着眼点に対して良い評価を下した。

「清宮さん、繁盛レストランのケースもこのツールも、全部あの経営カンファで学んだことです。単なる事例を並べただけだと、自分のところに合わないこともあるんです。でも、**フレームワーク**を学んだおかげで、自分でも不思議なくらい応用がきくんですよね」

「経営や医療に素人な私でもこうやって話に入っていけるのも、**フレームワーク**っていうもののおかげかもね」

「直美ちゃん、そうなんだ。考えるきっかけと整理ができるでしょ。あと**口コミ**は日常誰でもやっていることだから、皆何かしら体験していることなんだ。だから、アイデアも出てくるでしょ。答え

図表22 口コミ対策プロット

Why?【なぜ】
なぜ口コミしようとするのか→目的、理由……

Who?【誰が】
誰が口コミ発生源なのか→ＯＬ、女性、男性、高齢者……

Where?【どこで】
どの場面で話すのか→家、職場、会合、サイト……

Whom?【誰に】
誰を相手に話すか→夫、妻、息子、友人、仕事仲間……

What?【何を】
どんなことを勧めるのか→主訴が改善された、人柄、雰囲気……

When?【いつ】
どんなことがきっかけで話すのか？→友人との会話、家族団らん……

How?【どのように】
どんな方法でメッセージを伝えているのか→口頭、インターネット、何かのツール……

は意外と身近なところに転がっているものだからね。もっと意識を高めておけば、日常のことをもっと深く掘り下げられるよ。そうやって、気付いたことはメモしておいてよね」

「わかったわ。**タンジェントポイントの環**や**AISAS**ね。それで、繁盛レストランのように**口コミ**発生体験や想像したことを当てはめていけばいいのね」

「その二つのフレームワークでもいいけど、もう一つ、**口コミ対策**を考えるときに役立つフレームワークがあるんだ」

影虎は、そう言って健一のノートの片隅にペンを走らせ、二人に説明を始めた。（図表22）

「**口コミ対策**というのは、繁盛レストランのケースのようにいろいろ組み合わさってより効果が増してきます。さっきの二つのフレームワークは、**口コミ**発生までのプロセスや前後関係を明らかにすることによって対策を考えるときに便利なはずです。喩えると映画の名セリフも前後のストーリーがあるからこそ、そのセリフが生きてくるんです」

「前後関係がなくてただセリフを聞かされてもピンとこないものね」

「ストーリーというものは結局、いろいろな場面がつながって完成されるものです。そして場面展開には全体のストーリーが進行するようにシナリオがある」

「つまり、影虎君が今書いたこれって、小説やシナリオを作るときに用いるプロットみたいなものね」

「直美ちゃん、**プロット**って言葉知ってるんだ。そう、まさにこれが**口コミ対策プロット**なんだ」

「実は高校生の頃ある作家に憧れて、小説の書き方を少しだけ習ったことがあるのよ」

「それ初耳だな」と健一は言った。「ところで直美、その**プロット**って何？」

「簡単にいえば筋書きかな。構成とも言うかしらね。ストーリーの冒頭から結末まで、それぞれの場面における登場人物の行動や心理、セリフなどを設定していくときに使うのよ」

「じゃあこれは**口コミ**が発生する瞬間を一つの場面と捉えて、その場面を設定していくための**フレームワーク**ってことなのかな」

「そうです院長。この**プロット**を活用することで、**口コミ**が発生する場面がイメージしやすくなるはずです。それを現実化または再現させるよう**口コミ対策**を考えていけばいいというわけです。――例として作家志望だった直美ちゃんにさっそくやってもらいましょう」

「もー、ちゃかさないでよ。で、何をやるの？」

「院長の作られたこの『お元気カード』が使われる場面を、**口コミ対策プロット**で考えてみてよ。

映画制作と同じでこれが正解というのはないから、自由な発想で具体的に設定していいからさ。ただ
さすがに映画じゃないから、ＳＦのような現実的離れしているようなのはダメ。では早速1行目の
『Why ?』からね」
影虎と直美の問答が始まった。
「まずは、この紹介ツールを誰かに渡す目的や理由よね。友人なら同じような症状をもった人に対
しての親切心だし、家族なら診察を受けてほしいからかな」
「直美ちゃんその調子。では2行目の『Who ?』は?」
「口コミ発生源よね? だったらやっぱり女性がいいかな。既婚女性にしよう」
「直美さ、もっと具体的に設定してみたら?」と健一が注文をつけた。「例えば痛みを主訴にした患
者さんがいいんじゃないかな。頭痛でもいいし、腰痛や関節痛でもいいや。そうそう、特に腰痛や関
節痛の原因は腰椎の変形とか軟骨がすり減っている場合が多いんだ。いわゆる骨の病気で病状が進行
してしまったら、整形外科的な処置が必要になるんだよ」
「だから?」
「だけど、根本的な治療じゃない。専門的な話は省くけど、その骨を支えている筋肉に着目し、そ
の筋肉をケアしていくために、漢方やリハビリを積極的に取り入れていくのがうちの治療方針なんだ」
「それで?」
「それがうちのウリなんだから、それでイメージをふくらましてみてよ」
直美がうなずくと、影虎は問答を再開させた。

「それじゃ続けるよ。３行目の『Where？』は？」

「じゃあ、家で」

「４行目の『Whom？』？」

「夫と娘」

「次の『What？』、つまり何を勧めるかね」

「健一さんに診てもらって頭痛や神経痛が改善されて勧めるんでしょ。もちろん健一さんの治療を勧めるのよ。院長の人柄の良さも入れておこう。これおまけね」

「直美、余計なことを言わないで集中しろ」と健一。

「６行目いきますよ。『When？』」

「これは家族と食事しているときに、夫や娘も同じような悩みをもっているって知ったときかな」

「最後、『How？』は？」

「そこでポケットティッシュをカバンから取り出して、お元気カードを家族に見せる。――影虎君、どうかしら？」

「いいんじゃないかな。たぶん、院長もお元気カードを作られるときには、『Who？』がイメージできていたんじゃありませんか？」

「今考えればそうですね。ただ、そのときはそこまで具体的ではありませんでした。でもこのように各項目について具体的に意識してイメージすれば、もっといろいろなツールも作れそうですね」

「健一さん、患者さんの主な症状別にカードを作ってもいいんじゃないかしら」

「おまえ、そう簡単に言うなよ。作るの大変なんだぞ」

「だったら、院内報もどんどん活用すればいいんじゃないの？　私、編集するわよ」

「直美ちゃん、それ早速やろうよ。その院内報には患者も登場してもらってよ」

「いいアイデアね。患者さん本人や家族も、知っている人が掲載されている院内報なら、関心を示すものね。口コミ発生のきっかけにもなりそうだわ」

「そうでしょ。ツールとして院内報を制作するなら、内容を考える前に、この**口コミ対策プロット**で場面設定をしたほうがいいよ」

「編集もやりやすくなるしね。さっそく、やってみるわね」

「よろしくね。――院長、いい奥さんおもちですね」

「ホント、感謝しなきゃ」

「では院長、僕はこれで帰ります。今日出てきたツールについて、リストにまとめておいてください。**口コミ・ツールミックス**っていって、これらのツールを他の対策でも複合的に利用していく際に使いますので」

「あら、影虎君帰っちゃうの？　例のイタリアンレストランにランチでも一緒に行こうと思ったんだけど」

「このあとも用事があるんだ」

「わかったわ。おいしいのに」

「残念だけど、また今度誘ってよ。では院長、**増収対策四つの視点**のうち**新規患者獲得プログラム**

について一通り話しました。そこで立てた対策については、やった分だけ新規患者数に反映されてくるはずです」

「下手な鉄砲も数打ちゃ当たりますよね」

「今の情報過多時代のマーケティングは、鉄砲手が下手だとそうそう当たらないものです。でも安心してください。院長は、この1、2週間で鉄砲の腕は相当上がっているはずですから」

「そうだといいんですが…。どっちにしても、今はそれを信じて鉄砲を撃ち続けるしかありませんね」

「この1カ月間は、これまで立てた対策に全力で取り組んでください。次回は、残り三つの視点の**患者離反防止プログラム**、**来院頻度増加プログラム**、**診療単価適正化プログラム**についてやりましょう」

そう言って、影虎は健一と直美に見送られて鈴の木クリニックをあとにした。

「あなた、レストラン行きましょうよ」

「俺にそんな余裕がないの知ってんだろ」

「マーケティングの勉強をまたやりに行くの。投資よ投資」

「何言ってるんだか。俺はまだ課題の続きをやろうと思っていたんだよな」

「医者の不養生にならないよう自身の健康管理にも配慮しなくっちゃ。最近あなた、ほとんど寝てないんだから、少しはおいしいものを食べてリラックスしたほうがいいわ」

「調子いいこと言って。ただ単におまえがレストラン行きたいだけだろ」

「えっ、わかった？」

「そりゃそうだ。だって、レストラン行っても俺の睡眠不足は解消できないもん」

「だったら私が払うわよ」

「だったら行こう。でも行くなら今夜にしようよ。空いているかわからないけどさ」

「やったね。さっそく、電話して聞いてみるわ」

「うん、それまでまだ時間があるから課題の続きやろうぜ」

春らしい暖かい日曜日の昼下がり、再び二人は院内へ戻っていった。

●経営メモランダム――プロセスをマネジメントしてこその成果

第3章「成功へのシナリオ」では、大阪での**経営カンファ**の翌日から始まった**タンジェントポイント**100個の抽出作業のシーンに始まり、影虎の収支計画やレセプト分析作業、新規患者獲得プログラムの策定へと展開していった。その間の時間進行は、日曜日から翌日曜日の1週間とプラス1日だ。

実際には、もう少し時間を使いクライアントと膝を付き合わせながらじっくりと進めていく（鈴の木クリニックのような危機的状況になれば話は別だが）。ただし、じっくりといってものんびりやるわけではない。しっかりとやる。ところがしっかりやっていると、それが回りくどいと感じるクライアントもいる。思いついたことから、どんどん進めようと言われることもある。

段取り八分

この猪突猛進の経営は別に否定しない。ある院長は、考えている暇があったら体を動かせとスタッフを叱咤する。経営者一人の判断で動く小さな組織であれば、これはこれで一つの成果を出すやり方だ。

一方、**段取り八分**という言葉もある。仕事の成果は段取りで8割方決まってしまうという意味である。それだけ物事を始めるときには、しっかりとした計画や準備が必要だということを説いている。特に、経営者や知的生産性を求められる仕事に就いている人には、重要なことだと思う。

コンサルタントであり、また経営者でもある筆者は、**段取り八分**を選択する場合が多い。特にコンサルタントとしての自分は、**段取り八分**に徹する。経営課題は多岐にわたる。一つの課題だけでも、さらに細かくやるべきことが分かれていく。この〝**集患**〟という経営課題一つだけをとってみても、様々なことを考えたうえで実行していかなければならないことは、容易に理解できるはずだ。本篇中でも引用したが、『人に魚を与えれば一日食べさせることができる。だが魚釣りを教えれば一生食べさせることができる』という老子の言葉がある。最終的に対策を実行に移すのは、クライアント自身である。だからこそ、その段取りをしっかりとやることを理解していただく。その過程を経てもらうことで、経営課題に対する思考が鍛えられるのだ。そうなれば解決策について自分なりの仮説設定も徐々にできるようになってくる。また、応用力も付き始める。

気になっている読者もいるかもしれないが、健一が考えた100個の**タンジェントポイント**のすべての内容は、本書には載せていない。別にもったいぶって載せなかったのではない。解を見せると思考が停止してしまうと考えてのことである。特に**タンジェントポイント戦略**を展開するにあたって、この知恵を絞るという段取りの一過程が、当戦略思考を鍛えるということにおいて、何よりも重要だと筆者は考えている。

本篇中に、**鉄媒体**（街中の看板）を**タンジェントポイント**として活用しようとするくだりがある。既存患者の住所を調べ、地図上にマッピングし、患者の分布を俯瞰する。そしてその地勢、文化圏、鉄道や道路などのアクセス性、渋滞の有無、競合関係などについての現地調査、さらに費用対効果や広告会社との設置交渉にまで段取りは及ぶ。そのうえで、他の新規患者獲得対策との関連付けや、相乗効果も考慮して最終的な意思決定を下す。もちろん我々コンサルタントが下すのではない。クライアントが下すのである。だからこそ、その思考を鍛えていただくのだ。

健一の書いたメモは載せていないとはいえ、本篇には多数の**タンジェントポイント**や具体的な対策事例が詰め込まれている。そして、思考を鍛える一過程が描かれている。それを参考に、**タンジェントポイント戦略**を実行したいと思ったならば、影虎の出した100個の課題に自ら取り組んでいただきたい。一方、本篇は、健一たちから出てくる数々の対策を、詳細な実施計画にまで落とし込んでいく作業プロセスはあえて割愛している。これは本篇の展開や連続性をより重視したための演出だが、実際の現場では、実行計画も同時に策定していく。要するに、言いっぱなし、やりっぱなしが絶対にないようにするためのマネジメントが必要になってくる。

終わりよければすべてよし!?

実行計画を策定して、そこで初めて段取りが終わる。とはいっても、あくまで8割が終わっただけで、残りの2割が残っている。

『終わりよければすべてよし』という言葉もあるように残りの2割も非常に大事だ。マーケティングは不確実なことが多い。コントロールできない要素も多く含まれているからだ。だからこそ、段取り以降のプロセスをマネジメントすることも、成果につなげるためには必要なのだ。

不確実性の高いマーケティングだからこそ、連発することでより確実性を上げていく。連発といっても数発ではない。何十発、時には何百発にも及ぶ。このような膨大な数ともなれば、記憶に頼っていてはいくら

図表23　R/PDCAサイクル

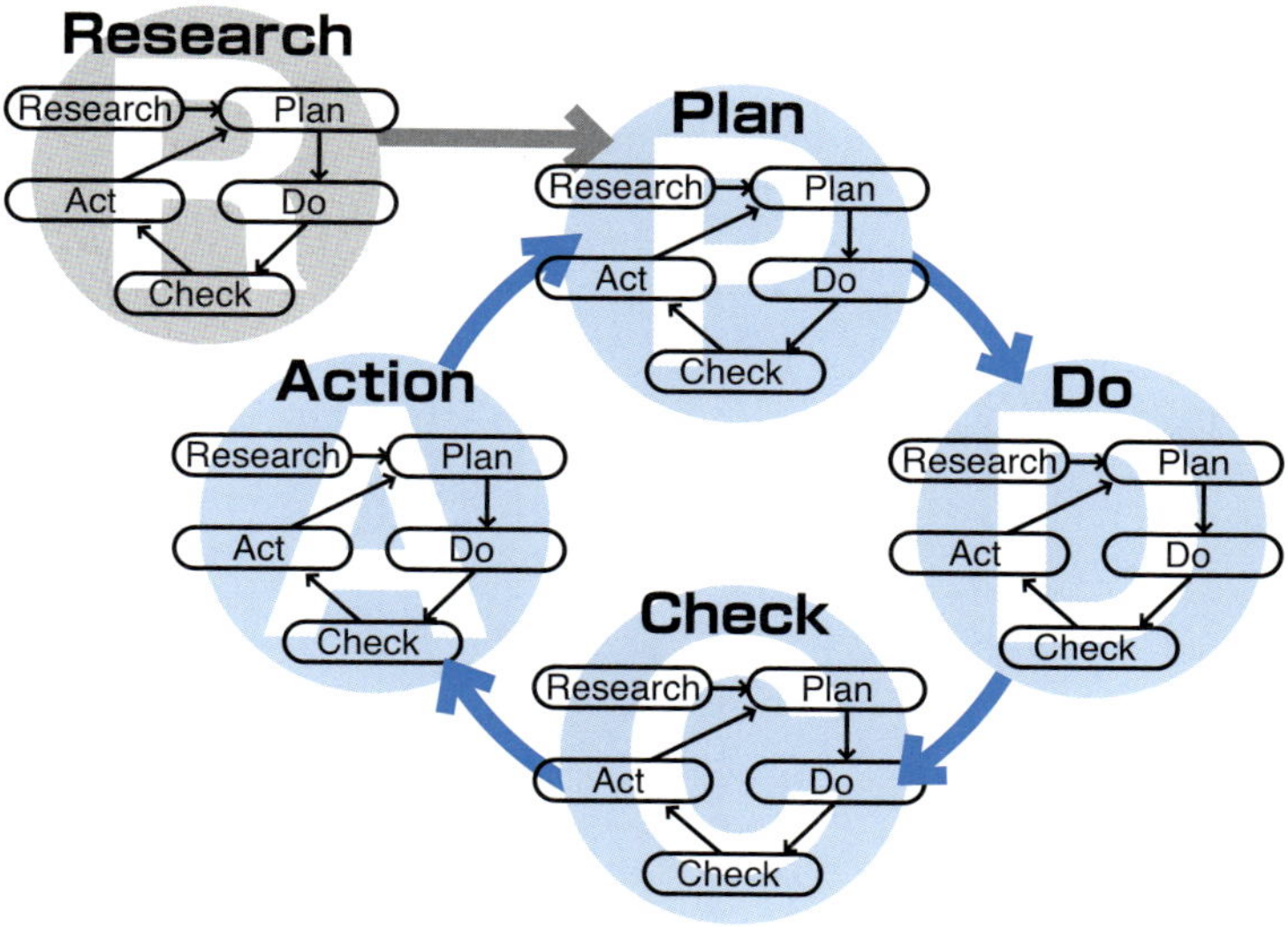

How much?（いくら投資するか）

Who?（誰がやるか）

When?（いつからいつまでに実行するか）

担当者	予算	目標（結果）	スケジュール ●月	●月	●月	●月	●月	備考
院長	●円							
院長								
直美								
院長								
直美								
直美	●円	参加者20名以上（　）						
清宮								
直美								
スタッフ								
院長	●円							
院長								
院長								
直美								
清宮								
清宮								
全員						●		
直美						●		
清宮								
スタッフ								

頭が良くても限界がくる。

そこでマネジメントを行う。

そのマネジメントにも**フレームワーク**がある。**PDCAサイクル**である。計画（Plan）、実行（Do）、評価（Check）、改善（Act）のプロセスを順に経ていき、それを継続的に繰り返していく。

筆者は、そこにさらに、調査（Research）を組み込み、Rを最初に付けて**R／PDCAサイクル**（図表23）と呼んで実践している（図では各プロセス内にも同様のサイクルがある。それは、計画を立てる際にも、そのための計画がまた必要であることを意味している）。

猪突猛進型でなく**段取り八分型**で何かを実施するには、必ず

図表24　**プロセスマネジメント・シート**

対策番号	対策&目的化	ターゲティング	手順	
P001	漢方講座の開催 目的：新規患者獲得のための認知度向上	頭痛に悩む●地区に住む見込み患者	新聞広告	企画
				段取り
				デザイン構成
				広告掲載
				記事化
			チラシ配布	作成
				配布先の選定
				交渉&配布
				回収
			運営管理	受付・運営（役割分担）
				準備リスト作成
				配布資料の選定
				アンケート作成
				講座内容の作成
				申込処理
			開催とフォローアップ	開催
				アンケート回収
				参加者へのフォロー対策
				フォローハガキ送付

What?（何をやるか）
Why?（何のためか）

Whom?（誰に向けて）
Where?（どこに向けて）

How to?（どうやって）

この**R／PDCAサイクル**というフレームワークによるマネジメントが必要となる。

その際に我々が利用するプロセスマネジメント・シートという管理表がある（図表24）。実際のコンサルティングでは、段取りのシメの作業として、すべての対策についてこのシートを作成する。ミニキャンプと称して、スタッフ全員が集中的に泊まり込んで作成する場合もある。これは、**6W2H**と言われる**フレームワーク**を応用したものだ。本篇内でも、口コミ対策プロットとして利用されている（本篇では6W1H）。

これができれば、まさにあとはやるだけとなる。ただ、やるだけといっても実行するDだけでは終わらない。CとAが後に続き、言いっぱなし、やりっぱなしを防ぐのである。

"集患"のためのモニタリング法

仕事の良し悪しが段取りで8割方決まるのであれば、マネジメントの良し悪しを左右するのはCの評価と言える。これを読んでいただいている読者が医師であるならば、どの仕事に就いている人よりもこの必要性がわかるはずである。

R／PDCAを治療のプロセスに置き換えればわかりやすいだろう。まずは、R、つまり医療面接（いわゆる問診）と身体診察（バイタルサインのチェックや視診、触診、打診、聴診等）によって病気を絞り込み検査をする。そして病気を特定し最終診断となる。次にPの治療方針を立てて、Dの治療に移る。それで終わりではない。治療の有効性を判断するために検査をするはずである。それがCの評価である。

例えばレントゲンで肺炎が見つかった。最初の血液検査で白血球が非常に多いことがわかる。そこで抗菌薬を患者へ投与する。何日か後に再び血液検査をして、白血球の数が下がっていることを確認した。それは抗菌薬によって病原菌による肺の炎症が治まってきていること意味し、治療の効果を測っているのだ。

薬の効果が出てくる期間などもあるので一概には言えないが、Cまでの間隔が短いほど異常値が出たときの対処は早くなる。逆に異常値が出なかったなら、違う原因なのかもしれない。ということは、Cまでの期間はある意味、病状を進行させていたとも言えるのだ。

つまりＣという評価プロセスは、常時観察できることが理想である。ジャンボジェット機のコックピットにも多くの計器類が付いているが（最近のはモニターで集約されていて少ないようだが）、それは何か異常があればすぐにわかるシクミなのである。そのようなモニタリング法を、常時でなくても、コストや手間を考えたうえで一番短い間隔で行うためのシクミを経営に導入していくことを強くお勧めする。

さて、この評価プロセスの手法の一つとして、新規患者数＆患者数（図表25上グラフ）と診療単価（図表25下グラフ）についてのモニタリング法の例を取り上げよう。

図上のグラフは、縦軸が累積患者数、横軸は日付となる。折れ線グラフは実線がその日までの累積患者数で、点線が目標ラインとなる。毎日何人の患者が来院したかを記録し線を引いていく（最近はパソコンを使えば自動的にグラフが作成されるから面倒なことではない）。線が点線よりも上にあれば目標をその日時点で超えていることが容易にわかる。逆もまた同じだ。この図は延べ来院患者数だが、新規患者数に置き換えれば、同様にモニタリングできる。

図下のグラフは、縦軸が診療単価、同様に横軸が日付となり、適正単価、イエロー（黄色信号）、レッド（赤信号）の三つのゾーンに色分けしている。そして二つの実線があり、当日平均診療単価とその日までの平均診療単価を示していて、診療単価のモニタリングが可能となる。

このグラフにより、月末にならなくても目標とのギャップがモニタリングできるようになる。あと何人足りないか、あるいは適正の診療単価が維持できているかがすぐに判断でき、それだけ早く対応できるのだ。

以前「計るだけダイエット」というダイエット法が流行ったことがある。まさに体重計に乗り自分の

図表25　集患のためのモニタリング法

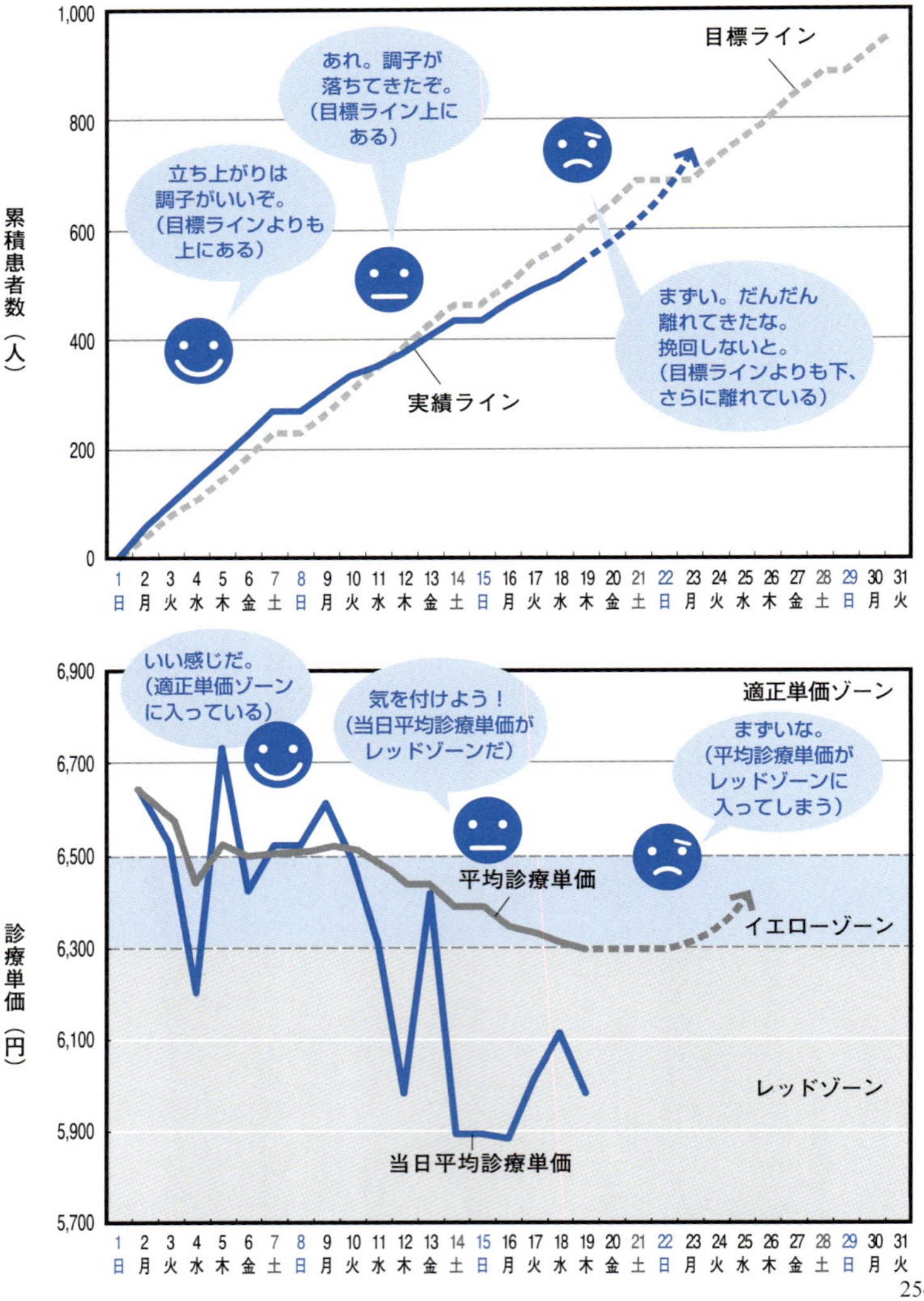

体重を計るだけのダイエットである。それだけといっても守るべきルールがある。毎日朝晩必ず計る。必ず記録を付ける。それと最低100グラムまで測定可能な体重計を使う。これだけだが、効果が出てくるのだ。たくさん食べてしまえば翌日必ず体重が増える、ちょっと我慢したり汗を流したりすれば減る。100グラム単位まで毎日記録し微妙な変化をモニタリングすることが、行動変容につながるのである。増えれば我慢しようと思う。減ってくればもっと減らそうとより頑張るのである。

患者数と診療単価のモニタリングは、それと同じ人間の心理を利用したものなのだ。スタッフ全員と共有して、「計るだけ〝**集患**〟」くらいだけからでも始めてみてはいかがだろうか。

第4章

増収への狼煙

成功の鍵が何かは知らないが、失敗の鍵は、万人を喜ばせようとすることだ。

ビル・コスビー（米国人気コメディアン）

倒産の危機

1カ月が過ぎた。5月下旬にしては夏を思わせるような蒸し暑い雨の夜、影虎が再び鈴の木クリニックを訪れた。今日の影虎は、艶っぽいハリのあるダークスーツで身を包んでいる。胸元の赤いネクタイがいつも以上に映えていた。

「清宮さん、こんばんは。赤いネクタイが素敵ですね」

「ありがとうございます。色彩心理学によると、赤色からは情熱、活気、再生、改革などを連想するそうなんです。今の鈴の木クリニックにぴったりのイメージでしょ」

「ええ、清宮さんのそのメッセージはしっかりと受け取りました。ただ、資金繰りに関しても今日のネクタイ色です。赤信号が灯っています」

「つまり、返済保留の審査が通らなかったんですか?」

4月に行った影虎の収支シミュレーションによって、このまま患者も増えず何も資金繰り対策を打たなければ、鈴の木クリニックは残り3カ月つまり7月で倒産することが示されていた。そこで健一は、影虎のアドバイスによって借入金の元金部分について返済保留を銀行と交渉していたのだった。

「いえ。ただ、主張した5月はさすがに急すぎて承認が下りませんでした。それでも、6月から1年間の承認はいただけました。でも5月分は返済しないといけないので資金繰りがとてもきびしくなりました」

「とりあえず保留はできるので、最悪の結果は免れたじゃないですか」

不安そうな顔をしている健一の隣で、影虎は資金繰り計画を見直すために、すぐさまパソコンを取り出してキーボードをたたき始めた。しばらくして影虎はパソコンの画面から顔を上げた。その表情はきびしいものだった。

「院長、6月から返済保留になったとしても患者数や診療単価の水準が4月のままでいくと8月で倒産です。先日の収支計画表どおりに患者数や単価を増やしても9月までしか資金は持ちません」

「銀行からの資金調達はもう限界です。もうサラ金に手を出すしかありませんか？」

「ここは医療機器のリース会社か薬の卸会社へ相談してみましょう。6月から4カ月間の月30万円分の支払いを待ってもらうんです。全額分で了解をもらえればもちろんいいですが、支払い先の心証を考えると全額より了解を得やすいと思います。収入が増えてきたら、4カ月間の保留期間後から月10万円ずつ分割返済するんです。それなら資金繰りは何とかなります」

「この危機を乗り越えられますかね？」

「あくまで計画した**一日平均患者数**と**診療単価**それぞれの目標をクリアすることが前提ですから、まだ何とも言えません。ちなみに今月の目標16人と6２００円は達成できそうですか？」

「先週末の時点で一日平均15・8人です。ただ、月の後半で**新規患者数**が伸びてきているので16人をクリアできるかもしれません。診療単価も、新規の初診患者さんが増えているのでクリアできると思います」

健一のその言葉にきびしかった影虎の表情も少し和らいだ。

「それだったら、この危機は絶対乗り越えられますよ！」

増収への狼煙

健一はこの1カ月間1日も休みを取らず寝る間を惜しんで、影虎からのアドバイスを真摯に受け止めて集患対策に勤しんできた。健一の心のなかにあるコンサルタントへの偏見が完全に払しょくされたわけではないが、もうそんなことは心のどこかに置き去りにされている。それくらい前向きに、目の前の一つひとつのことに心血を注いでいた。

「清宮さん、まず改善した**直媒体**をチェックしてもらえますか」

そう言って健一は、影虎を雨の降る院外へ連れ出した。すぐに影虎の目に留まったのがポール看板である。建物と同化していて目立たなかったえんじ色から、橙色に変更しとても映えている。といっても外観の雰囲気は損なわれないよう、うまく淡い色の配色が施されている。その表示もクリニック名から標榜科に変更されており、何をしているところであるのか容易に認識できるようになった。

また、そのポールの下部にはクリニック案内を入れておくボックスが括り付けられ、診療方針を掲げたスタンド看板もスタッフ全員の写真入りで設置されている。さらに、通り側に向けて窓に院内の運動施設や各種機器等の写真が整然と貼り付けられていた。これによって、通行人に標榜科や特徴が伝わりやすい外観に改善された。

「院長、**直媒体**対策はばっちりです。**鉄媒体**対策はどこまで進みました？」

「駅向こうのＦ地区に設置予定のロードサインは、すでに設置してもらいました。地主さんと交渉中だった他の２カ所も来週設置できます。電柱看板は今週設置してくれるそうです」

「そちらも、順調に計画が進行しているようですね。二度目の内覧会はいかがでした？」

「計画を前倒しにして強行日程で開催しちゃいました。名称は医師会の日も少し気になったので、『鈴の木クリニック健康祭り』にしました。他に**紙媒体対策**や**口コミ対策**も直美やスタッフに手伝ってもらって、取り掛かっています」

「早速**経路分析**を通して、対策効果のほどをチェックしていきましょうか」

「指示どおりに毎週経路別に集計しています。問診票も何で当院を知ったかを尋ねる欄を最初に移動しました。おかげで皆さん書いてくれるようになりました」

健一は影虎へ、その集計結果表を渡した。５月最終週分は集計には含まれていないが、それにもかかわらず４月と比べて急増している経路があった。『クリニックの前を通って知った』、『新聞・チラシ』、そして『その他』である。その数、実に前月比６倍を超えそうな伸びを示している。健一は満足そうに影虎に言った。

「おかげさまで**直媒体**対策は効果てき面でした。この『クリニックの前を通って知った』という欄にチェックする患者さんは、ここ数カ月は月３、４人でした。今月は１週間を残してすでに８人もいるんです。この経路は立地が良くないのでこの項目からはもう増えないと諦めていましたが、結局機会ロスしていたことを思い知らされました」

「今クリニックの前を通る近隣住民の頭のなかにどんどん印象付けられていますから、これからも増えてくるはずです」

「『新聞・チラシ』、『その他』も増えているでしょ。例の二度目の内覧会の告知効果とイベント効果です」

健一は、イベントの告知のためにポスティングを実施した。鈴の木クリニックがあるD地区を中心に3000部を配布している。通常駅前で配られているようなサイズより少し大きめのポケットティッシュを購入し、チラシ制作や印刷、そしてティッシュへの折込みまではスタッフ総出で行い、ポスティング作業だけ業者へ依頼した。

「ちなみに単価は、一件当たり30円くらいです。それと既存患者さんへも、そのチラシを手渡しています」

「チラシ以外には何か告知されました？」

「コミュニティペーパーの情報欄にイベントのことが載っています。直美の友人がそこにちょうど勤めていて、告知をお願いしました。開催当日も直美の友人が来て、記事に使う写真を撮っていきました。来週号に載るそうです」

「よかったですね。ところでこの『その他』の数には、内覧会参加をきっかけに来院された患者が入っているんでしょうか？」

健一はそこを指摘され苦笑いした。**新規患者獲得プログラムによって新たにタンジェントポイント**

を増やしたときには、必ず経路項目を追加しておくように、影虎から念を押されていたからだ。影虎は健一へR／PDCAサイクルにおけるC（評価）の重要性※について説明した後、話を集患対策へ戻した。

※「経営メモランダム――プロセスをマネジメントしてこその成果」（246頁参照）。

「ところで、例の院長のコラム掲載の件はいかがでした？」

「ちょうど、先方の編集会議で医療や健康をテーマにしたページを企画していたところだったようで、前向きに検討してもらえそうです。例の6月開催で進めている『温泉施設で健康教室』の有料広告掲載を一緒に打診したのもよかったかもしれませんね」

「こちらから要求するばかりではね。やっぱりお互い様が一番ですよ」

「本当に。おかげでこちらからの要望もいろいろ言いやすくなりました。お互い様で言えば、その共催する温泉施設と掲載料を折半することになりました」

集客できれば、施設側も健一側もお互いに広告を出すメリットがある。それを踏まえたうえで施設側へ健一自らが交渉して、そのコストを下げることができた。

「院長、ほかの経路についても何か反響がありましたか？」

「口コミ経路からも、まだわずかですが増えています。**口コミ対策**として病状経過伺いハガキを送ろうと思って、まずは試しに西洋薬から漢方薬へ切り替えた患者さんを5人だけ抽出してハガキを送ってみたんです。そうしたらそのうち一人の患者さんが、さっそく自分の娘さんを連れてきてくれたんです」

「幸先いいですね」

「清宮さんから、**口コミ対策**は効果が出るまで時間がかかると聞いていたので、その反響の早さにびっくりしました。でも何だかとても嬉しかった。味をしめて、当院の患者さんへ送る漢方講座の告知ハガキも、今までよりも多く配っちゃいました。もちろん予定どおり今回から無料漢方相談券を付けています」

「**口コミ対策**といえば、待合室に院内報が掲示されて、配布用としても受付のところに置かれていましたね」

「直美が編集してくれたんです。二度目の内覧会や漢方講座のことをネタにしてもらいました。地域密着のクリニックというイメージをもっていただけるよう、参加者の感想や顔をふんだんに載せるようにしてもらったんです」

「院内報へ載ることは了解済ですか？」

「もちろんです。それと参加者アンケートも書いてもらいました。その際、こちらからの情報発信は了承済みですので、まずはこの院内報を送付しようと思っています」

「とてもいい**口コミ・ツール**になりますよ。そういえば、受付や洗面所に『お元気カード』が入ったポケットティッシュも設置されていましたよね。ああいうちょっとしたことの積み重ねで、じわじわと効果が出てくるんです」

「そうだといいです。ああ、そういえばまだ反響はありませんが、ブログも立ち上げました。まずは2日に一度のペースで更新し始めています」

図表26　4月、5月の対比

	新規患者数	1日平均患者数	診療単価	平均来院回数
4月（実績）	42人	13.3人	6,128円	1.69回
5月（予想）	65人	16.1人	6,213円	1.55回

「**院長やスタッフの皆さんの人柄が出るような日常の出来事を、画像付きで更新していってください**。それもなるべく簡単に」

「ええ、そうしています。しかもスタッフと交代でやることにしました。結局、そうしないと続かないでしょうから」

その後も健一は、この1カ月間に行った他の対策やその反響について影虎へこと細かく報告し、それに対して影虎もアドバイスを重ねていった。そのやり取りが一段落したのち、影虎は4月の実績値と5月の予想数値を書き並べた。（図表26）

「院長のおっしゃるとおり5月目標はクリアしそうですね」

「ただちょっと気になる点がありまして。**平均来院回数**が下がっているんです。清宮さんのアドバイスどおりに**次回の来院予約の徹底とキャンセル患者へのフォローをやってはいる**んですが、なかなか数字に表れてくれません」

「現時点ではそれほど気になさらないでください。新規患者が、対策効果によって月の後半で増えています。その患者がまだ戻っていないからでしょう。とにかく、5月目標クリアという事実があるんです。鈴の木クリニックは、増収への狼煙を上げたんですよ」

影虎も健一もその数字から確かな手ごたえを感じ取り、自然と二人は目を合わせ、お互いに力強くうなずいた。

患者を平等に扱うべからず!?

影虎は健一に、増収対策4つの視点のうち、残り3つの視点である**患者離反防止プログラム**、**来院頻度増加プログラム**、**診療単価適正化プログラム**が本日のテーマだと告げた。そして、この3つの視点には、ある共通する視点が重要だと指摘した。「収入を因数分解した来院回数と診療単価に由来したことですね」

「実はそれだけではない別の関係性があるんです。確かにレセプト分析や平均患者数の目標達成シミュレーションの際には、収入増加という視点で説明しました。これからは、**患者ロイヤリティ**の向上という新たな視点をもつようにしてほしいんです」

初めて聞いたその言葉の意味がわからず、健一は聞き返した。

「まず**Loyalty**とは忠誠心とか愛着心という意味です。患者の愛着心と言ったほうが意味的に近いかもしれません。いうなれば、『受診するなら〇〇先生のところ』と思う患者の心理度合いなんです」

健一は、鈴の木クリニックにも自称ファンという患者がいることを伝えた。

「しかし、いきなりファンになったわけじゃありませんよね」

影虎が尋ねると、健一は小さくうなずいて言った。

「開院当初からの患者さんなんですが、最初は数カ月に1回フラッと来院されていたのです。あるときに僕の処方した漢方が効いたことで、それからはちょっとした症状でも先生先生と言って来院してくださるようになりました」

「そういった患者は、他の患者も引っぱってきてくれたんじゃありませんか」

「今は、その患者さんの家族全員を当院で診ています。ほかにもいろいろ紹介していただいています。そういった患者さんが増えれば増えるほど医師としては純粋にうれしいですし、経営的にも楽になるんですよね」

影虎はその言葉に大きく相槌を打ちこう言った。

「ですから、**患者ロイヤリティ**の向上が大切なんです。とはいえ、いきなりファンになってくれるわけじゃないので、**ファンになりそうな患者を絞り込んで患者のニーズに応えていく**ようにするのです」

「お言葉ですが、患者さんを絞り込むなんてことはできませんよ。患者さんは皆平等なんですから」

健一の反論に、影虎も言葉を返してきた。

「いいえ、平等に扱うべきじゃありませんよ」

「えっ、まさか清宮さんの口からそんな言葉が出るとは思いませんでした。ちょっとそんな考え方は軽蔑します」

健一は少し強い口調でそう言った。「もう少し話を聞いてください」と、落ち着いた声で影虎は言った。「では院長に一つ質問させてもらえますか。一般論でいいのでその質問に答えてください」

「どうぞ」

「一般企業は、顧客に対して皆平等に扱っているでしょうか？」

「はい」

「不正解です。顧客は平等に扱われていないが正解です」

「またそんなことを言って。僕は差別なんか受けたことはありませんよ。仮にそんなことがあったら大問題じゃないですか」

「当たり前です。**差別**なんか絶対ダメですよ。そうじゃなくて、**区別**されて扱われているんです」

「区別でも一緒じゃないですか」

「そんなことありませんよ。差別とは人種差別のようなときに使う言葉で、何か正当な理由がないのにもかかわらず、劣ったものとして不当に差をつけて扱うという意味があるんです」

それについて健一も理解を示してこう言った。

「人種区別って言葉が仮にあったとしても、確かに差別のようなネガティブな意味は感じませんね。だけど僕自身客として区別して扱われたことなんてありませんよ」

「それは感じていないだけです。例えば、院長の行きつけの店とかありますか？」

「例のイタリアンレストランがそうかな。最近は安いランチタイムをねらって、週1で通っています」

「そうすると常連客というわけですね」

「まあ、そうですね。ですから、ランチで混んでいても優先的に決まった窓際の席を用意してもらえますよ。…あっ」

「ねっ、レストラン側は常連客としてしっかり院長のことを区別しているじゃありませんか」

その言葉に健一は合点がいってうなずいた。影虎はさらに続けた。

「典型的な例は、老舗デパートには必ずある外商サービスです」

「お店に行けばお付きの人が一緒に店内を回ってくれて、購入商品は自宅へ届けてくれる、お金持ちの人たちご用達のサービスでしたよね」

「ただし、いくらお金持ちでも一見客ではダメなんです。常連客じゃないといけません。つまり、購入総額だけでなく購入頻度も高い客が対象なんです。お帳場っていうつけ払いもサービスにありますから」

確かにつけ払いは、顧客と店の間に信頼関係がないとできない。いずれにせよ大なり小なり、ある基準によって客が区別して扱われている。そう思った健一の胸に影虎の話がストンと落ちた。影虎の話は続いた。

「デパートではそういった常連客に対して、重点的にプロモーションを仕掛けるんです。両者にはそもそも信頼関係があり実績もありますから、一見客へプロモーションを仕掛けるより効果的なんですよね」

「確かに顧客が何百人、何千人、場合によっては何万人といたら、そりゃあ全員を平等には扱えっこありませんよね」

「だからこそ、顧客を区別して重点管理をしていくという発想が必要になってきます。経営資源を効率的に配分して最大の利益を得ようと日々企業努力しているんですよ。ただ、区別のやり方は業種、業態、業界により様々です。そこで今回は**ＲＦＭ分析**という手法をご紹介します」

また健一の知らない用語が、影虎の口から飛び出してきた。

「簡単にいえば、誰が常連さんで誰が一見さんかを区別する方法です。院長行きつけのレストランでは、なぜ常連客扱いなんだと思います？」

「何回も利用しているからでしょ。僕は今クリニックがこんな状況なのでランチだけの利用なのですが、直美は仕事の打ち上げや、接待にも使っているらしいんですよ。鈴木家を通してみたら結構お金を落としているんじゃないでしょうか」

「**利用頻度**と**消費額**が高いですね。確かにその点も重要ですが、ロイヤリティの度合いを測るうえで重要な要素はもう一つあります。それは、**最後に利用した日**です。レストラン側からすれば、最近よく来店される院長家族のほうが過去に来店していた客よりも店の記憶がしっかり残っていて、**再度来店する可能性が高い良い客**と判断します」

確かに頻度が高かったとしても、１年前から一度も来店していなければ、すでにロイヤリティが低くなってファンではなくなっている客である。そう健一は理解して、影虎の話に耳を傾けた。

「ロイヤリティの高いファン化した客でも、味に飽きたり、店側から不愉快な対応をされたりするなど、何らかの原因でその店から心が離れてしまいます」

「でも店側も１人や２人を相手にしているわけじゃないでしょ。まぁ常連客ならば区別はできるでしょうが、それ以外は区別できないでしょうね」

健一のその言葉に影虎は首を横に振った。

「常連客以外も、さらに細かく客を区別することは可能です。その際、**最新利用日**、**利用頻度**、そして**消費額**の三要素を用いてロイヤリティ度合いを測るのですが、それが**ＲＦＭ分析**なんです」そして話をしながら書きあげたメモを健一へ渡した。（図表27）

「なるほど、三つの頭文字からとって**ＲＦＭ分析**か。でも私たちのような医療機関でもこれを利用できるんですか？」

「もちろんです。レストランに対する客のロイヤリティも医療機関に対する患者のロイヤリティも、基本的な考え方は同じですからね。**患者ロイヤリティ**をモデル化した図があるのでこれを見てもらえますか」（図表28）

影虎は、縦軸の『最新来院日（Ｒ）』と横軸の『来院頻度（Ｆ）』の組合せによって表した、**患者ロイヤリティ・セグメンテーションモデル**を健一へ示した。『購買金額（Ｍ）』であるレセプト総点数は、三次元表示になり見にくくなるため省いていたが、それでも**患者ロイヤリティ**度合いの区別は十分に可能だという影虎の判断でもあった。

影虎は、図の見方を説明した。ＲやＦの1から5の各ランクの数値については、開業年数、標榜科や専門性、地域などの諸条件を考慮して、医療機関ごとに設定していた。今回も鈴の木クリニックに合わせて、影虎がこの数値をあらかじめ定めていた。

影虎が、図の縦軸を指差して言った。

「図の下、つまり**Ｒのランクが低いセグメントに属する患者ほど離反の可能性が高くなります**」

続けて、図の横軸に指先を移して言った。

「図の右、つまり**Ｆのランクが低いほどクリニックとの関係性が薄い患者です**。患者が集

図表27　RFM の定義

- R（Recency）　：最新購買（利用）日
- F（Frequency）：購買（利用）頻度
- M（Monetary）　：購買（消費）金額

図表28　患者ロイヤリティ・セグメンテーションモデル

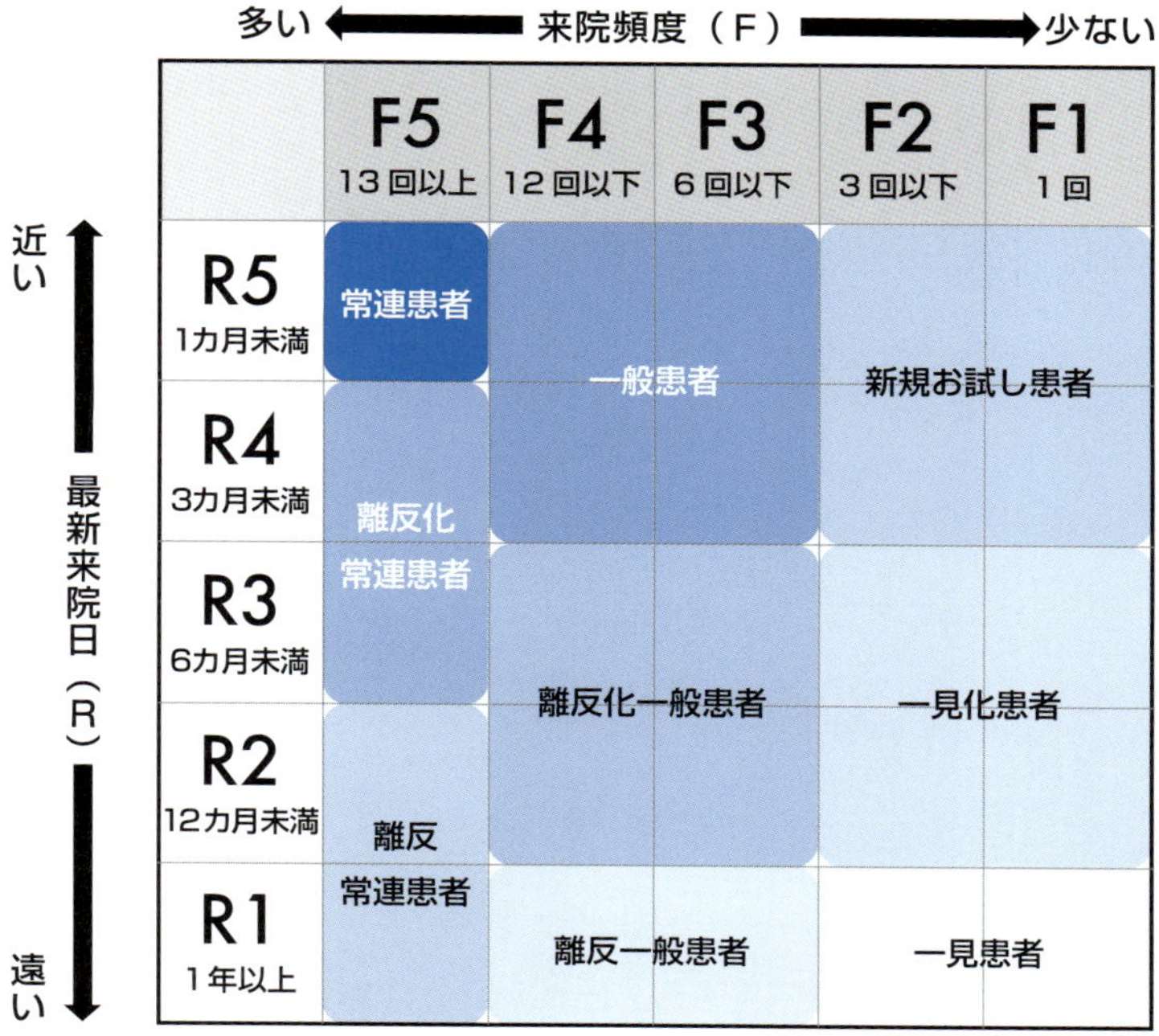

まっていないクリニックほど、右下方面に属する患者が多くなっているはずです。要は、**患者ロイヤリティ**を高め左上方面に属する患者が多くなればなるほど、来院患者数は増えてきます。この**患者ロイヤリティ向上対策**として、Rのランクを上げていく**患者離反防止プログラム**、Fの**来院頻度増加プログラム**、そしてMの**診療単価適正化プログラム**を打ってくのです」

健一がうなずくと影虎はさらに続けた。

「要するに増収対策四つの視点っていうのは、大きく分ければ、一つ目の視点の**新規患者獲得プログラム**と残り三つの視点の**患者ロイヤリティ向上対策**に集約されるので、そもそも目的が違う二つの対策テーマなので、考える切り口も変わってきます」

影虎は健一が混同しないよう、このような理由で前回と分けて今回のテーマ設定をしていたのである。健一は言った。

「確かに新規と既存の患者さんでは、**タンジェントポイント**が違ってくるんでしょうね。そのうえ既存患者さんもさらに細分化して、それぞれに合わせた対策を講じていけば、その効果が出ないわけないですよ」

「我々がやろうとしている集患対策は、時として押し売りされていると感じてしまう人も出てきます。そうなってしまったら相手も不愉快ですし、医療機関に対してもあまり良いイメージをもたないでしょう」

「そうならないためにも患者さんのロイヤリティ度合いに応じた対策が重要なんですね」

「ええ、実際に『常連患者』と『一見患者』の**タンジェントポイント**やコミュニケーション内容は全然違いますから」

「**両者にとって心地よいタンジェントポイント構築がカギ**なんですね」

水漏れバケツと離反率

二人は縦軸Ｒの**患者離反防止プログラム**に取り掛かった。その際、影虎はいきなり変なことを健一へ尋ねてきた。それは、水漏れしているバケツを水いっぱいに満たす方法としてどういう選択肢があるかという質問であった。健一はこう答えた。

「そのまま漏れている水の量以上に大量の水を注ぎ込むか、水漏れしている穴をふさいで適量を注ぎ込むかの二通りですかね」

「院長だったらどちらを選択しますか？」

「もちろん後者です。穴をふさがずにいたら、満杯を維持するために水を注ぎ続けなければならないからもったいないじゃないですか。穴をふさいでしまえば、満杯になったら水を止めればいいのでムダがなく効率的です」

影虎の質問の意図するところに、健一がピンときて言った。

「これって水を患者さんと考えろということでしょ？」（図表29）

「正解です。流出を防ぐほうが効率的というのは、患者維持に当てはめてもまったく同じことが言えるんです。マーケティングの教科書にも『新規顧客獲得コストは既存顧客維持コストの5倍かかる』といったことが書かれています。数字自体の根拠はあいまいなので本当に5倍かどうかはわかりませんが、この本質は先ほどのバケツの話と同じなんです」

健一も、来院患者数を積み上げていくには、**離反患者**を減らせばいいことは漠然と理解していたが、水漏れバケツの例はこの理解を明確なものにしてくれた。影虎はさらに続けた。

「**離反患者**を減らし、来院患者数を積み上げていくということは、患者からのレセプト総額も同時に積み上がっていくということ。つまり、患者ロイヤリティの高い医療機関というのは、患者の平均生涯単価が上がってくるということなんです」

図表29　水漏れバケツと患者離反防止

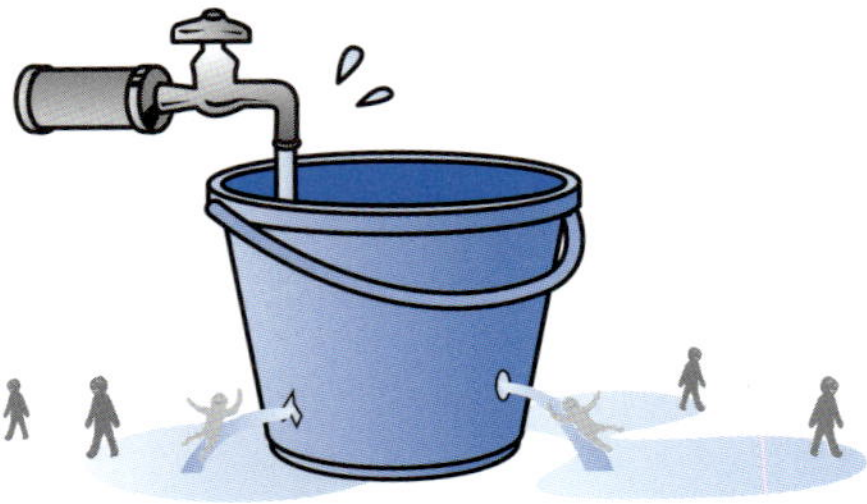

「**離反患者**さんを一人出すということは、単に1回の診療機会を失っただけじゃないんですね」

「月のレセプト平均単価が1万円ならば一人年間12万円の利益を手放していることと同じなんです」

「患者さん10人の離反を防止できれば、年に120万円の増収ですものね。そう考えると、離反は相当な損失を出しているんだなぁ」

感心している健一に、影虎はさらに言った。

「人は見えないものにはあまり興味がないんですが、潜在的にこれだけインパクトがあることを理解したとたん、**離反患者**への対応も必死になって考えるものです。ほかにも捨てている利益があるんです。要はロイヤリティの高い患者との関係性を維持していくことで、別の利益も得られるのです」

「常連患者さんになると、**口コミによって新規患者さんを連れてくる**。そういうことですか？」

「それ以外には？」

「主訴以外にも、定期健診とか予防接種とか他のサービスも提供できます」

「あとは、初診患者に対して行うような問診は必要ありませんから、診察時間も短くなりませんか？」

健一は、さらに気づきを得ることができた。それが患者にとって、かかりつけ医をもつメリットでもある。しかも経済的なメリットもあるのだという。それは離反しないことで患者が増えれば固定費が分散されるため、患者一人にかかるコストが下がりその分利益となって反映される。しかもまだあるのだと、影虎は言った。

「患者との関係維持に関するコストも少なくて済みます。関係性が完全に構築できた常連患者は、他の患者より関係維持のためのコストや労力は少なくて済むんです」

健一が離反がどれほど損かを思い知らされていると、影虎がさらに畳み掛けるように言った。

「**離反率**を下げることによって得られる具体的な利益もデータとしてあるんです。これはアメリカのクレジット会社の試算例です。**離反率**が20パーセントから10パーセントに低下すると取引期間が５年から10年へと倍になり、生涯価値が１３４ドルから３００ドルへ増加します。さらに**離反率**を５パーセント下げると生涯価値が５２５ドルにまで増加してしまうんです。先ほど離反患者10人防止で１２０万円増収とおっしゃっていましたが、**離反率**をたった5パーセント下げるだけで、自動車業界で30パーセント、保険業界で50パーセント、そして銀行業界で85パーセントも利益が増えると試算されているんです」

数字の説得力によって、健一はいても立ってもいられない気持ちになってきた。

「うちの**離反率**を出してみたいんですが」

「やってみましょうか。電子カルテで開院からの全患者を対象に、最新来院日がランクR３以下の合計を抽出できますか？」

「ええと、つまり3カ月以上来院していない既存患者さんの数ですよね。ちょっと待ってください」

健一は診察室のパソコンを起動させた。そして影虎の指示に従って、対象となる患者数をカウントし、**離反率**を算出した。

「清宮さん、**離反率**は約75パーセントでした。４人中３人が離反患者となるということです。こう改めて数字でみると離反している患者さんって多いんですね。直近3カ月以内に初めて来院した新規患者を対象外にすれば、**離反率**がさらに上がって実質８割にもなるんです。何か自信なくすなぁ」

「まぁ、そう落ち込まないでください。この**離反率**が高いか低いかを、今判断する必要はありませんから」

「でも気になりますよ。他のクリニックはどうなんですか？」

「実は他と比べるのは、あまり意味がないんですよ。開業年数、標榜科、あと地域性などでずいぶん開きが出るんです。それよりも、自分のところを時系列で比べることが重要なんです。その変化で対策の効果が測れますからね」

「わかりました。とりあえず同じ算出方法で来月から毎月**離反率**を出しておきます」

患者離反防止プログラム

「では院長、具体的に**離反率**を下げるために何をすべきかを考えていきましょう」

「ちょっとその前にいいですか？　いまさらながら言うのも何なんですが、良い診療さえしていれば離反はしないいんじゃありませんか？」

「おっしゃるとおりです。それに勝る**離反防止対策**なんてありません。患者の満足する医療、そして接遇と最新付帯設備が整っていれば鬼に金棒です」

だからこそ健一は、自分が思っていたより高い離反率に納得がいかなかった。

「病院勤務医の時代には、病院の看板があったとはいえ多くの患者さんが僕についてくれていました。自分で言うのも何ですが、患者さんからの評判も良かったと思います。そのときから、腕が落ちているってことも絶対ないし。それって自信過剰なんですかね」

「私は医師ではないし患者として院長に診てもらったこともないので、院長の診療に関しての評価はできません。ただし、競合医療機関と比べてとてつもなく診療に差があるかといえばそんなことはないはずです」

実際には、診療に差もあれば特色もある。しかし患者からしてみたら、その差はわかりにくいのだろうと、健一も理解していた。そのうえでなぜ離反するのかを影虎に尋ねてみた。

「患者って、基本的にはとても浮気性なんです。特にこの地域のようにこれだけ内科系のクリニックが競合していれば、差別化もしにくいんです。だから、簡単に他へ乗り換えちゃう。クリニックなんてどこも同じと考える患者も結構いますからね」

「良い医療を提供していても、ある程度の離反はしょうがないと思ったほうがいいんですかね」

「そう思ってください。ただし、患者全員に好かれようと全方位にエネルギーを使うんじゃなくて、ターゲットを絞るんです。その患者に対してロイヤリティ度合いが上がるようエネルギーを集中していけばいいんです」

影虎はそう健一へ諭すように言いながら、**患者ロイヤリティ・セグメンテーションモデル**に色を塗っていた。影虎はその間も話し続けていた。

「最新来院日が遠くなればなるほど、離反の可能性は高くなります。要するに離反防止のコツは簡単です。離反する前になるべく早く手を打てばいいのです」

簡単そうに話す影虎へ健一は、何百人もの患者からその対象者を探し出すのは大変ではないか尋ねた。すると、影虎は、色塗りしていた手を止めて答えた。

「離反しそうな患者個人や患者群を見つけ出し、早期にアプローチするために、この**セグメンテーションモデル**を活用するんです」（図表30）

そして、現時点で5×5の全25のセグメントごとに戦略的に対策を立てるのは時期尚早なので、患者ロイヤリティを考慮して便宜上ターゲットとする4つのセグメント群を設定していると説明した。

図表30 **離反防止対策のためのターゲット・セグメンテーション**

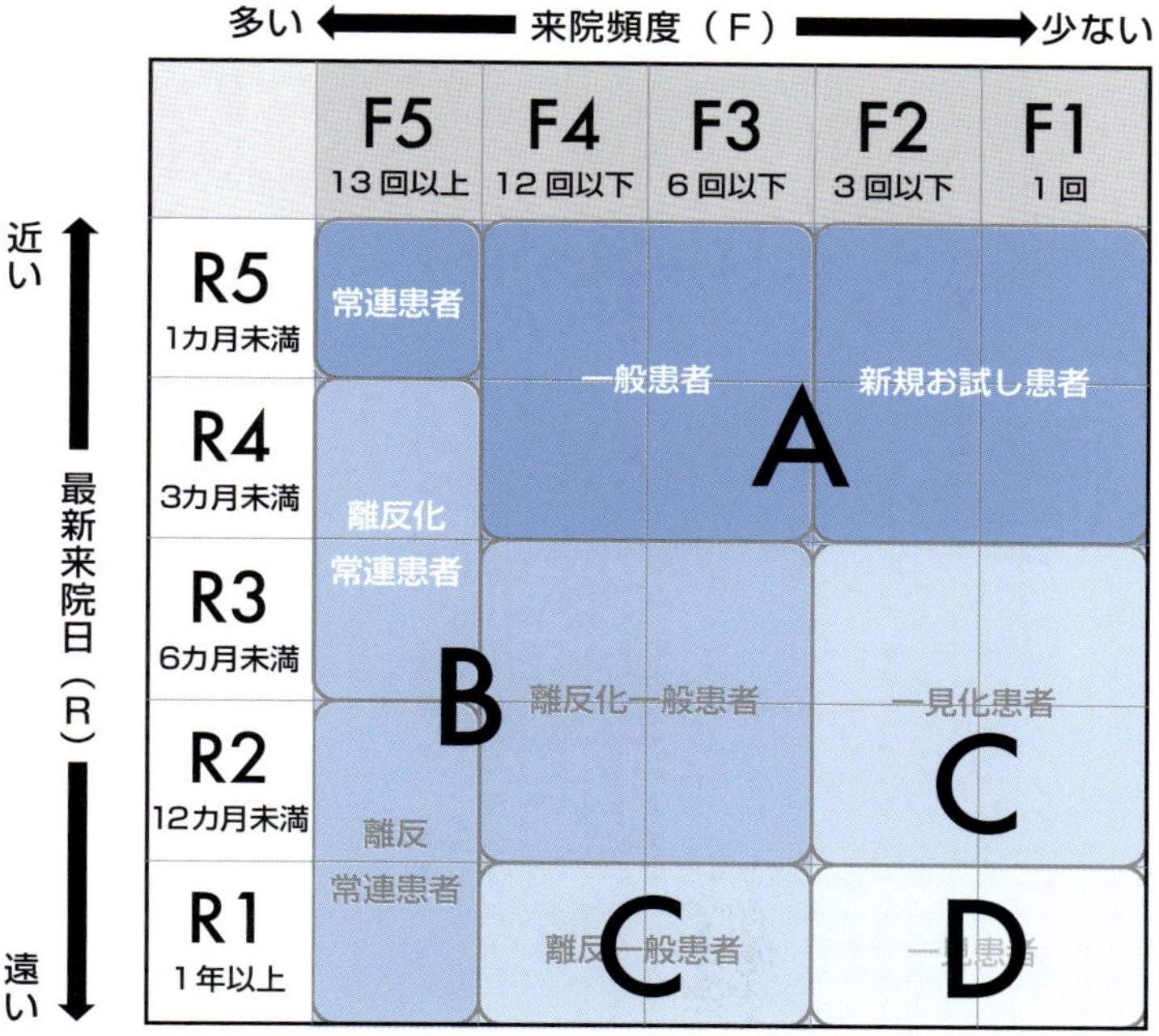

　AからDのセグメント群に対して何かしらの**タンジェントポイント**を設定して、アプローチをかけるということだ。

「図の上部にあるこのターゲットAから始めますか?」

　健一が尋ねると影虎は、最新来院日が3カ月未満の患者群であるターゲットAを指差して言った。

「Aは再来院する可能性が最も高い患者群です。ただし、『常連患者』の下にあるランクR4F5のセグメントは対象外です」

　対象外の理由は、『常連患者』に属していた患者が1カ月以上来院していないということは、離反化の可能性が他のセグメントと比べれば高いからだと説明した。そして再来院の可能性が高い、再診の必要なAに属する患者を抽出しようと健一へ提案した。

「それが最初の**離反防止対策**のターゲットです」

さらに影虎は、あらかじめ健一へ調査の依頼をしていた5月分の患者の**予約診療率**と**予約キャンセル率**が算出できているか健一へ尋ねた。

「今は再診患者さんの80パーセントが予約診療です。そのうちだいたい13パーセントの患者さんが予約をキャンセルされていました」

「そのキャンセルした患者のうち、事前に、またはキャンセル後に連絡があった患者の割合は？」

「4分の3くらいの患者さんは当院へ連絡を入れてくださって、そのほとんどの患者さんは別の日に予約を入れてもらっています」

健一はその調査結果に加えて、スタッフから聞いた話として、連絡を入れない患者が最近増えてきたということを影虎へ伝えた。影虎はその患者への対応を尋ねた。「自分が気になった患者だけスタッフへ依頼して連絡してもらっていますが、実際に連絡を入れたのは過去一人だけですね」

「なるほど。現状はわかりました。ではまず、このあたりを改善しましょうか」

「予約キャンセル率を下げるんですか？」

「予約キャンセル率は、患者都合の話なのでこちらがコントロールできる数字ではありません。それよりも、**連絡のなかった患者には全員連絡を入れることを徹底して行ってください**。**また再診予約診療率も上げていくこと**を考えてください。ところで予約管理は誰が担当しているのですか」

「今は受付スタッフが担当してます。そのスタッフにも予約の徹底を依頼しているのですが、それでも予約率がなかなか上がらないんですよね。手帳が手元にないとか、予定が流動的でスケジュールが組めないから改めて連絡するという患者さんが多いんです。それで結局その場で予約を入れてくれないんですよ」

理由を説明したにもかかわらず、影虎は言った。

「それでも、必ず予約を入れてもらうようにしてください」

健一もその言葉に少し反発を覚え、語気を強めて言い返した。

「患者さんから予定が立たないって言われてるのにですか？　それこそ無理やりに予約を入れればキャンセルされる可能性が上がっちゃうんじゃないですか？」

それでもやるのかという意味を込めてそう言ったのだが、影虎の答えは変わらなかった。しかもキャンセルされてもかまわないと言うのである。が、影虎はそこに一言添えた。

「ただし、予約を入れてもらう際には、キャンセルしてもいいということを患者へ説明してください。実際には、ほとんどの患者が予約どおりに来てくれると思いますよ」

健一も自分が予約を入れる側として同様の経験があったので、それには同意できた。さらに、影虎は続けた。

「それから、その説明の際には、予約日の何日か前にこちらから確認の連絡を入れると言ってください」

それなら相手も変更の連絡を入れる手間が省けて、なおさら面倒臭くない。同意を示す意味で、健一は大きくうなずいた。

「特に次回の予約間隔が長くなればなるほど患者は、予約を入れたがりませんが、そこはしっかりと予約を取るようにしてください。ただ、これは患者にとっては手間が省ける分スタッフに負担がかかることなので、スタッフに理解してもらわなければなりません。スタッフの性格にもよりますが、お話される際に、なぜそういうことをやるのかその目的を伝えてください。そして実際にどうやって管理するかを一緒に考えてください。あらかじめ管理方法の他院事例を院長へ教えておきますからね」

「僕らの若い頃は、上司から命令されれば何も言わずにやったもんですけれどね。今の若い子たちはホント気を遣いますよ」

「それも院長、**監督者**としての仕事でしょ」

影虎が笑いながらそう付け加えた。そして影虎は再び、ターゲットAを指差した。そこは、『新規お試し患者』のエリアだった。

「ターゲットAは最も再来院する可能性の高い患者群と先ほど申し上げたんですが、ここは離反する可能性の高いセグメントでもあるんです」

「確かに頻度が低くクリニックとの信頼関係は、まだ薄い患者さん達ですからね」

「そうなんです。**再来院日が遠くなるほど離反率が上がるのと同様に、頻度が低いほど離反率も上がります**。特に**1回のみで離反する患者は多くなり**、そこを富士山の山頂とすれば、そこからすそ野へ広がるような曲線で**離反率**は下がってきます。つまり1回から2回にするための手を打っていけばいいんです」

「レストランなんかも、1回こっきりで二度と行かない店も相当ありますからね。でも2回目があるということは、何かしら気に入ったところがあったからです。それで頻度が上がる可能性も高くなるというのは僕にもわかりますよ」

影虎はさらに健一に、現在の患者について受診状況の追跡調査をしようと持ちかけた。医療機関の場合、主訴によって受診回数が1回（ランクF1）だけで評価できないことがあるため、3回以下（ランクF2）の患者群を想定した。さらにランクR3以下（最新来院日3カ月以前）の3月の新規患者を対象にして調査を行うことになった。健一は、影虎の指示に従って電子カルテから患者情報を抽出し、データにまとめた。影虎はそれを基に図を描き始めた。（図表31）

「これが新規患者の**追跡調査結果**です。色が付いているところが離反の可能性の高い患者です。すぐに何かしらコンタクトを取ったほうがいいですね」

影虎のその言葉は重く健一へ響いた。健一自身、何となくそういった患者がいるとはわかっていた。しかし、新規患者さんの2割とは想像以上だった。そこへ何も手を打ってこなかったということは、離反患者さんを垂れ流していたということである。それを知ると、今までとてももったいないことをしていたと改めて認識した。さっそく、どうアプローチをかければ良いのか、影虎へアドバイスを求めた。

「**口コミ対策**で直美ちゃんも提案していたことですが、まずは対象患者へハガキで病状経過伺いでもしましょうか」

健一達は、以前の直美の提案によって西洋薬から漢方薬へ切り替えた患者とそれが可能な患者、そして元々漢方処方をしている患者に対して、順次ハガキを送ることを始めていた。さらにその対象

図表31　３月新規患者　追跡調査結果

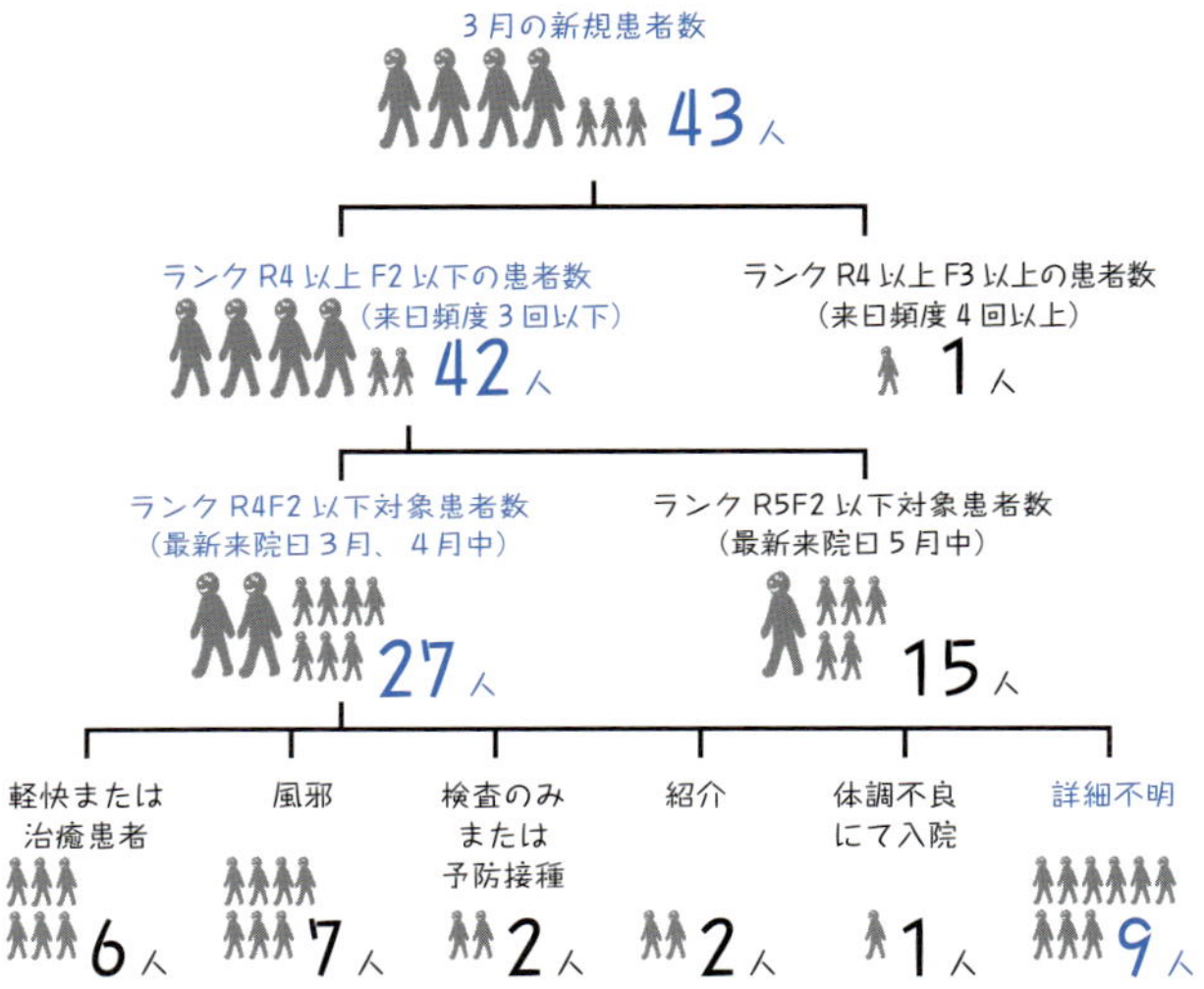

患者を増やそうという影虎からの提案である。

影虎はさらに付け加えた。

「それも手書きでお願いします。長々と書く必要はありません。一行程度の簡単なコメントでいいです。真っ白なハガキ一面にそれですと間が抜けてしまいますから、デザイン入りの専用ハガキを用意するといいですよ」

「年賀状のようなイメージですね。隙間にコメントを入れるみたいな」

「ええ、そんな感じです。デザインは、これでなければダメといった指定はありません。クリニックの外景やスタッフ全員の写真など、広告規制範囲のなかで自由にやってみてください」

「早速、直美にデザインをお願いしてみます」

影虎からの提案を健一は、素直に受け入れた。しかしハガキ全部に自分で手書きのコメントを入れるとなると大変な労力である。そうあとから気付いた健一は、何か良い方法がないか影虎へ尋ねた。すると別に健一が書く必要はなく、看護師やスタッフが書いても問題ないとの回答だった。

「こういったことは、スタッフの協力なくしてはできません。だからこそ日々スタッフの皆さんとコミュニケーションを取っていきませんとね」

そう言って影虎は、院長とスタッフ全員で今行っている活動の**目的化**を改めて行うミーティングを開くように健一へお願いした。

さらに影虎は、そのハガキの反響、つまりハガキが来院動機になった患者の割合について、**追跡調査**するよう依頼した。そして二人の会話は次のターゲットＢに移った。

「清宮さん。Ｂに属する患者さんの離反は、経営的にダメージが大きそうですね」

「ええ、来院頻度が高かった患者群ですから。**ターゲットＢの離反には、必ず理由があります**。来院頻度が高い患者ですから、慢性疾患を抱えた患者でしょう。特に最多頻度ランクに属する患者との関係性が構築された『離反化常連患者』へは、電話で直接アプローチをかけてもいいくらいです。それ以外の『離反常連患者』と『離反化一般患者』については、慢性疾患の患者を抽出して、**先ほどと同様に経過を伺う内容のコメントを入れたハガキを出すと効果的です**。それらの対象から漏れた患者については、暑中お見舞いや年賀状を送ってみてはいかがでしょう。これはターゲットＣの『離反一般患者』や『一見化患者』群へのアプローチ方法も同じです」

前回の来院から少し間が空いている患者には、いまさら経過伺いでは変に感じるはずだ。しかし季節の挨拶状ならば、ハガキを受け取った患者もそれほど違和感は覚えない。ただ対象患者となると

１００人単位で増えてくる。健一は、影虎へ全員に送付すべきか尋ねた。

「全員である必要はありません。時間もコストもかかりますから優先順位を付ければいいですよ。例えば生活習慣病やアレルギー、不定愁訴などで来院された患者に絞ってもいいんじゃないですか」

「暑中お見舞いならば季節的にもうすぐなので、その絞りでスタッフの協力をもらいながら準備していきます」

今回は、タイミング良く季節の挨拶状を出せる。そう健一は心のなかで思っていた。しかし、もっとタンジェントポイントを増やしていきたい。今は、それくらいの積極さを健一はもっていた。そこで季節の挨拶状以外のタイミングについて影虎へアドバイスを求めた。

「**漢方講座やその他の患者教室などの院内イベント関連の告知、インフルエンザ流行情報や花粉症流行前の情報発信**、その他各種お知らせでもいいんです」

「何でもいいんですね」

「**タンジェントポイント**を構築することが目的ですから」

影虎はこれらが**手段の目的化**状態にならないよう、改めて健一に釘をさした。そして、右下ターゲットＤの『一見患者』に話を移した。ここは患者とクリニックの関係性が最も低いセグメントである。何か対策をしたとしても反響も低いと予想される。それでも何か手を打つべきか影虎へ尋ねた。

「確かに一番反響率は低いセグメントなので優先順位も低いのですが、とはいえ未来院の患者に何かを配るよりは反響率は断然高いので何もしないというのはもったいない話です。他のターゲットで対策を打つときに余裕があればこのセグメントも対象にしていけばいいんじゃないでしょうか」

「わかりました。今のアドバイスを参考にして、ターゲットごとに**患者離反防止プログラム**を立ててから、**プロセスマネジメント・シート**を作っておきます。それにしても、これまで患者さんが離反するのはしょうがないと思っていたところもあって、何も手を打てていなかったってことを今日痛感しました。バケツの穴からどんどん水が漏れていたってことですよね」

「穴を小さくして水漏れを防いでいけば、そのうち満杯になりますよ」

銀座の売れっ子ママになる!?

二人の話は、横軸Fの**来院頻度増加プログラム**に移った。患者一人当たりの来院頻度が増えれば、当然延べ患者数も増える。また数に比例して**患者ロイヤリティ**も向上してくる。このプログラムの成果目標は、患者が1回でも多く来院する頻度（回数）を増やすことである。影虎が概略説明を済ませたあと、付け加えて言った。

「ただし、過剰診療や過剰受診を推奨しているわけでは決してありません。院長が適正だと思われる頻度を安定的に維持していくというのが大前提です」

それが守られなければ、あのクリニックは何度も受診させるという評判が立ってしまう。そうなれば、患者は寄り付かなくなる。健一は、そこは**経営者**としてよりも**医者**としての自分が常に先にあり、心配はないと伝えた。そしてやるべき診療をやるべき頻度で行うことを二人で再確認し本題に入った。

図表32　患者の来院行動を阻害する心理的なハードル

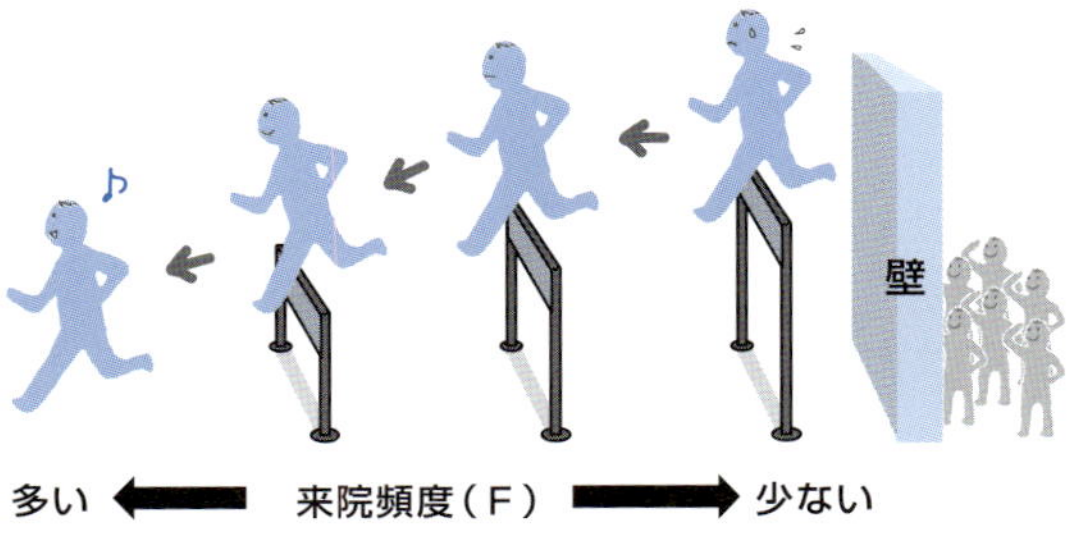

「患者の来院行動を阻害する心理的なハードルは、確実に頻度が増えるたびに下がってきます。つまり、初来院という壁を乗り越えてきた患者が、再来院という最も高い次のハードルを越えると、その後のハードルは来院のたびに低くなります。結果的に、続けて来院してもらえる可能性が高いんです」（図表32）

「さっきの離反防止対策でやった『新規お試し患者』へのハガキでのアプローチが、まさにそのハードルを下げさせるためってことですか」

「そうです。要は**『新規お試し患者』から『一般患者』の間にある心理的なハードルを越えさせることが、来院頻度を増やすためのポイントの一つです。**そのためにもっともシンプルな対策があります。それは患者との**コミュニケーション密度**を上げることです」

「患者さんとのコミュニケーションを多く取っていこうということですか？」

「それも必要ですが、それ以前の話なんです。院長は、患者の顔と名前が何割くらい一致しますか？」

健一は、一瞬考えて答えた。

「一日の来院される患者さんの3分の1程度でしょうかね」

「看護師や受付スタッフはどの程度でしょうか。推測でいいのですが」

「看護師さんは僕と変わらないかもしれませんね。ただスタッフは僕らよりは少ないと思います」

影虎は、小さくうなずいて言った。

「院長も行きつけの店が心地いいと感じるのは、その店の人達から名前で呼ばれるっていうのが大事な要素の一つじゃありませんか?」

健一はうなずいた。理由はわからないが、確かにそんなささいなことが不思議と気分が良い。影虎が続けた。

「まず患者の顔と名前を覚える。とてもシンプルなことです。患者や客の心理として、**自分のことを覚えてほしい、自分のことをもっと知っていてほしい、自分だけを特別扱いしてほしい**と思うものです。顔と名前の一致ができれば、次は患者の医療に関すること以外のプライベートな会話ネタを収集していきます」

「テレビか何かで観たことあるんですが、銀座の高級スナックの売れっ子ママは、常連客から一見客まで過去5年間くらいまでなら客の顔と名前だけでなく、プライベートな情報までこと細かく覚えているそうですね。それは、客としては嬉しいですよね」

「そういう特殊な能力をもった人がいるんですね」

「でも常人にはそこまでは無理ですよ。確かにシンプルなことですが、言うは易し行うは難しですよ」

「院長、2対8の法則ってご存知ですか?」

健一は、初めて聞いた言葉で首を振った。「イタリアのある経済学者が国の所得配分の研究を行った結果、わずか所得上位2割の国民に国全体の総所得の8割が集中していることが示されたそうです。国や時代、社会体制が異なっていても同様の結果だったそうで、これは経済以外にも、自然現象や社会現象に至るまで様々な現象に当てはまるそうです。例えば、全顧客の2割で総売上げの8割を占める、全製品の2割が総売上げの8割を占める、全部品の2割が故障原因の8割を占めるといったことが経験的に起きているというのです。ただし2対8の法則といってもこれはあくまで経験則なので、1対9や3対7の場合もあります。ここで重要なのは、大部分は少数の要因によって決まるということです」

「要は、来院頻度が高い2割の患者さんの名前を覚えてしまえば、延べ来院患者の8割の名前を言えることになる。そう清宮さんは、言いたいんですよね。2割の常連患者さんへは、プライベートな会話をなるべく記憶して、積極的にコミュニケーションを取ってほしいとスタッフへ頼んでおきます」

「院長、残りの8割の患者さんに対しても同じ気分を味わっていただきましょうよ」

「スタッフが患者全員なんて覚えられるわけないじゃないですか。僕だって無理ですよ」

「記憶してくれなんて言っていません。擬似的に演出するんです。一番簡単なのは、必ず患者さんの名前で呼ぶことです」

「取り違え防止といった医療安全の面から、そんなことは僕らは自然に身についていますよ」

「わかっていますって。それに演出を加えるのです。つまり、**名前を呼ぶ頻度を普段よりも上げるように意識して会話してほしいのです**」

健一もすぐ合点がいった。

「なるほど、清宮さん。名前を会話に多く入れれば、それだけ自分に意識が向いていると思いますものね。清宮さん。そう言いたいんでしょ、清宮さん」

「鈴木院長、よくおわかりで。鈴木院長がおっしゃられたように自分に関連する固有名詞を呼ばれるということは、自分へ関心があると心理的に感じるんですよ、鈴木院長」

「清宮さん、患者さんの名前を連呼すれば、自然に覚えそうだし、一石二鳥ですね、清宮さん」

「鈴木院長、名前の連呼はそのくらいにしておきましょう。あともう一つ擬似的に演出する簡単な方法があります。前回の会話をメモしておいて、次にその話題を会話に入れるんです」

「銀座の売れっ子ママになれそうですね。電子カルテの備考欄に記入しとこうかな」

「ええ、それとスタッフの皆さんにもメモ書きできるようなものを用意してあげるといいですよ。たぶん今の患者数でしたら記憶だけでも覚えられそうなので、増えたらやりましょう」

「清宮さんからイヤミを言われた…」

「鈴木院長、冗談ですよ。機嫌を直してください。少し休憩を入れましょうか」

「そうしましょう、清宮影虎さん」

「鈴木健一院長先生、しつこいです」

ニーズとシーズのギャップはどこに？

「あら、お二人で仲よさそうね」

その声の主は、直美であった。

「影虎君こんばんは。ちょっと主人を借りてもいいかしら？」

「うん。こっちもちょうど休憩を取ろうとしていたところなんだ」

「それより直美、急にどうしたんだよ？」

「頸肩腕症候群の友達を連れてきたのよ。昨日話したでしょ？　もう忘れてるの？」

「あっ、そうだった。来られているの？」

「この雨のなか、連れてきたわ」

直美と健一は待合室へ足を運んだ。診療時間はとっくに終わっているが、そこには直美と同世代の女性が座っていた。その女性は直美の友人で、首の痛みを感じて整形外科で治療していたが改善されず悪化してきたという。それを直美が聞き、鈴の木クリニックへ連れてきたのだ。健一はさっそくその女性と診察室に入り、女性が持参したエックス線写真を取り出し診察に取り掛かった。しばらくして診察が終わると、その女性は帰っていった。

「健一さん、ありがとう。時間外なのに無理言って。で、どうでした？」

「漢方治療と運動療法で改善するんじゃないかな。当面通院してもらうことになったよ」

「整形外科で改善できないってことは、その病気は専門外なのかしら」

「結局は、医師の技量によるんじゃないの。整形外科出身の医師でも当然診ることができるし、神経内科でも診るし、痛みがひどければ麻酔科でもいいかな。頸肩腕症候群っていうのは、首から腕にかけての痛みやコリ、しびれのような症状なんだけど、症状からして最初に整形外科に行く患者さんが多いんだ」

「私たちみたいな医療の素人は、症状によって何科を受診するのかよく迷うのよね」

「実際、神経内科と整形外科領域は結構患者がかぶるんだよ」

「ふーん、そうなんだ。――あっ、影虎君、これって集患対策のヒントにならないかしら」

「もうちょっと直美ちゃんの意見を聞かせてよ」

「私たち患者っていうのは、イメージで診療科を選ぶでしょ。例えば、頭が痛かったら私なんかは脳神経外科をイメージしちゃうわ。でも頭痛ならば、神経内科でも得意とする分野じゃない。健一さんのところに別の症状で来院している患者さんのなかには、それを知らずに健一さんに相談することなく頭痛で悩んでいる患者さんもいるんじゃないかしら。片頭痛の人って多いって聞いたことあるし。さっき私が連れてきた友達も言ってたけど、私が言わなければ神経内科の専門医に診てもらうなんて発想はなかったって言ってたわ。そういったことを患者さんへ知らせることができれば、改めて受診の機会が増えていいんじゃないかしらね。影虎君もそう思わない？」

「今ちょうど院長と僕で、患者の来院頻度を増やす対策を考えていたところなんだ。直美ちゃんらしい患者視点の発想で、とてもいいヒントをくれたと思うよ。ところで院長、疾患と言えば、前に頼んであった**疾患別患者分布表**はまとめてありますか」

「はい、もちろん」

「それで、受診する患者の疾患傾向を集計してみて改めて気づくことがあったんじゃないですか」

「感覚的にはわかっていたんですが、数字で示されたことで、新たな気づきを得ることができました。要は**患者が当院に求めていることと、僕らが提供していきたいこととのギャップがわかってくるんですよ**ね。とりあえず、これを見てください」

健一は、一枚の資料を机の上に置いた。それは電子カルテから最新ＩＤ１０００件を抽出して、疾患別の件数を男女別にまとめた表である。（図表33）

図表33　疾患別患者分布表（n=1,000）

疾　患	男性	女性	計
頸肩腕症候群・頸肩部筋肉痛	27	159	186
高血圧・糖尿病・高脂血症・高尿酸血症	52	95	147
頭痛	17	85	102
鼻炎	37	64	101
神経症	72	23	95
腰痛	67	22	89
風邪、気管支炎	35	45	80
皮膚疾患	22	50	72
易疲労感	57	7	64
冷え症	2	48	50
膝関節症	7	2	9
うつ	2	3	5
計	397	603	1,000

※標榜科目（内科、神経内科、アレルギー科 ）

「一番多いのは今話に出た頸肩腕症候群です。頸肩腕症候群が一番目というのは、神経内科だから当然の結果でしょうね」

「でも院長、その症状が出ると、多くの患者は整形外科を受診するんじゃなかったんでしたっけ？」

「そうなんですが、この病名の適用範囲は広くて、もともと罹患率《りかんりつ》※1や有病率※2の高い疾患なんです。だから一番多くなっているんでしょうね。それだからこそ直美が話していたように、別の主訴で受診している患者さんにも、この疾患を抱えている人は相当数いるはずです。で、次に多い疾患は…」

※1　一定期間中に新たに発生した単位人口に対する患者の割合。

※2　ある時点における傷病患者の単位人口に対する割合で、罹患率とともに率が高いということは対象疾患の患者が多く存在するということ。

「高血圧、糖尿病、高脂血症、高尿酸血症だわ」

「そう、いわゆる生活習慣病です。以下は、神経内科領域で扱う、脳、せき髄、末梢神経、筋肉に生じる疾患が多くなっています。アレルギー科も標榜しているので、花粉症などのアレルギー性鼻炎やアトピーなどの皮膚疾患もそれなりの数の患者さんがいらっしゃいます」

「精神疾患も含まれていますよね」

「ええ、神経症やうつですね。これは神経内科を標榜していると、よくあることなんです。『神経』という響きが、神経質という言葉もあるように精神的なものを連想してしまうらしいんです」

「私も医者の妻になっていなければ、精神科や神経科、心療内科なんかは混同しちゃっていたわね、きっと」

「実際、直美みたいな患者さんが多いんですよ。それでうちに受診に来るケースが結構あるんです。精神疾患に対する厳密な診断治療が必要な患者さんであれば、専門のところへ紹介します。それ以外の患者さんに対しては当院の特色の一つである漢方治療を行っているんです。とても効果があるんですよ」

「そういうことだったんですか」影虎は言った。「それと一つ物足りない数字かなと思ったのが風邪です。内科系のクリニックだったらもう少し多くてもいい気がするんですが、いかがですか、院長？」

「内科呼吸器疾患を含めて確かに少ないと思います。風邪、気管支炎では、他院では対応できなかったこじらせた風邪の患者さんは多いんですが、初期段階の風邪が少ないんです。でも**新規患者獲得プログラム**でクリニック自体が認知されてくれれば、自然と増えてくるのかなと期待しているんです」

「でも、なんだかんだいっても来院頻度を決めるのは疾患によるんでしょ。だから1回や2回程度の来院で完治しちゃうような風邪の患者さんを増やしても、来院頻度はなかなか増えないんじゃないかしら――どう、影虎君？」

「そうだね。だからそのために、この**疾患別患者分析表**で疾患傾向を調べているんだよ。当然慢性疾患の患者を集めていく必要もあるから、患者**ニーズ**とクリニック**シーズ**にあるギャップをチェックしているんだ」

「ニーズとシーズ？　それと、ギャップってのもよくわからないんだけど」

「さっき院長が**疾患別患者分布表**について、患者が当院に求めていることと、僕らが提供していきたいこととのギャップがわかってくるって言ったけど、この『患者が当院に求めていること』が、**ニーズ**（needs）なんだ」

「そっちはわかるわ」

「で、**シーズ**（seeds）は、『僕らが提供していきたいこと』になる。患者満足度向上のためには、患者の**ニーズ**を第一に考えることが重要なんだ。でも、一人の医師が診られる疾患なんて限られるわけで、すべての患者さんのすべての**ニーズ**に応えることはできないでしょ」

「そっか、ギャップの意味がわかったわ。要は患者さんが必要としていることと、医療機関のできることとのその隔たりのことね」

「そう。そこでクリニックが保有する医療技術や設備によって提供できる**シーズ**と患者**ニーズ**をマッチングさせていく必要があるんだ」

話を継いで、健一も言った。

「つまり、疾患別患者分析表の上位にあがっている疾患については、**ニーズ**と**シーズ**がマッチしているってことなんだ。ただし、まだまだギャップもあるんだよ。特に来院頻度を上げてくれるような慢性疾患は、僕らの保有する**シーズ**が活かせていないんだよね」

「院長のおっしゃるとおりで、結局来院頻度を増やすにはそのギャップを埋めていけばいいんだ。もちろん風邪でも患者**ニーズ**がすごくあれば、来院頻度が減ったとしても、それ以上にたくさんの患者が集まればそれでもいいでしょ。でも実際には、認知不足で十分に集まっていない。だから、先に即効性のあることからやろうとしているんだ」

「でも、さっき直美はいいヒントをくれたよ。俺は、来院頻度を上げるには新規に慢性疾患の患者さんを集めることばかり頭にあったけど、**既存患者さんへ別のニーズを掘り起こしていくって方法もある**んだって気づかされたよ」

「じゃあ健一さん、私たちの**シーズ**を改めて整理すると何になるのかしら？」

「そうだな。生活習慣病患者さんのケアができることがうちのシーズだよ。それと以前**口コミ対策プロット**を作るときにも話したけど、頭痛、首痛、腰痛、関節痛など痛みの除去かな。そこは、整形外科的な骨に対するケアじゃなくて筋肉のケアが必要となる患者さんね」

来院頻度増加プログラム——ねらいは予備軍!?

「院長のところはそれらをケアするためにかなり設備投資をされているから、競合他院との差別化が図れて**強み**になってくるはずですよ」

「私のところでは、運動指導も具体的にできます。今年からメディカルフィットネスプログラム[※1]も開始して積極的に運動療法を取り入れていますし。ただ清宮さんに**強み**と言っていただいた運動施設や設備は、残念ながら今は十分活かされていません。その設備投資が財務的に負担になっていて逆に**弱み**になっていますからね」

「院長、それならなおさら遊んでいるトレーニングマシンや体成分分析器[※2]、あとＰＷＶ／ＡＢ

I[※3]なんかもしっかり働かせましょうよ」

※1　医学的なデータを基に運動プログラムを作成して行う運動療法の一種。
※2　内臓脂肪面積、体脂肪率、部位別筋肉量の測定やむくみの診断を行うための測定装置。
※3　動脈硬化の診断や高血圧、糖尿病、高脂血症などを管理する血圧脈波検査装置。

「ええ、まったくです。以前から思っていたことですが、生活習慣病患者が思うように集まっていないのが僕のなかでの一番の誤算なんです。まぁ、生活習慣病も風邪と同じで、クリニック自体が認知されれば新規も増えてくる疾患だとは思っているんです。ただ自然増に任せるのじゃなくて、**新規患者獲得プログラム**の次のテーマはここに絞ろうと考えているんです」

「院長、**来院頻度増加プログラム**として現実的に考えられる対策は何かありますか?」

「生活習慣病**予備軍**へのアプローチですかね」

「健一さん、予備軍って何?」

「うちで扱っているような高血圧や糖尿病といった生活習慣病の発症や悪化って、お腹まわりの内臓脂肪の過剰な蓄積に強く影響されているんだ。これらが合併した状態がメタボリックシンドロームって言うんだけど」

「いわゆるメタボね。健一さんも最近お腹まわりがだいぶダブついてきているわよ」

「うるさいな、少し黙ってろ」

「はいはい。でもそのような患者を取り込んでいくためにはどうすればいいのかしら」

「うちで健診を受けてもらえれば、一番いいんだけれどね。だから勤め先などで健診先が決められていない患者さんへ、健診をもっとアピールしようと考えているんだ」

「確かに院内掲示版の隅っこに小さなポスターが貼られている程度ですものね。ホームページにも何も載せていないし」

「そう、まずはそれからだな。あとは、生活習慣病に関する健康教室のようなイベントも企画している最中なんだ」

「健一さん、このあいだの『健康祭り』でやっていた無料診断もそうだったのね」

「うん。うちの体成分分析器は腹部肥満や内臓脂肪レベル判定などいろいろな情報がカラーで一枚のシートになって印刷されるでしょ。結局視覚的に自分のことが評価されるから、動機付けに最適なんだよ。あれで、通院し始めた患者さんも結構いるんだ」

「それ以外に何かあるかしらね」

「患者さんへの院内での啓発活動かな。健康教室なんかもその一環なんだけどね」

「すごく重要じゃないかしら。患者さん自身が病気について理解を深めていけば、それ以上に気になることが出てくるものよ」

「そうなんだ。啓発することで、患者さんからの相談が確実に増えてくるんだよ。実際漢方講座をやったときも、こういうことも相談できるし、ああいうことも治せるんだって患者さんに思ってもらえたためか、講座テーマとまったく違ったこともいろいろ相談されたからね」

「啓発活動といえば、製薬会社や医薬品卸の担当者が持ってくるポスターもその一環なのかしら」

「そうだろうね。要するに患者に気付かせるきっかけ作りなんだ。院内に貼ってあるそれらのポスターを見て、主訴とは別の症状を訴える患者さんもたまにいるからね」

「たまになのね。それなら、体脂肪が測れる体重計や血圧計を待合室に置いて、患者さんが自由に使える状態にしてみたらどうかしら。そこに自己チェックできるようなものを掲示してもいいかもね。例えば肥満の判定基準のＢＭＩ※ってあるじゃない。それによって患者さんへ気づきを与えられるんじゃないかな」

※ Body Mass Index。体重と身長から算出する肥満度を表す指数。

「なるほどね。――どう思われますか、清宮さん？」

「そうですね、確かに直接的な効果は限定的でしょうが、鈴の木クリニックの**シーズ**との関連性も強いので、ぜひやってみてはいかがでしょうか。**来院カテゴリー**の**タンジェントポイント**とのつながりも出てくるんじゃないですか」

「そうよ、生活習慣病の予防やケアに力を入れているという演出にもなるわよ」

「確かにね。――清宮さん、やれることはこんなところですかね」

「いえ、まだアイデアはありますよ。例えば、**健診データのセカンドオピニオン**なんてどうですか？」

「そのアイデアいただきです。健診センターなどでは、患者数が多くて一人ひとり丁寧に時間をかけて細かい説明や指導はできないんです。後日受け取る健診データも異常値が出た場合だけコメントが載るんです。でも実際はそのデータからもっとわかることがあるんです。患者さんにより濃い情報を伝えられるんですよね」

「要は、患者さんに健診データを持ってきてもらえばいいのよね」

「どうやってそれを伝えるかだな」

「看護師さんに協力してもらったらどう？　診察のあとで看護師さんが患者さんと話すでしょ。そのとき患者さんの身体のことを訊くのは全然不自然じゃないわよ。そこで、対象になりそうな患者さんに対して、次に来院するときに健診データを持ってきてもらうように言ってもらったどうかしら」

「うん、そうしよう。もし健診データを集めることができれば患者さんの状態を常に把握しているいることだから、プライマリケア※としてこれは目指すところだし。――清宮さん、ほかに何かアイデアありますか？」

※　家庭医（ホームドクター）やかかりつけ医と呼ばれる医師が行う総合的な初期診療。

「健診データのセカンドオピニオンのメインターゲットは、既存の患者です。よりターゲットを広げるためにも、健診そのものの件数を増やす必要があります」

「健一さんのクリニックでも、健診受けられるの？」

「直美は、そんなことも知らないの？」

「だって、私の場合、勤務先に健診バスが来てくれて、そこで今までやってもらっていたし。それ以外でも、保健所とか病院が運営しているような健診センターみたいなところで受けるものだと思ってた」

「先生、世間は意外とそんな認識なんですよ」

「そうなんですか」

「でも先生、それってそのまま伸びシロがあるということですよ」

「そうよ。健診ができるって、地域の方に知らせてあげればいいじゃないの」

「確かにね」

「地域住民だけでなく、地元の中小企業や個人商店が開拓先です」

「だったら、健一さん。例の健康教室でお世話になった温泉施設の従業員さん向けに薦めてみたらどう？」

「いいですね。多少値引きするとか、もしくは値引きではなく検査項目を増やすとかして、何らかのお得感も出すといいですよ」

「パートさんまで入れたら、結構な人数いるんじゃないの」

「今度、責任者の方に聞いてみるよ」

「先生、その時に、インフルエンザワクチンの集団接種も提案してみたらどうですか？」

「健一さんが、出向くんでしょ」

「えっ、僕が行くの？」

「先生、そうですよ。それこそ多少値引きしてもいいと思います」

「健一さん、他に知り合いとかいないの？」

「知り合いってほどではないけど、新規患者獲得プログラムでやったコミュニティ（図表19）へのアプローチもしているから、そこの人脈は使えそうだよ」

「それ、いきましょう」

「健診の案内とか私が作ろうか？」

「それは、ありがたい」

「影虎君。あとでどうやって作るか教えてね」

「もちろん。先生、これは時間がかかりますが、確実に来院頻度の高い生活習慣病を含む慢性疾患の患者が増えてきます。一般的な内科クリニック経営の安定の肝は、慢性疾患の割合を増やすことです。薬の処方間隔が今後どんどん伸びてくるでしょう。月の来院回数は、これから世の中の流れとして減ってきます」

「それでも、月一でも定期的に来てくれる患者さんがいると、経営にとってありがたいですね」

「そこで、『特定疾患療養管理料』を取っていて、しかも健康保険が社会保険の患者の数をこれから毎月カウントしてください」

「わかりました。でもなぜ国保ではなく、社保なんですか？」

「社保の患者は、基本的にはまだ仕事をしているか、もしくはその家族です。つまり現役世代ですから、先生といっしょに年齢を重ねていくことになります」

「つまりは、私が現役のうちはずっと来院してくれるわけですね」

「特にこのセグメントの患者は、よほどのことがない限り、離反しないので」

「健一さん、一生安泰だね」

「直美ちゃん、逆に言えば、離反しないから、新規開業医には大変だとも言えるんだよ」

「他院からの乗り換えを狙うというのは、現実的にはむずかしいってことですか」

「はい。そこにエネルギーを使うより、反響が大きいところに仕掛けることもマーケティングの原則です。だからこそ予備軍や新たに罹患した患者獲得をする必要があるんです」

「特疾で社保の件数をカウントしたら、グラフか何かに記録しておきますか？」

「ええ。それが大事です。本プログラムの効果も実感でき、モチベーションの維持につながります。それに、増えることが安心材料にもなってきますからね」

「健一さん、カウントしたら教えてよ。私がグラフ作っておくわ」

「ありがとう。清宮さん、まだ他にやることはありますか？」

引き金を探せ！

「ありますよ。ただ、これ以上このテーマを広げると、消化不良を起こしそうなので、もう一つのシーズである痛みのケアに移りませんか」

「確かに、今日これまで話したことだけでも結構お腹いっぱいですね。よし、次は痛みのケアを必要としている患者さんへのアプローチですね。これは、以前から思っていることなんです。痛みにしても不定愁訴にしても、多くの患者さんが『諦めさせられている』ために『受診しても仕方がない』と思い込まされているんです」

「どんな場合があるのかしら？」

「例えば、膝の痛みや腰の痛みはなかなか良くならないんだけれど、とりあえず薬をもらいに整形外科に通っている患者さん。それと何となく体がだるかったり、頭が重かったりして受診するんだけど、検査では異常が出ない。また特に痛み止めを飲むほどでもない。それで結局そのまま我慢しちゃっている。こういった患者さんってとても多いんです。なので、主訴が別の患者さんは、初診のときの問診でも訴えることもなく私達も見逃しているケースは多いんです」

「院長、そういった患者をどれだけ取り込んでいくかですね。ただ、一診療当たりの点数が低いので頻度勝負になるんでしょうけれど」

「点数が低いだけじゃないんです。あくまで印象なんですが、漢方薬を使うと患者さんの症状軽快が早くなるんです」

「残念ながら今の保険制度じゃ、良い治療をしたからといってそれが診療報酬に反映されるということはありませんからね。でも結局は、良い治療によって患者さんは戻ってきますよ」

「もちろんですよ。究極の医療って、医療自体が必要なくなることなんじゃないかと思うんです。理想は、患者さんには病気にならない体作りをしてもらいたいということです」

「院長、私も同じですよ。究極のマーケティングもプロモーションを必要としなくてよくすることなんです。何もしなくても集患できれば、それが一番いいですからね」

「確かに、理想に近付けば近付くほどお互い仕事が減りますね」

「ははは、確かにそうですね。でもそれでいいんじゃないですか。ぜひ私の仕事の一つを奪ってくださいよ」

「そのためにも究極のマーケティングに向かって、痛みのケアという患者**ニーズ**も掘り起こしていかないとな」

「ねえ、影虎君。このアプローチもこのあいだと同じで、**タンジェントポイントの環**がつながるようなプロットを作っていけばいいんじゃないかしら」

「そうだね。それじゃ、まずは直美ちゃんに患者目線でプロットを作っていってもらおうか」

そこからしばらくは直美の独演会だった。直美は、二人を連れてクリニックの外へ出た。そこで、彼女は風邪で不定期に通院している患者という設定の役となり、健一に本人役、受付スタッフ、看護師役をさせた。院内へ入るところから受付、診察に呼ばれるまでの待合室での患者行動、診察室への呼び入れ、診察、処置、診察後の看護師のフォロー、会計、その後クリニックの外へ出るまで、患者とクリニックの**タンジェントポイント**を一つひとつ丁寧に見つけ出していった。

さらに直美からの提案で、患者が何もなければ口に出さない『痛み』について、それを口に出させるためのトリガー（引き金、きっかけ）を見つけ出す作業を行った。これは疾患別、患者タイプ別にそれぞれ患者を想定しながらの作業で、深夜まで延々と繰り返し議論を重ねていった。

「いいプロットができたんじゃないかしら」

「そうだな。うちの**シーズ**である『生活習慣病』、同様に『痛み』についても院内ポスターや院内報、健康教室など啓蒙活動を連動させてアピールできそうだよ」

「院長、それ以外にもいろいろアイデアが出ましたね。口に出さない諦めている『痛み』だから、問診票の既往歴の欄に『痛み』に関する項目を設けるなんていいアイデアだと思いますよ」

「既往歴を正確に知ることは、主訴の原因を探るとても重要な情報なんです。でもなかなか患者さ

図表34 来院頻度増加イメージ

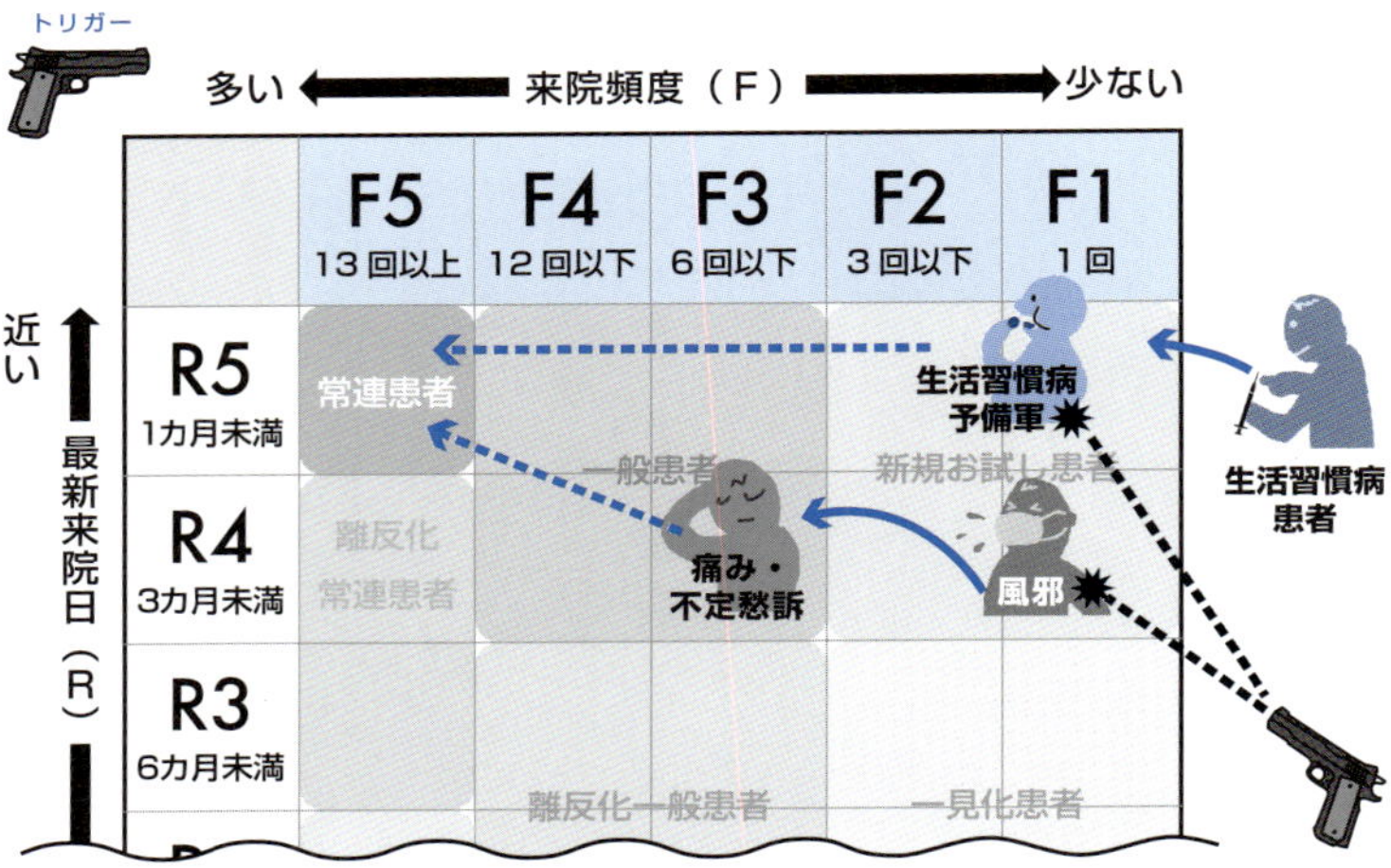

んは言ってくれないし、正確に覚えてもいない。既往歴を正確に問診するのって意外とむずかしいものなんです。そのうえ、診断には関係ないであろう『痛み』は、当然そのときに聞き出すこともないので、ありがたいですね」

「家族の現病歴や既往歴にも同じように入れておくのもいいんじゃないのかしら。それこそホーム・ドクターなんじゃないかしら」

「そうするよ。あと、予約制の専門外来を設けるのもいい案かもね。痛み外来や漢方外来なんてどうかな」

「いいですね。今のところ広告規制にふれるので、ホームページや院内での掲示といった告知だけになりますが、それでも患者にとってわかりやすくていい受診のきっかけになると思いますよ。――それにしても直美ちゃん、患者役になりきっていたけどロールプレイ手法を知ってるの？」

「うん。役割演技法ね。昔勤務先でやったことあるんだ。その立場になって疑似体験をすれば、その立場からの視点から見えてくることや考えてることがわかってくるじゃない。今日やったことは、私がまとめておくわね。それをもとに、看護師さんや受付のスタッフたちにもロールプレイをやってもらったらいいんじゃないかしら」

「そうだな。違った視点の意見も出てくるかもな」

「それにしても直美ちゃんのおかげで想像が膨らんだよ。ところでもう12時過ぎているけど、大丈夫なの？」

「あら、こんなに遅い時間だったのね。仕事もあるし先に帰るわね」

直美は、影虎にお礼を告げて雨の降る院外へ出て行った。（図表34）

ウォンツ喚起による診療単価適正化プログラム

「またいつものように遅くなっちゃいましたね。院長、まだ続けますか？」

「もちろん、お願いします」

二人は、**RFM分析**のM、**診療単価適正化プログラム**にテーマを移した。通常**RFM分析**は診療収入の累計であるMを含めた3軸で行う。この分析においては、累計診療収入（利用金額）が高いほど、**患者ロイヤリティ**度合いも高いと判断するのである。

健一が、さっそく口火を切った。

「患者別にレセプト点数の累計を出してみますか？」

「今は、そこまでする必要はありません。**最新来院日**Rと**来院頻度**Fだけでも**患者ロイヤリティ**の度合いは十分把握できますから」

影虎の言ったとおり、『患者ロイヤリティ・セグメンテーションモデル』（図表28／273頁参照）によって、すでにロイヤリティ度合いはセグメントされていた。

「では、何もしなくていいんでしょうか？」

収支計画表には、6月以降診療単価が6500円と設定されている。4月の診療単価実績が6128円なので、400円程その数字には届いていない。さらに風邪症状など急性疾患の患者が増えて薬だけの処方をしていれば、診療単価が下がってくることは容易に想像できた。健一は不安を感じ影虎に訊ねてみた。

「長期的には、特定疾患療養管理料を適切に算定し、患者の割合が増えてくれれば単価は上がってきます。糖尿病は特に診療単価を引き上げるでしょうからね」

「どこくらいになりますか」

「インスリンが必要な患者ならば、診療単価は1万6000円前後になりますし、経口薬では8300円前後、食事指導だけでも7500円くらいになります」

「確かにそんな点数かもしれないですね。ただすぐには集められないだろうな」

「短期的な対策を考えましょう」

影虎はそう言って、レセプト分析表を見始めた。

「院長、過去の診療単価は、ほとんど５０００円台ですね。内科系の無床診療所としては、院外処方とはいえちょっと低いのではないかなと思います。何か思い当たる節はありますか？」

「例えば、漢方治療で生薬を出していて、指導料の対象にならない患者さんだと診療単価の３分の１にも満たないんです。しかも、当院のシーズである疼痛を主訴に来院される患者さんも、基本的には投薬と物療だけになります。それだけだと診療点数は伸びないんです。とはいえ、診療単価の高い疾患の患者を集めるのは現実的ではありません。内視鏡手術や白内障手術のようなこともできないし」

「おっしゃるとおりで単価の高い疾患患者を集めるのは現状無理ですよね。だからといって単価を上げるために無意味なオーダーを出してくれとも言えないし」

「僕だっていくら経営のためにやれと言われても、意味のないオーダーを出すような、医者として魂を売る行為は死んでもしませんよ。——なんて格好いいことを言いましたが、そうしなくても診療単価を上げる方法はありませんか？」

そんな都合のいい話なんてあるわけない。そう健一は心のなかでわかっていたが、藁をもすがる思いで影虎に尋ねてみた。

「私も、診療単価を上げることはできません」

影虎でもできないかと、健一は諦めかけた。すると、影虎が一言付け加えた。

「適正化であれば可能です」

「言葉遊びはいいですよ。これまでも無意味なことしてませんから、５０００円台が当院の適正単価なんじゃないでしょうか」

影虎は首を横に振った。

「取りこぼしは絶対ありませんか。例えば、本来必要な検査オーダーをしていないとか。請求漏れもないとは言えないんじゃないですか。指導管理料やその他の加算漏れは？　施設基準等の届け出忘れは？　ついでに言えばレセプト返戻や減点、未収金への対策はしっかりやられていますか？」

影虎が指摘しただいたいの対策はやっていた。ただし、本来必要な検査を適正にやっている自信はなかった。以前、直美とイタリアンレストランを例にして**タンジェントポイント**を構築していた際、超音波検査装置の稼働率を上げることを思いつき、実行には移していた。

「検査の適正化についてはそれなりに考えていて、動脈硬化リスクのある患者さんを対象に対策を打ったんです。まず、来院時に検査説明用のリーフレットを用意しました。そしてきちんとそのリスクを説明し、納得してもらったうえで検査をしたんです。診療単価は上がりました。ただ、やはり患者さんの負担が増えるので、何となく気が引けてきちゃうんです。だましているわけじゃないのにね。患者のニーズを掘り起こしているからと割り切ったつもりだったんですが、やっぱりなんか言いづらくて…」

検査を促しているようで、商売じみたことをしている自分が好きにはなれない。それが健一の本心であった。しかし、そんなことは言っていられない。その葛藤に今でもさいなまれている。そんな健一に影虎は言った。

「**ニーズ**と**ウォンツ**の違いを意識すると、堂々と患者へ検査を勧められると思いますよ」

「今度は、**ウォンツ**ですか」

影虎はうなずき、健一へ説明を始めた。**ニーズ**は消費者や患者の顕在化された必要性となる。**ウォンツ**（wants）とは、消費者や患者の意識化されていない潜在的な欲望を意味する。一見この二つの言葉は同じようであるが、**ニーズ**よりも**ウォンツ**のほうがより高い求めを示している。つまり、必要に駆られて行動するのが**ニーズ**で、その必要性を満たしていくためにさらに特定のものを求めるのが**ウォンツ**となる。

「もっとわかりやすく言うと、お腹が空いたので何か食べたいというのが**ニーズ**です。何日も食べ物を口に入れていない人にとっては、口にできるものであればなんでもいいでしょう。十分**ニーズ**は満たされます。一方、プロの料理人が作るおいしいピザを食べたいというのが**ウォンツ**です。普通に食事を取っている人であれば、もう一歩踏み込んだ潜在的な欲望が出てきます。そこでおいしいピザを食べられたことによって**ウォンツ**が満たされます」

「とすると、例えば、頭が痛くなったからその痛みを取り除きたい、というのは患者**ニーズ**ってことになりますね」

「そうです。**ニーズ**について言えば、家に常備している市販薬の痛み止めでいいという人もいれば、誰でもいいから医師に診てもらって薬を処方してもらえればいいという人もいる。いずれにしても、とりあえず患者のニーズは満たされます。――では、患者の潜在的な欲望である**ウォンツ**を満たすためにはどうすればいいと思いますか？」

「そう考えてみると、症状や訴えが顕在化されていない状況で、どうやって**ウォンツ**を満たすんだろう…」

「その一つの方法が、早期発見や予防的な意味合いで行う検査ではないでしょうか」

健一は思わず相槌を打った。

「そういうことか。必要な検査をするということは、患者の知らない潜在的なリスクを知ることにつながりますからね」

「検査を勧めるという行為だけでも、リスクを伝えることになるんじゃないですか。そのリスクを知っても、**ウォンツ**に結びつかない患者であれば、検査は決して受けないでしょう」

「やるかやらないかは、患者自身の判断ですからね。それと主訴の原因を取り除くだけが、医師の仕事ではないですものね。そのリスクを患者さんへ伝え、きちんと予防してもらったり早期発見したりすることも、かかりつけ医としては重要な仕事です」

健一は、自分に言い聞かせるようにそう言った。

「院長、どこからが過剰でどこまでが過剰でないかは私たち患者ではわかりません。あくまでも患者のリスクを第一に考えて、患者にとって最も良いタイミングと頻度で指導してもらえれば、それは患者自身にとってありがたいことなんです」

「わかりました。自信と信念をもって、検査や検診を勧めていきますよ」

「ところで院長」影虎はさらに続けた。「**ウォンツ**を**ニーズ**のレベルにしていく逆パターンもあるんです。今の例は、**ニーズ**ありきの話です。しかし、**ウォンツ**を最初に設定して**ニーズ**へ引き込むというパターンもあるんです。いい例が、ルイ・ヴィトンのバッグです」

「清宮さんと都内で久しぶりにお会いしたとき、あれは企業の歴史とそこで仕掛けた緻密な**ブラン**

ディングによって人の所有欲を駆り立てるといったお話をされていましたっけ」

「高級、高価、そして高品質というイメージや価値を人の心に浸透させて、そのバッグを持っていることで自分もそのイメージや価値を共有している気分になる。そんなところに大金を出す。確かそんなことを申し上げました。でもバッグ本来の目的である自分の荷物を運ぶという目的だけだったら、そこまで大金を出すでしょうか？」

「絶対出さないですね。コンビニで買い物すると商品を入れてくれる無料のビニール袋でも十分**ニーズ**は満たされますから」

「そこなんです。ヴィトンのバッグのようなブランド物に本来**ニーズ**はありません。そこで、**ウォンツ**を刺激させていくことから始めるので、小さい子供が最初からヴィトンのバッグが欲しいとは思わないですよね。ところが、いつのまにか**ウォンツ**を刺激されて、欲しくてたまらない人が出てくるんです。要するに、ウォンツは潜在的な欲望ですが、欲しいと思った時点で、必要性が顕在化され**ニーズ**に変化していくんです。それを医療機関の経営に応用するとどうですか？」

健一は、しばらく考えたが思いつかない。それを見て影虎が一言助言した。

「ＰＥＴなんて、研修医の頃からありました？」

「なるほどね。ＰＥＴ検診は、全身の小さな癌が検出可能で、早期発見が見込まれるということで近年導入されてきましたが、ほとんどのケースで保険が適用されず、10万円以上と高額な検診でしたっけ。ただそれにもかかわらず、多くの患者さんが集まったと聞いています。つまり、癌を早期発見したい、癌ではないという安心感を得たいという潜在的な患者ウォンツを喚起したパターンですよ。

まぁ、鈴の木クリニックで億単位のPET検査装置を導入する**ニーズ**も**ウォンツ**もありませんけれどね」

「睡眠時無呼吸症候群と呼ばれるSASはどうですか？　あれって、寝ているときに呼吸がたびたび止まり、その結果身体へ負担がかかって生活習慣病の遠因になったりするんですよね」

「ええ、生活習慣病と密接な関係があるだけでなく、眠りが浅いため昼に眠気が襲ってくるんです。以前オーバーランした新幹線の運転手が、このSASだったということを、マスコミが大々的に報道してましたっけ」

「結局その報道をきっかけにして、多くの患者が医療機関へ足を運んだんです。これも睡眠障害などで悩んでいた患者や、横で寝ていて時々息をしていない夫などを心配した家族の**ウォンツ**が喚起した例です。このように潜在的な患者**ウォンツ**を喚起し掘り起こして患者ニーズとして顕在化させることで、受診需要として取り込んでいけるんです。とは言ってもそう簡単にはいかないでしょうから、まずは検査と検診の需要を喚起してオーダーを増やして診療単価を上げていきましょうよ」

そう言うと影虎は、**疾患別患者分布表**に記載されている疾患について、症状や原因、診断までの流れ、検査法、治療法、性差、そして合併症の可能性など一つずつこと細かく健一へ尋ね始め、漏らさずメモに取っていった。さらに、鈴の木クリニックが所有するすべての医療機器や検査装置の特徴や対象疾患、そして簡単な使い方まで知りたいという。健一が一通りの説明をすると、影虎はそのメモをしばらくじっと凝視していた。そしてのち、急にペンを動かして、メモ上の単語同士を線で結び付け始めた。そのあと何分か経って、ようやく影虎は顔を上げた。

「お待たせしてすみません。自分のなかで、どこをどうやって検査需要を喚起させようか、考えていました。たいていの院長は、何をすれば単価が変化するのかなんていうのは、自分で何かしら答えをもっているものです。ですから最初から、院長に伺っちゃったほうが簡単で早いんですが、ただ私自身でも、医療の部分を少しでも知り、そこからどうすればいいか仮説を立てるようにしているんです。もし医療の面で、的外れなことを言ってたら指摘してください」

健一はその言葉にうなずき、影虎の言葉に耳を傾けた。

影虎の仮説はこうだった。既存患者に対して最もオーダーの出そうなのは、超音波検査装置を使った検査である。高血圧、糖尿病、高脂血症の患者やそのリスクを抱える患者に対しては、頸部の動脈硬化病変の有無を調べる頸部血管エコー検査である。医師が10分程度で行える検査であるうえに、ターゲットとなり得る患者が先月来院した患者だけで70人程度いる。そのうち３割程度の患者の需要を喚起し、そしてオーダーすれば７万点以上の積み上げができる。それだけで一診療当たりの平均単価を２５０円程度引き上げられる計算になる。

動脈硬化の程度や動脈の高度狭窄の有無がわかるＰＷＶ／ＡＢＩ検査も、先ほどと同様に高血圧、糖尿病、高脂血症、喫煙者、肥満の患者がターゲットとなる。こちらの検査は、看護師でも５分程度で行え、正常値を大きく外れた場合には、頸部血管エコー検査の必要性も出てくる。こちらも同程度の患者需要喚起によって一診療単価の１００円程度の引き上げが期待できる。

また閉塞性動脈硬化の疑いによって、これらの検査を二つ組み合わせて動脈硬化検査として実施する。症状が出ている人は３カ月に１回のスパンを維持し、そうでない人でもリスクを考えれば半年から1年に1回の検査を勧める。

15分から30分程度の時間をかけて医師が行う腹部エコー検査については、脂肪肝や腹部腫瘤、肝機能障害のリスクを抱えている患者がターゲットとなる。特定疾患療養管理料を算定している患者が月に約50名いる。その2割程度にオーダーを出すことが可能であれば月5000点、延べ患者数で割れば一診療単価は160円前後引き上げられる。

「院長、250円＋100円＋160円で合計410円。そうすれば設定した6500円をクリアします。いかがですか？」

「そこまで細かい計算はしていませんが、僕が考えていたこととほとんど同じです。数字の説得力で、僕にもできそうな気がしてきました」

「何割程度オーダーを出すなんてことは考えなくても、今言ったことをただ意識するだけで、実際オーダーは増えますよ。他の院長もこんな感じで話をしたあとには増えていましたからね。そうそう、血液検査も定期的に来院している患者には必要じゃないんですか？」

「3カ月に1回程度やっておくのが、患者さんの状態をみていくうえでもいいかな。でも全然徹底できていません」

「それも意識してきちんとやられたほうがよさそうですね。診察時にぜひ患者**ウォンツ**を喚起してください。それと反応がいい検査については、受付の近くなど患者の目につくところへポスターやリーフレット等をおいて啓発していきましょうよ。喩えが適当かわかりませんが、よくスーパーのレジの手前にガムやキャンディ、電池など日常の消耗品なんかが置いてありますよね」

「あれ、つい衝動的に手が出ちゃうんですよね」

「何気なく置いてあるようですが、陳列から商品構成まで店側は結構考えてやっているんです。それによって購買単価が上がりますからね。院長の場合は〝上げる〟のではなく〝適正にする〟のですが、発想はそれと同じです」

「小さな工夫ですね」

「そして小さな積み重ねですね。さて院長、これで一通りの対策について話し終えました。あとはやるだけです。一日平均患者数はこれから半年で今の倍の32人を最低クリアしなければなりません。診療単価も来月6月以降は６５００円でお願いします。全員で力を合わせて頑張りましょう」

健一は、影虎のその言葉に大きくうなずいた。

二人は、片付けを済ませて外へ出た。夜ふけに降っていた雨もすっかり止んでいた。空を見上げると、まだ夜の一部が残っている藍色の空にぼんやりとした太陽が姿を見せ始めていた。湿気の多い日のおぼろな日の出だったが、健一の目には希望の光に映っていた。そして心のなかで健一は思っていた。

〈止まない雨はない。明けない夜はないんだ…。〉

●経営メモランダム――医療はサービスか？

「医療はサービスか？」

いつの頃からだろうか、こんな議論が取り交わされてきた。医療を聖域としてみている側の人達にとっては、サービスなんて不謹慎であると主張する。一方最近では、患者の大半は医療をサービスとして捉えている。『お医者様』から『患者様』となってきた経緯を考えれば、医療機関側もサービスだと認識しているのだろう。本書でも、医療という特殊性を勘案しながらも、サービスと定義している。

そこで医療がサービスであるならば、「良い医療」イコール「良いサービス」となるはずである。一方で、「良い医療」は「良い経営」と完全なイコールでは結び付かない。よほどの希少性や専門性がなければ良い医療だけではクリニックに患者は集まらない。そのためにマーケティング7Pの組合せによって差別化していくことになる。そのうちの一つに「Product（医療サービス※）」があり、その一要素として「医療の種類と質」がある。これがいわゆる「良い医療」だ。よって、この要素は、「良い経営（＝患者が集まるクリニック）」をするための必要条件であって十分条件ではない。

※　ここでは「医療」「サービス」「（7Pの差別化要素としての）医療サービス」と便宜上使い分けている。

そこで、マーケティング7Pの組み合わせ自体をサービスとして捉えるならば、「良い医療」とは「良いサービス」とイコールでなく、「良いサービス」に含まれる差別化要素の一つと捉えることができる。そして「良い経営＝患者が集まるクリニック」ならば、「良い経営＝良いサービス」となる。結局クリニックの目指すところは、「**良いサービス**」を提供することであるといえる。

「良いサービス」とは

そこで改めて問うが、何をもってして「**良いサービス**」と言えるのだろう。おそらく多くの人は、患者が満足するサービスが「**良いサービス**」だと答える。患者は、皆満足か不満かを感じる価値基準をもっている。その価値基準を上回れば満足、そこへ届かなければ不満となる。では、その価値基準とは何だろうか。それは、患者がクリニックへ求める「期待」である。

患者の期待を上回るサービスを提供した場合に、患者が感じる評価としての満足感は非常に高くなる。つまりは、それが「良いサービス」なのである。たとえ期待を超えなかったとしても、投下コスト（そこで支払った医療費やクリニックの往復や診察待ち等に費やした労力）よりは価値があったと感じたならば、不満にまでは感じていない。ただし「並のサービス」との評価なので、他の医療機関へ乗り換えてしまう可能性は十分にある。投下コスト以下の満足しか得られていなければ、それは不満となり、「がっかりなサービス」と評価し離反してしまうだろう（図表35）。

この期待は、**タンジエントポイント**ごとに違ってくる。それが積み上げ算（足し算）で、クリニック全体としての期待となる。当然**タンジエントポイント**ごとの期待の大きさは、患者によってまちまちである。要するに、何に期待の比重を置いているのかは人それぞれなのである。

例えば、図36にあるようにクリニックの取材記事を読み、そこに期待してきた患者がいたとする。しかし取材記事のイメージと違って、あまり愛想の良くない院長に診察を受け、少しがっかりした。しか

図表35　患者の価値基準と評価

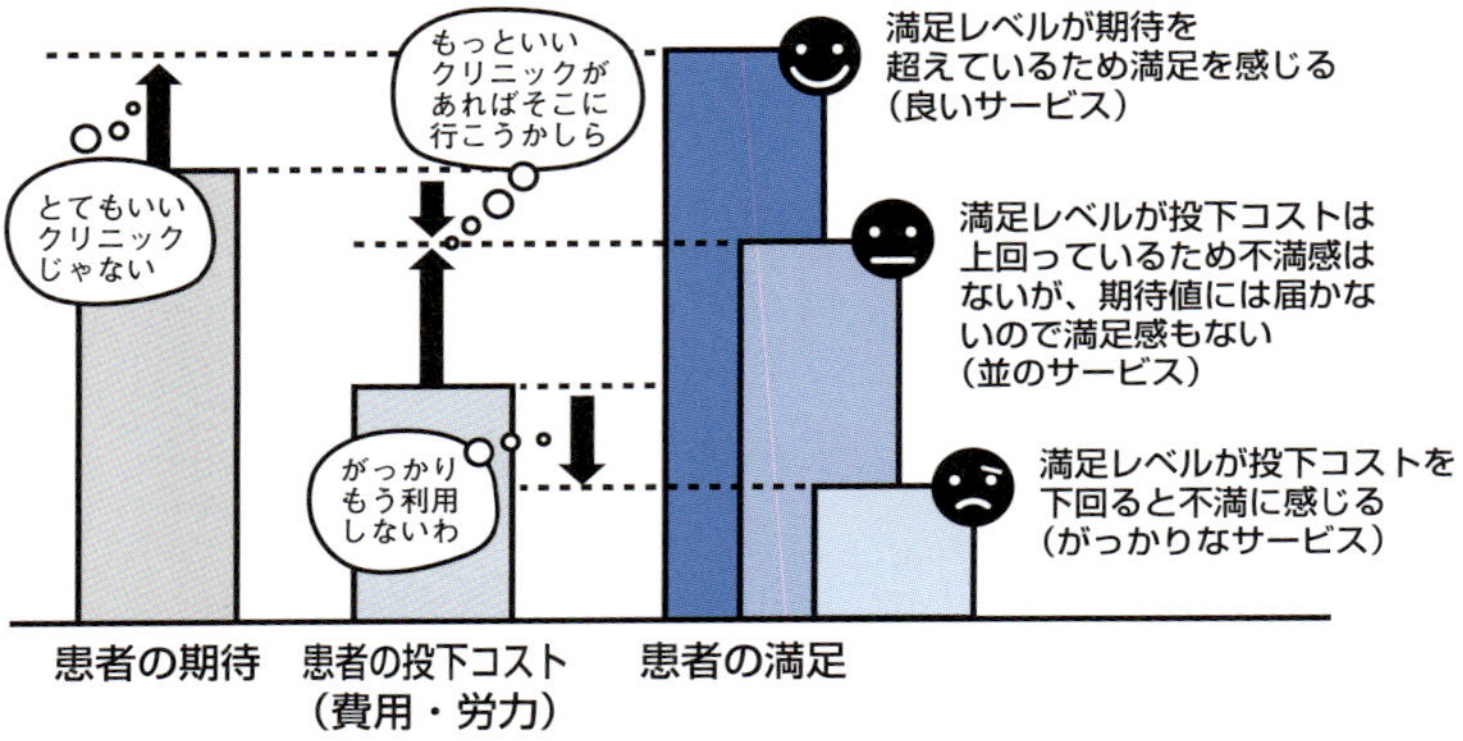

図表36　タンジェントポイントの環と患者評価

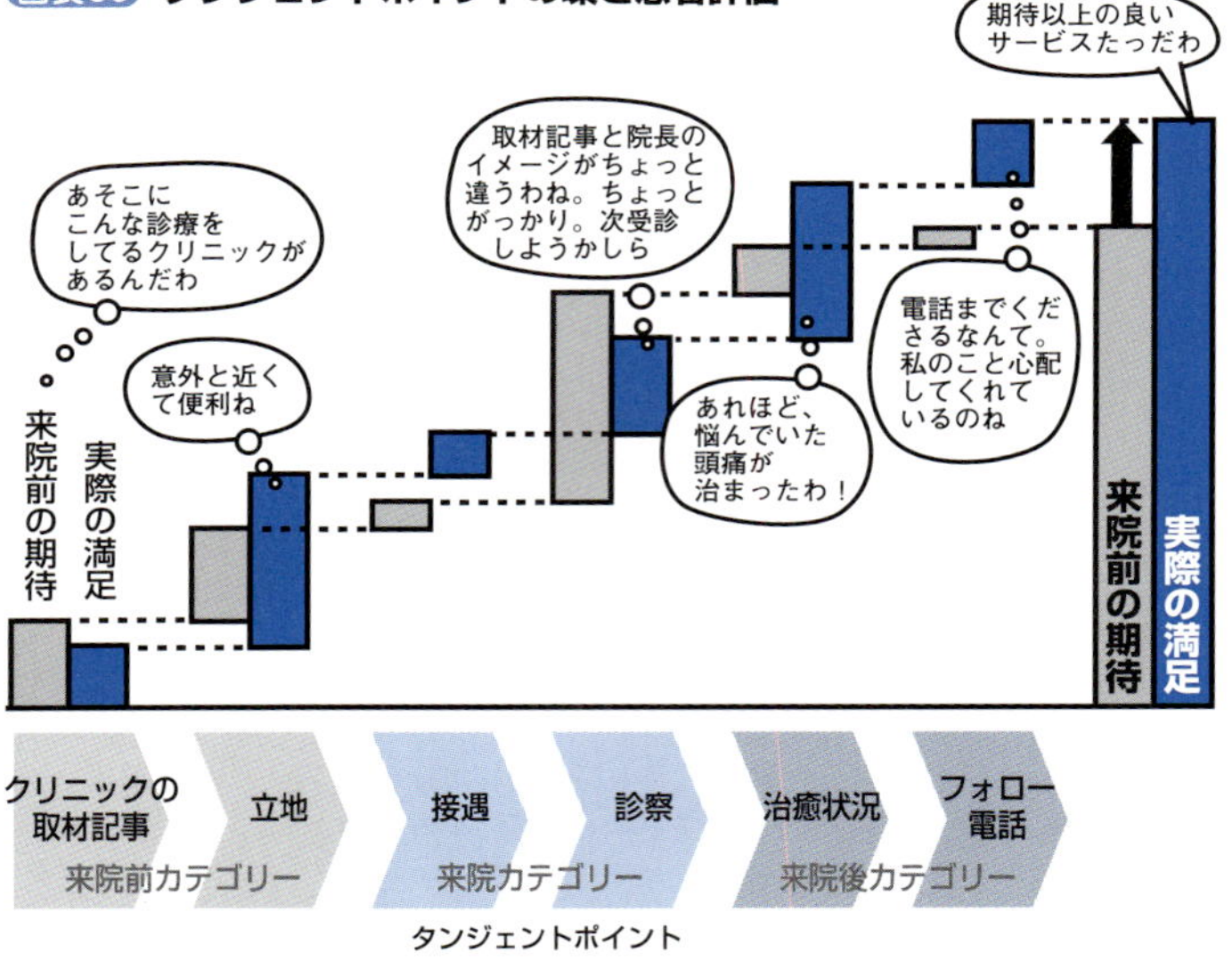

し、薬を処方してもらい、何日か経ち主訴であった頭痛が治まり、満足レベルが一気に引き上がっていく。フォローの電話までもらった。さらに満足レベルが上がった。

この例のように、診察の段階では期待よりも低い満足レベルであったが、結局総和としては期待を超えた「**良いサービス**」となっている。それが、もし立地への期待（利便性）が図の例よりも大きかったとする。しかし、非常に狭い路地でかつ駐車場もないアクセスの悪い立地であったならば、満足レベルが逆にマイナス（つまり不満）になってしまったらどうだろう。立地への期待が大きくなる分、期待レベルは高くなり、その結果満足レベルの総和は下がってしまう。つまり、同じ「医療の種類と質」を提供していても、患者の感じ方が変わってしまうのである。本書では詳しくふれてない余談ではあるが、この期待と満足の差を利用した患者満足度評価をしていくと、重点的かつ効率的に「**良いサービス**」の提供体制を構築することが可能となる。

患者が期待するものとは

患者の期待を超える「**良いサービス**」を提供するためには、その期待が何によって発生するのかを頭に入れておくとよいだろう。

マーケティングの第一人者であるコトラーらが示した要素のうち六つを示す。

■明確な約束

サービスは製品と違い目に見えない。だからこそ、提供するサービスがどんなものであるかを示す必要がある。それが曖昧《あいまい》なものであると、必要以上に患者の期待だけが大きくなってしまう。そのために、実現可能で正確な約束だけに徹するようにしなければならない。

■暗黙の約束

サービスは無形であるため、患者は何らかの糸口を見つけようとする。マーケティング7Pの物的証拠のように、インテリアや医療機器の充実度、その他スタッフの対応が丁寧であるか、院内が清潔に保たれているかなどによってサービスへの期待が生まれてくる。

■期待を高める要素

派生的な需要を喚起する。例えば、患者だけでなくその家族へ情報提供することでサービスへの期待を高める。また、一時的な期待にも対応するようにする。例えば、診察待ちの間に気分が悪くなり倒れてしまいそうな状態になった場合、誰もが優先的に診てもらうことを期待する。その対応は必ずやっていく。

■代替サービスの存在

患者は、そこに満足していなければ、常に代わりとなる治療法または他の医療機関へ期待し、常にそれを求め探すであろう。代替医療の提供や競合他院への対応はしっかりとやっていく。

■口コミや評判

患者にとって口コミや評判への信頼は絶大である。これにより期待も発生する。本篇にあるような口コミへの対応により、なるべく正確な情報（約束）が伝わるようにしていく。

■過去の経験

患者の期待は、他の医療機関での過去の受診経験等と比較され形作られることも多い。そのために、患者の過去の受診経験などの情報収集も怠らない。

医師は、患者よりも患者の抱える疾患についてよく理解している専門家であるからこそ、患者は受診する。それが患者の期待する医療サービスの本質である。患者の期待やサービスの評価は、結果よりもサービスを提供するプロセスに重点を置くものである。特に医療は、患者の期待する治療結果にならないことも多い。そのためにも、**タンジェントポイントの環全体のプロセスで満足レベルを上げる意識をもつことが必要となる。**

サービスの質とは

「**良いサービス**」とは、患者の期待を上回るサービスを提供することであると述べた。そこで、差別化要素のマーケティング7Pや**タンジェントポイント**などによってサービスの質を一つひとつ評価していく。いろいろありすぎて、実際にはなかなか整理して考えることができない。それをコトラーらがサービスの質を測る五つの指標としてまとめているので、参考にすると整理できる。

■信頼性

前述の期待の源泉である「約束」が守られているかは、質を測る最も重要な判断材料である。頭痛が必ず治るという約束をしているにもかかわらず、それが守られなければ医師が最善を尽くしたとしても信頼性は低くなる。つまり、必ず治ると約束する、そのプロセスが間違っているのだ。だからこそ正確な約束を示すことが重要なのである。

■対応性

患者は、**タンジェントポイント**の環全体でサービスの質を決める。そこでの対応の良さや早さ、適切さなどを自分が期待するレベルで求めてくる。例えば、処方された薬を飲んで急に気分が悪くなってしまったとする。すぐに、処方した医師へ電話をかけるが、診察中だったので後から遅れてかけ直すことになった。しかし、診察が長引き10分経ってもかけ直せていない。この場合、患者はどう思うだろう。そこは連絡が入った時点で看護師が代わりに症状を聞いておくなどして対応すればいい。

■安心感

結果だけの評価が困難な医療において、安心感を与えることは信頼性と同様に重要である。特に患者は誰でも不安を抱えている。だから、専門医の認定証や、連携先の病院との連携証明書類（登録医証など）を掲げておくことも必要である。また、出版物や取材記事があれば、患者はそれを見て安心するのである。医師の経歴なども載せておくべきだ。

■共感

「患者は、自分のことを覚えてほしい、自分のことをもっと知っていてほしい、自分だけを特別扱いしてほしいと思う」という影虎のセリフがある。まさに、これのことだ。患者への関心を示すことである。

■有形物（物的証拠）

マーケティング７Ｐのうちの一つであるから、細かい説明は必要ないだろう。無形サービスを有形物にすることを改めてここで再確認していただきたい。

こうしたことも**タンジェントポイント戦略**のベースとなっているセオリーである。この原理原則を頭に置きながら、本篇の事例に当て込んでいけば理解がより進むはずである。**タンジェントポイント戦略**を構築するうえでぜひ活用していただきたい。

第5章

努力は裏切らない

最も強い者が生き残るのではない。最も賢い者が残るのでもない。
唯一生き残るのは変化する者である。

チャールズ・ダーウィン（進化論を唱えた自然科学者）

停滞打破

あれから半年が過ぎた。

今日から12月に入り、昨晩スタッフ総出で設置したクリスマスツリーや院内外のイルミネーションで、鈴の木クリニック全体が飾られている。

〈去年は、こんなことをする余裕もなかったな〉

健一はそう思いながら、デコレーションであふれているツリーを、待合室のソファに座って眺めていた。また同時に、この1年の特に最近の半年間の出来事が頭のなかで駆け巡っていた。やれることはすべてやった。自分を信じて、そして影虎を信じて必死でやった。

その甲斐あって鈴の木クリニックの状況は、この半年でだいぶ好転してきた。半年前までは毎月200万円近い赤字を出していたが、先月11月、開業以来初めて、数万円とわずかだが損益計算書で単月黒字を出せたのだ。医業収入も200万円から500万円にまで伸びている。資金繰り計画表にある現金増減額もプラスに転じ、ようやく現預金も増え始めた。恩返しだからと言い、影虎からは一度もコンサルティングフィーを請求されていない。しかし、直美と相談してこれまでの分を上乗せして先月から払い始めた。

影虎の示した増収対策四つの視点による各プログラムや、セグメントを絞った患者へのアプローチ

図表37 鈴の木クリニックの実績（改善後）❶

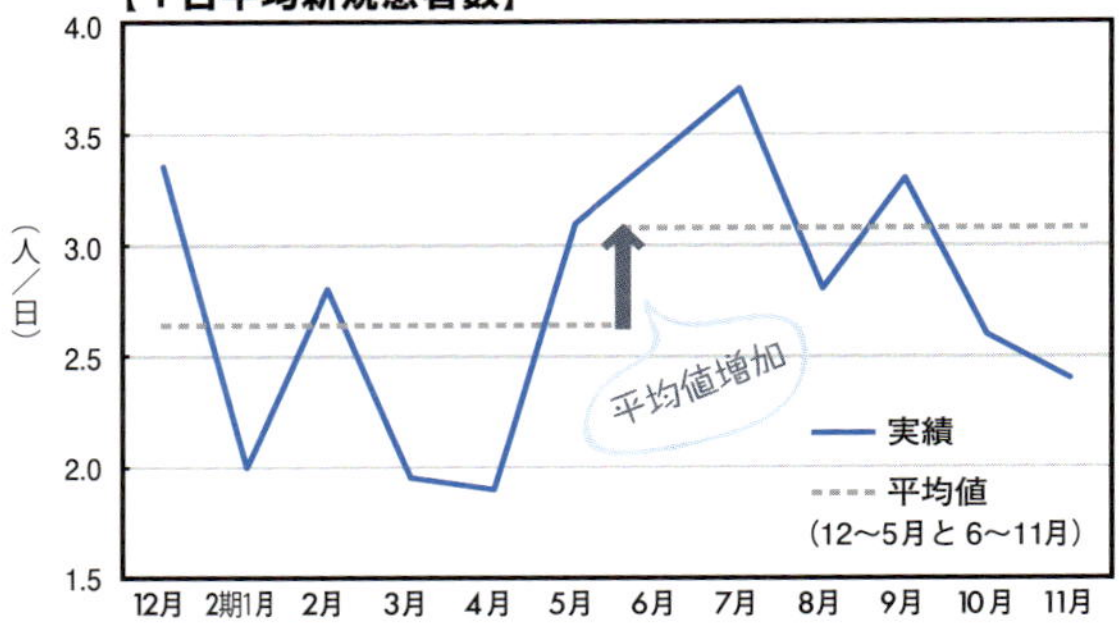

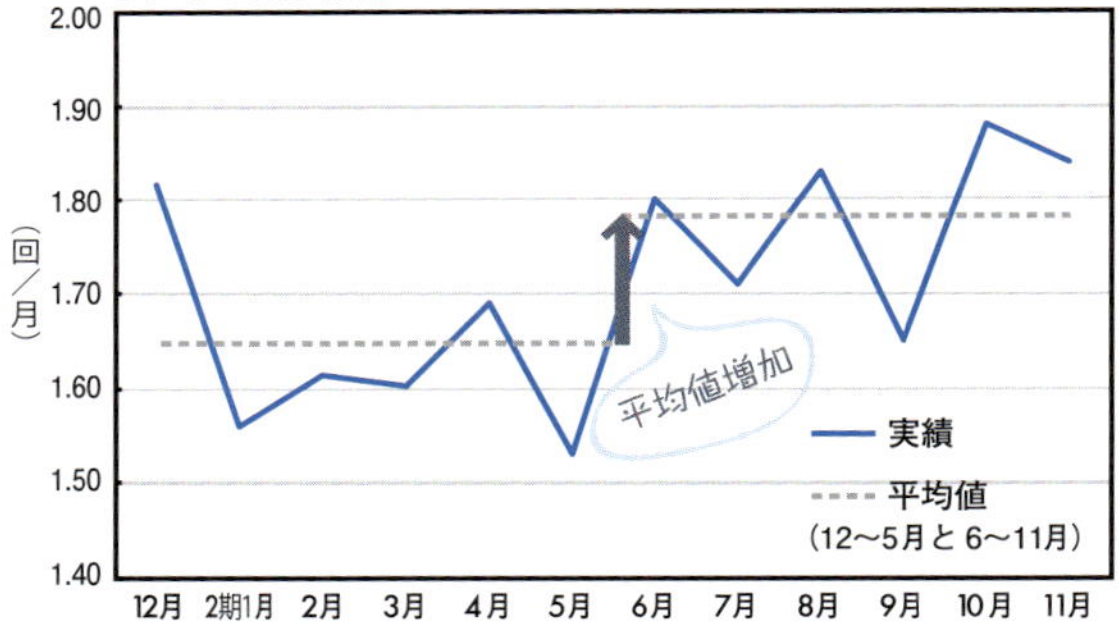

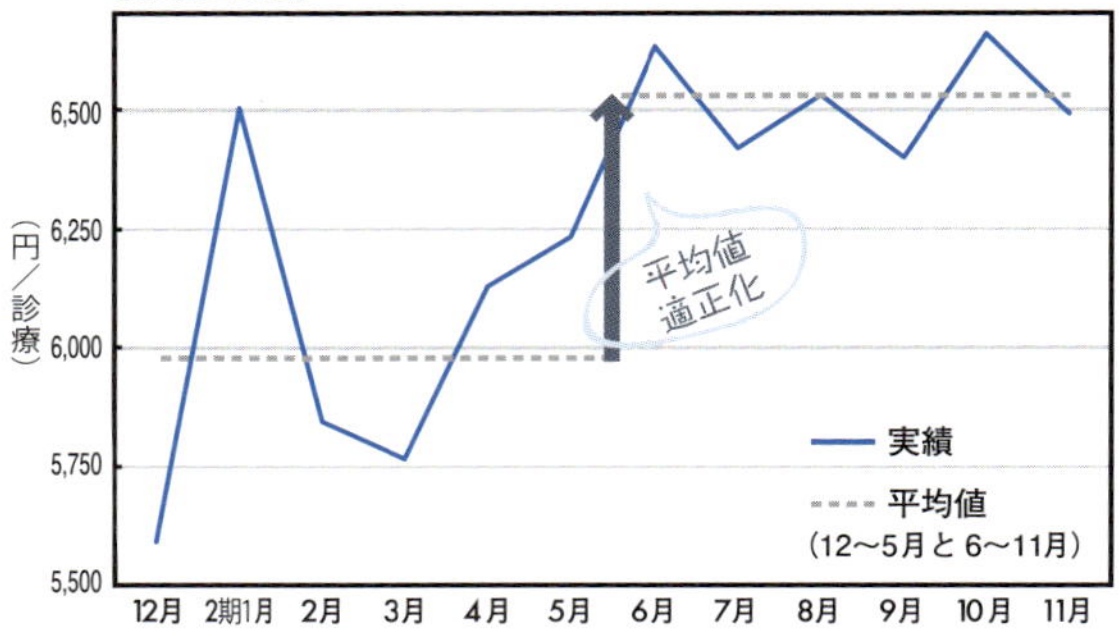

は、それぞれに効果を発揮した。（図表37、38）

新規患者数は、**広告宣伝**と**口コミ**がともに効果を発揮して、６月から11月までの直近の６カ月とそれ以前の６カ月の平均で一日０・44人の増加となった。

平均来院回数も同様に０・14件増加となった。これは患者の離反防止に努めたことや、鈴の木クリニックのシーズである生活習慣病や痛みのケアが地域住民に認知されてきて、慢性疾患患者が徐々に増えてきたことが増加要因となっている。

診療単価についても、患者ウォンツを喚起し、適正な間隔でオーダーを出していったため、同様の各６カ月平均で５３０円上昇した。適正値として目標設定した６５００円を平均でクリアしている。

一日平均患者数は、プログラム開始直前の４月に13・２人であったのが、９月には早々に30人を上回った。こちらも影虎が設定した目標に対し、５月以降11月を除いて毎月クリアしている。

健一自身が、この結果には一番驚いていた。当初は、影虎の設定した目標へ少しでも近付ければ、それでも御の字だと心のどこかで思っていた。それがいい意味で裏切られてきた。効果の見えなかった対策も多数あった。とはいえ、それでもやればやるほど成果に結びつく。それが**モチベーション**につながっている。また、影虎の月１回の訪問が、健一にとってはちょうどいい**インセンティブ**となっている。今では完全なる手ごたえをつかみ、自分のやっている医療が、地域住民に受け入れられつつあるという自信も出てきた。――が、そんな健一にも、まったく不安がなくなったわけではなかったのだ。

「院長こんばんは。めっきり寒くなりましたね。そういえば、外のイルミネーションとてもセンスいいですね。目立ちますから、住民の認知もさらに上がるんじゃないですか。直美ちゃんらしい発想の**直媒体対策**ですね」

「ありがとうございます。直美にも伝えておきます。それにしても今日着ているツイードのジャケット、また渋いですね」

「肉厚があって、ざっくりしている生地なので、寒い時期には重宝するんですよ」

「その生地はハリスツイードですか？」

「えっ、よくご存じで。お話したことありましたっけ？」

「清宮さんの影響で、僕も仕立てたんです。職業柄そんなにスーツを着る機会はないので、ジャケットをあつらえたんですよ。ほらこれです」

「ツイードのジャケット、色柄までかぶってる…」

「へへへっ、真似したわけじゃありませんからね。偶然ですよ、偶然」

「このジャケットは、もう院長のところへは着てこれないですね。いい歳したおじさん二人が、同じジャケット着ているのもなんか気味悪い」

「気にしすぎですよ。そうそう、そんなことより気にしなきゃいけないことがあるんです。ここのところ患者数が伸び悩んでいるんです。結局11月は目標をほんの少しですけど、下回っちゃいました」

一日平均患者数のグラフでもそれを示していた。11月目標の30人は2か月前の9月でクリアしている。しかしそれ以降は、30人をわずかに下回っていた。（図表38）

「そうですか。通常この時期は、季節の変わり目で体調を崩す人が多くなるので、もっと増えてもいいはずなんですけど」

「去年より認知が進んでいるはずなのに、新規患者数も昨年の11月よりもだいぶ少なくなってしまっているんですよね。昨年ほど風邪が流行っていない気もするので、しょうがないですかね」

図表38　鈴の木クリニックの実績（改善後）②

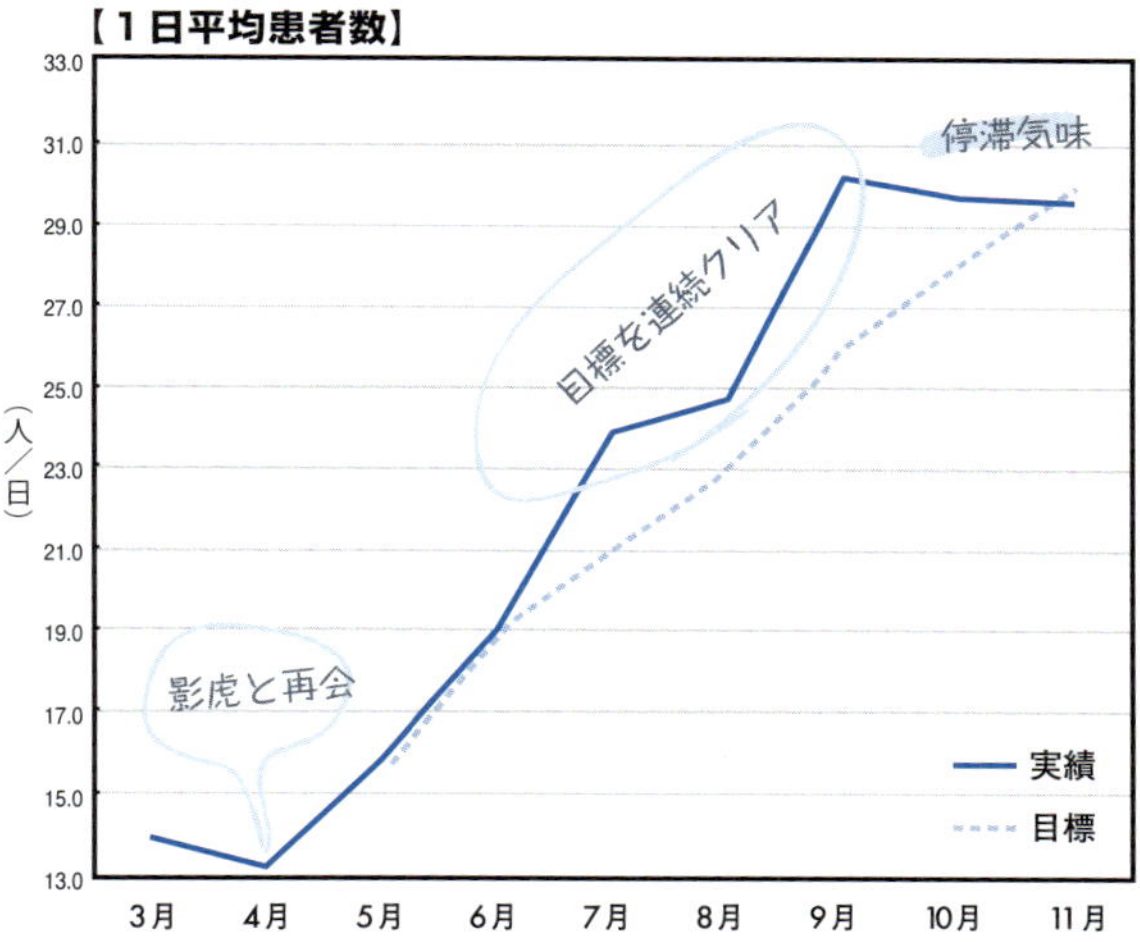

「院長、11月の**広告宣伝**と**口コミ**の割合はどうでした？」

「**新規患者経路分析結果**でみると、9月以降**広告宣伝**の割合も数も減っていました」

「テコ入れしないとまずいですね。あとで**広告宣伝対策**の見直しと強化案を考えることにしましょう」

「はい。あと気になることがもう一つあるんです」

「**平均来院回数**も**診療単価**も悪くはないですよ」

「いえ、そこの数字には出ていないんです。最近、来院されなくなった患者さんが増えてきた気がしたので、例の**追跡調査**をしてみたんです。そうしたら、やっぱり離反する患者さんが増えていたんです」

「連絡なしで予約キャンセルされた患者への、再予約連絡は徹底できていますか？」

「それが、最近急激に患者さんが増えてきて、スタッフも忙しくなっていることを理由にさぼることも多くなってしまっています。患者さんとのコミュニケーション密度も同じ理由でだいぶ下がっているんじゃないかと思います。時間帯によっては、患者さんが集中して待ち時間も長くなってしまうこともあるんです。予約といっておきながら予約どおりの時間に診察できない場合も多くなっています。そのために、患者さんからの苦情も増えているんですよ」

「数カ月で患者数が倍増したわけですから、院内の受け入れ体制が対応しきれていないんでしょう。接遇も多少なりとも雑になっているかもしれません。これからは、**医者**、**経営者**だけでなく、**監督者**の仕事もより重要になってきます。経営理念もこれから整理してスタッフへ浸透させていかないといけませんし、教育・研修も計画してやらないとそろそろまずいですね。院長のところは、朝礼とか、定期的な会議もやっていませんよね」

「数人しかいませんし、ほぼ毎日顔を合わせているので、今のところ必要性は感じていないんですよ」

「一度看護師を含めてスタッフ全員と一対一で面談してください。彼女たちの不満や意見を吸い上げていかないと、そのうち爆発してしまうかもしれませんよ。毎日顔を合わせていても本音では話せていないものですし、会議がないということは、たぶん院長からの一方通行の情報でしかないわけでしょう？」

「そんなに、おどかさないでください」

「おどしじゃありません。これからは、きちんと会議を設定して、全員が同じ方向を見て仕事ができるようにしていかないと」

「組織力向上プログラムですね」

「勝手に名前を付けないでください。でもまぁそんなところですかね。いずれにしても、早急に**患者離反防止対策**も徹底して、新たな手を打っていかないと。あっ、そういえば関西で11月上旬にインフルエンザ流行入りが確認されているようですよ。今週にも全国的な流行宣言が出る見通しだそうです。このタイミングで対策を一つ立てましょうか」

「でも11月のインフルエンザの予防接種件数は、昨年に比べて倍以上だったから別に対策を打たなくてもいいんじゃないですか」

「ここで手を抜いたらあとで後悔しますよ。流行宣言となればマスコミにも流れますし、周りで話題にも上がってきます。それによって人のウォンツも喚起される分、需要も再び上がるんです。**流行宣言が出たら、新聞記事などを切り抜いて一番目立つところに貼っておいてください**。それとスタッフの皆さんへは、**患者へ予防接種ウォンツを喚起させる声掛け**をお願いしてください。また看護師さんへも、**患者家族が接種しているか訊いてもらう**ようにしてください」

「抜け目ないですね。承知しました。でもインフルエンザワクチンって、抗体が立ち上がるまでに2週間から1カ月ほどかかるんですよ。11月くらいに準備しておかないとあまり意味がないんじゃないですか」

「そうかもしれません。ただ、接種しなかった人でも周囲で感染者が出れば怖くなって、すぐに効果が出ないとわかっていても接種したいと思う人も必ず出てきますから。それと不幸にも感染してしまったときや疑いのときには、患者も貴院を頼ってくるはずです。特にインフルエンザによる合併症リスクのある高齢者や呼吸器や心臓に持病を抱えている患者を抽出してハガキでお知らせしたらいかがでしょう。当然それに限定せずに、昨年は接種しているのに、今年まだ接種していない患者とかでもいいんじゃないでしょうか」

「ハガキの内容はどうしましょう？」

「流行宣言が出たことや、流行している株のタイプ、それに感染してしまったときの対処方法などを、簡単にまとめてみたらいかがでしょう。他院の例があるので、後ほどメールでお送りしておきます。それと以前私が提案したとおりに、予防接種の料金は地域で最安値にされてましたっけ？」

「はい。ここは医師会の取り決めもないですから、問題なくやれましたよ。接種件数が倍増したのも、値下げしたからじゃないのかな」

「でも、まだ予約制にしていますよね」

「火曜日と木曜日の午後にしています。そうやったほうが、薬剤原価が抑えられますから。それとまとまって来院されれば、オペレーションもずいぶん楽になりますし」

「確かインフルエンザワクチンは、2アンプルを1セットで販売していましたよね」

「使い切りタイプなので、2人来ないと一つは廃棄しないといけなくなっちゃうんですよ。1アンプルのタイプもあるんですが、1アンプルだからって、2アンプルの価格の半分になるわけではないんです。だいたい、2アンプルの75パーセントくらいですかね。それと返品も不可なので使い切らないと無駄が出ちゃうんです。コスト削減です」

「どうでしょう。ここは、予防接種で利益を得るというよりも広告宣伝費として捉えて、多少の無駄を出してもいいと割り切りませんか？」

「料金を安めに設定していますので、もともと利益はそれほど出ていないし、原価割れしないのであれば別にいいですよ」

「だったら、看護師さんと相談して予約制を廃止しましょう。こちらの都合で、予約制にするよりも患者さんの都合を優先したほうがいいんじゃないかと思うんです。11月の予防接種数の実績をみれば、それほど無駄も出ない気がしますし。家族など2名で来れば少し安くするということも他院でやっていたので、それも検討されたらいかがでしょう。**患者ロイヤリティ**の向上は、どれだけクリニックへ足を運んでもらえるかにかかっていますからね。そこで多少利益が下がっても、来院の機会を作るほうが結果的に収入につながってくるはずです。それと、年賀状の時期ですからこれもターゲットやハガキの図案を考えていかないといけませんね。他にも…」

「清宮さん、ちょっと待ってください。座りませんか？」

影虎が、来院して健一と挨拶してからそのまま立ちっぱなしで話していたのだった。それ以降も二人のやり取りは続き、結局はこの日も影虎が帰ったのは明け方の寒い朝だった。

飛躍のとき、そして…

「うえすぎメンタルクリニックの院長の上杉です。精神科医やらしてもらってます。開業したてです。初めての参加ですが、よろしくお願いします」

「木下です。市内で整形外科のクリニックやってます」

「眼科医の中西です。自分は隣の奈良県で開業してます」

「鈴木です。専門は神経内科です。僕のクリニックは皆さんのように関西ではなく関東なんです」

初参加の上杉は、少し驚いた表情で健一に尋ねた。

「先生は、わざわざ大阪まで来られているんですか?」

「そうなんです。初めてこの経営カンファに参加したのは、1年前の今頃のことです。恥ずかしながらその頃とても経営が苦しかったんで、清宮さんに相談し、これに誘ってもらったんです」

「確か関東でも開催されてはったはずやけど」

「上杉先生もそう思いはるでしょ」木下が答えた。「しかも一人じゃなく二人で来ているんですわ」

「鈴木の妻の直美と申します」

健一は、その後も大阪での**クリニック経営カンファレンス**に続けて参加していた。また、3回目から直美も誘って参加していたのだった。

「木下です。市内で整形外科のクリニックやってます」

「眼科医の中西です。自分は隣の奈良県で開業してます」

「鈴木です。専門は神経内科です。僕のクリニックは皆さんのように関西ではなく関東なんです」

初参加の上杉は、少し驚いた表情で健一に尋ねた。

「先生は、わざわざ大阪まで来られているんですか?」

「そうなんです。初めてこの経営カンファに参加したのは、1年前の今頃のことです。恥ずかしながらその頃とても経営が苦しかったんで、清宮さんに相談し、これに誘ってもらったんです」

「確か関東でも開催されてはったはずやけど」

「上杉先生もそう思いはるでしょ」木下が答えた。「しかも一人じゃなく二人で来ているんですわ」

「鈴木の妻の直美と申します」

健一は、その後も大阪での**クリニック経営カンファレンス**に続けて参加していた。また、3回目から直美も誘って参加していたのだった。

「そうそう、今日のプレゼンテーションは、直美ちゃんの番やったよね？」

「木下先生、あまり緊張させないでください」

「へぇーそうなの、それは楽しみやね。じっくり聴かせてもらいます」

「中西先生もそんなこと言わないでください。ますます緊張しちゃうじゃないですか」

「ちなみに何を話されはるんですか？」

「この1年間の激闘についてです」

そうして**経営カンファ**の最後、直美のプレゼンテーションが始まった。影虎に再会する以前経営に行き詰っていたこと、影虎との再会のこと、**タンジェントポイント**100個を出す課題を一緒に知恵を絞って夜遅くまで二人で考えたこと、その際イタリアンレストランを参考にしたこと、**口コミ対策**では自分が患者目線からのいろいろな提案をしたこと、しょっちゅう遅くまで健一の課題の手伝いをしたことなど、最初は緊張気味だったが、しだいに調子が出てきて熱弁をふるった。そして、予定時間を大幅にオーバーしてもその語りは続いた。

「直美ちゃん、予定時間過ぎているよ。そろそろ現状の鈴の木クリニックの状況に話を移さないと」

影虎が、プレゼンテーション中の直美に小さな声で言った。それに気付いた直美は、話を進めて現状の話をし始めた。（図表39）

「患者数は昨年の秋頃に一度停滞しました。それでも、院長の鈴木やスタッフの皆さん、そして清宮影虎先生と一緒に頑張って、その停滞や数々の困難を打破することができました。おかげさまで最近では、目標以上の患者さんに来ていただけるようになりました。私がこうやって今皆さんの前で話すことができるのは、何より夫である鈴木が寝食惜しんで努力してきたからです。1年間本当にご苦労さまでした。これからまだまだやらなければならない課題もたくさんあるし、困難も待ち受けているかもしれませんが、気を抜かずに一緒に頑張りましょう。そして、もっともっと自分の理想とする医療に向かっていってください。健一さん、努力ってやっぱり裏切らないんですね。——以上で、鈴木クリニック院長夫人・鈴木直美の発表を終わります」

図表39　1日平均患者数

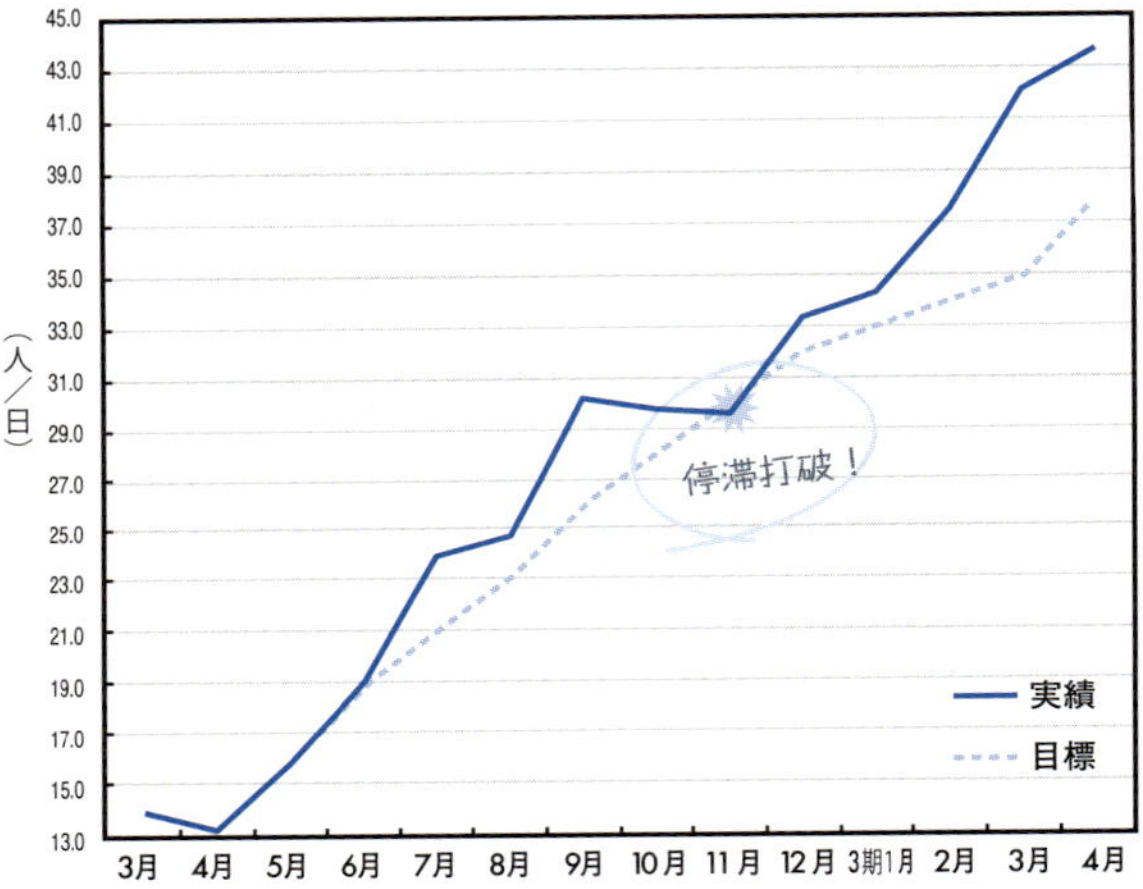

直美が、頭を下げると大きな拍手に包まれた。健一も、うれしそうに拍手をした。開業からこれまでにあったいろいろなことが走馬灯のように頭をめぐっていた。

そして、クリニック経営カンファレンスが終了した。

「直美ちゃん、すごく感動的でいいプレゼンだったよ」

「そう？　影虎君は昔からほめ上手だからな。でも今回は、素直にそのお言葉を頂戴するわ。そうだ、これから木下先生たちと、串揚げ屋へ行くことになったんだけど影虎君も来ない？」

「ごめんね、今日は行けないんだ。あるクリニックの院長からの相談があって、名古屋まで行かないといけないんだよね。」

「えー?!　『今日は』『今日は』って、いつもじゃないの？　イタリアンレストランもいまだに一緒に行けてないし。ちょっとくらいいいじゃない」

「直美、清宮さんにあんまり無茶言うなよ。清宮さん、すいませんいつものことで」

「いいんですよ。でも鈴木院長、計画よりも早く達成できて本当によかったですね」

「ええ、おかげさまで。清宮さんの鬼のように多い課題のおかげです」

「鬼はちょっと余計じゃないですか」

「もちろん、とっても感謝しているんです。普通、院長になるとなかなか相談相手がいませんし、誤りを指摘してくれる人もいません。しかも課題を与えてくださる人は、患者さん以外にはまずいません。昨年の今頃、もし清宮さんへ連絡を入れていなかったらと考えるとぞっとします」

「今頃鈴の木クリニックは、もうなくなっていたんじゃないかしらね」

「そのとおりだな。そういえば清宮さん、当時延命措置と言われてやった銀行からの借入金の返済保留が先月で終わりました。今月からまた頑張って借金を返していきますよ」

「院長のところはこれからも安定して患者が増えていきますよ」

「はい。自信が確信になりました。――と言いたいんですが、実はちょっと心配の種もあるんです」

「近くでもうすぐ内科のクリニックが開業するらしいのよ。例の山本ってコンサルタントが絡んでいるらしいのよね」

「開業コンサルタントの中野さんや、僕らが契約を打ち切った税理士の吉田さんも手伝ってるって話も聞いてるよ」

「なおさら負けられないわね」

「今の鈴の木クリニックなら大丈夫ですよ。でも念には念を入れて、来週訪問したときにでもその話を詳しく伺って対策を練りましょう」

「健一さん、競合対策100個考えておいてくださいね」

「コラ、直美。冗談はよせ！」

「鈴木院長、いいですね。それやりましょう」

「えっ、マジで?!　でも、まぁそれも必要かな。僕らがこのきびしい時代を勝ち抜くためにも自ら変化していかないとね。鬼の清宮影虎ここにありってところですか」

「だから、鬼は余計ですって…」

◆あとがき◆

健一が院長である以上、やるべきことは尽きない。**医者**として、自分の目指す医療のためにやるべきことがある。また**監督者**として、スタッフ教育や業務のルール化、日々の業務管理、そして目標管理もやらなければならない。そして**経営者**としてもやるべきことは多い。それは、患者が集まって収入がある程度安定して終わりというわけではない。鈴の木クリニックの近隣に、競合医療機関が開業するという。その影響も考えなくてはならない。また、人材の採用も経営者として考えるべき大切な仕事である。さらに経営をかじ取りしていくうえで、新たな投資案件も出てくるかもしれない。その先には、医療法人化だってあり得る。

当然健一だけでなく、すべての院長にも同じことが言える。しかし、**医者**、**監督者**、**経営者**の三つの役割を一人で背負っていくには限界がある。だからこそ、参謀となる人物が必要になる。身内でもいい。事務長として誰かを雇い入れてもいい。ケースのなかでは参謀役にはなってくれなかったが、開業コンサルタントや税理士、その他出入り業者の人達も心強い参謀となってくれるだろう（彼らもプロフェッショナルなのだから）。

とはいえ参謀が傍にいても、最終的に院長は孤独である。クリニックの全責任を負うのは**経営者**であり、またクリニックに関する重要な意思決定も、結局は院長以外にはできない。そのときは、誰も助けてくれない。ものすごく孤独を感じる瞬間だ。

これは、開業した院長が皆一様に感じることだろう。そのほかにも院長となって初めて感じることがある。それは、情報がとたんに入らなくなるということだ。独立開業すると、勤務医時代や医局に属していた時代には手に入った様々な情報が、とたんに入らなくなる。それが孤独感を増長させる。医学情報ならば、入手方法はいろいろあるだろうし、相談者もいるかもしれない。しかしながら、経営情報となるとそうはいかない。言いにくい悩みならば相談もしにくい。そういったときにも、優秀な参謀がいれば救われる。しかし、どれだけの院長がそういった参謀を、周りに置くことができているのだろうか。実態は意外と少ないものだ。

だからこそ、経営情報は能動的に獲りにいかなければならない。しかし、貴重で有益な情報であればあるほど、簡単には獲れないはずだ。それこそお金もかかる。情報は投資しなければ得られないものと考えるべきだ。

健一のように開業コンサルティングを無償で受けるケースがある。無償の開業コンサルティングが悪いのでは決してない。積極的に利用すればいい。ただし、営利団体が行っているにもかかわらず、なぜ無償であるかを考えるべきだ。また、有償だったらそれでいいのか。それも違う。情報へ投資するのだから、きちんと情報の質を見極めなければならない。

しかも、投資なのだから、知り得た情報によって利益回収をしなければ意味がない。筆者は、経営コンサルタントという仕事柄様々な経営者と会う。そこで感じることは、優秀な経営者ほど、情報への投資に積極的だということだ。本もたくさん読む。多くのお金と時間を使って人脈を構築する。そして様々なことに興味をもって勉強する。いざというときのためにも、自分の身を守るためにも、そして自身の成長のためにも有益な情報へ積極的に投資しているのだ。

医者としてならば医学情報への投資、**監督者**ならば自身よりもスタッフへの情報投資（スタッフの研修への参加費等）、そして経営者ならば、もちろん経営情報への投資が必要となる。その際の経営情報の価値基準は、医学情報よりもシビアに設定してほしい。シビアとは、投資に対して何円回収できるかだ。それが価値基準になる。

例えば、本書『〝集患〟プロフェッショナル』を購入された読者であれば、それは立派な経営情報への投資になる。投資内容は、本の購入金額だけでなく、購入や読書に費やした時間も含まれる。もちろん、対策を打つコストや労力も投資だ。この本によって、少なくとも一人の患者を獲得すれば、元は回収できる。あるいは、一診療単価が１００円上がれば、数日で十分元は取れる。しかも、それ以降は本書による投資利益が積み上げられるわけであり、そうなることを切に願っている。

■

我々のような経営コンサルタントも医師と同じで、自分の専門分野の情報への投資を積極的に行っている。それによって得られたノウハウやセオリー、スキルに対して、クライアントはコンサルティングフィーとして投資する。（他人は知らないが）そのフィーは、健一と影虎が再会した４月から５月の実績があれば、お釣りがくるくらい十分に元が取れてしまう。

当然元を取るだけでは意味をなさない。我々は投資額の何倍、いや何十倍もの投資利益が出るよう研鑽を積み、クライアントである院長ほかスタッフの方々と一緒に汗をかきながら日々走り続けている。そして、医師が患者からも学ぶよう、我々もクライアントから多くのことを学んでいる。

本書のケースはフィクションであるとはいえ、そういった筆者がこれまで自己投資して体得した知識やクライアントとの実体験の結晶体だ。その活用次第で本書への投資分の何十倍、何百倍の価値が生まれると確信している。

最後まで読んでいただいた読者の皆様が、その目的に少しでも近付いたと感じてもらえたら幸いであり、そしてそれこそが筆者にとっての喜びになる。

ただし、本による情報発信の限界もわかっている。だからこそ、もっと経営全般におけるマネジメントやマーケティング情報を知りたい、また情報を活用するためにもっと勉強したい、そしてその知識を使って論理的思考技術を身につけたい、さらにはケース中にあったような**経営カンファレンス**のように他の院長たちと体験を共有したい、健一のような経験をしたい、そういった**経営者**としての**ニーズ**や**ウォンツ**が喚起されたならば、一度我々のウェブサイトにも訪れていただければと思う。

筆者は、過去にMBA（経営学修士）を取るために米国へ留学した。そこで三つのことを体得した。

一つ目は、様々な経営セオリーや各業界の事例などの知識だ。ビジネススクールでは、戦略、マーケティング、財務・会計、人事などの経営に必要な各領域を学んでいく。実際には、ここで得た知識すべてを記憶しているわけではない。ただし、頭には知識をしまっておく引き出しがある。何かあれば、そこから知識のキーワードを引っぱり出すのである。その引き出しのおかげで、適宜必要なセオリーやケースを参考に、目の前の問題や課題を解決に導くことが可能となる。

二つ目は、論理的な思考法だ。ロジカルシンキングとも呼ばれ、ある事象をある原則にて決められたフレームワーク（枠組み）に従って整理していく思考法である。この思考法を導入することで、因果関係の把握や、問題の解決が容易になってくる。つまり、効率的に知恵を絞るコツが身につくのだ。

そして、三つ目に得たものは、体験である。筆者は、留学中あるベンチャー企業に在籍していたことがある。そこで、ビジネススクールで得た知識や思考をそのまますぐにビジネスの現場で使う場面を幾度も体験することができた。

日本へ帰国後も経営コンサルタントとして、体験量をさらに増やし続けてきた。結局、知識、論理的思考、体験を得て、今でも経営コンサルタントとして、その分野のプロフェッショナルとして生計を立てている。特に筆者は病院やクリニックなど医療機関の経営が専門であり、常々医療の特殊性を勘案しながら、徹底的にこの領域を科学してきた。そして成果も出してきた（当然その裏には様々な失敗も重ねてきた）。

そこから学んだことがある。それは、知識だけを追求しても現場では適用や応用はできないこと。また知識習得もなく論理的思考だけを追求しても、成果は出ないこと。さらに体験はその機会は得られるかもしれないが、成功体験はそう簡単にはできないこと。

そこで、これらの知識、論理的思考、体験を一気に得ることができたらどうだろうと考えた。しかも今クリニックの院長が一番必要としている〝**集患**〟というテーマで、なるべく手軽に体得してもらえないか、と思案した。

その結論が、本書である。まず、本ならばセミナー等と違い、いつでも自分のペースで読めるので手軽である。ただし、本にはページの制限があるので当然すべては網羅できない。そこで、基本的で利用価値の高い知識や論理的思考を助けるフレームワークに絞って書くことにした。そして、疑似的に成功体験が可能なケーススタディ手法を導入した。ケーススタディとは、多くの事例を研究してそれを体系化し、そこから応用可能性を検証していく、より実践的な研究方法である。物語という要素を取り入れて、それをケースとし、その登場人物となることで疑似体験ができるのだ。

本書の読み手の中心は、院長という立場の医師であろう。経営についてこれまで体系的に勉強したことがない医師であった場合、門外漢である経営セオリーをすんなり理解することはむずかしいかもしれない。そこで、誰もが経験する身近な話題をふんだんに取り込み、その話題を介してセオリーを説明していくことを心がけた。これによって理解が容易になったのではないかと自負している。もちろんセオリーだけではない。〝集患〟のための具体的なノウハウも可能な限り盛り込んだ。使い方や使う場面もイメージできるよう工夫もしている。

さらには、ケース中では語られていない部分をフォローするための解説コーナーとして「経営メモランダム」を適宜用意した。これでさらに理解が進み、応用範囲の広い汎用性のある本になったと確信している。

■

最後に、本書を出版するにあたって、成功も失敗もともに経験してきたクライアントの皆様。

100個のアイデアを出してほしいと、時に無茶な、依頼をしてすみません（笑）。お陰様で本書が完成しました。この場をお借りして謝意を表します。特に本ケースの舞台モデルとなることを快諾していただいたA院長には、感謝いたします。

また、出版の機会を与えてくださった医学通信社の佐伯真理さん並びに他の皆様や関係各位、そしてこの至らないところの多い経営者である筆者を、「For You」という理念のもとに志を同じくして集まり支えてくれた株式会社ニューハンプシャーMCのみんな。心から深謝申し上げます。

そして、私の最愛の家族である妻のつきみと小さな娘なあえ、そして両親へ。この本を書きあげるための時間を私に与えてくれたことを感謝しています。夫として父として、そして息子として、時間も十分取れずに役目が十分に果たせてないこんな私を支えてくれて本当に本当にありがとう。

参考文献

Kotler P, Hayes T, Bloom PN "Marketing Profesional Services" Learning Network Direct, Inc, 2002〔フィリップ・コトラー、トーマス・ヘイズ、ポール・ブルーム（白井義男監修、平林祥訳）『コトラーのプロフェッショナル・サービス・マーケティング』ピアソン・エデュケーション、２００２年〕

松下幸之助『素直な心になるために』ＰＨＰ研究所、１９７６年

ヤン・カールソン著（堤猶二訳）『真実の瞬間――ＳＡＳのサービス戦略はなぜ成功したか』ダイヤモンド社、１９９０年

Davis SM, Dunn M "Building the Brand-driven Business : Operationalize Your Brand to Drive Profitable Growth" Jossey-Bass Inc Pub, 2002〔スコット・M・デイビス、マイケル・ダン（電通ブランド・クリエーション・センター訳）『ブランド価値を高めるコンタクト・ポイント戦略』ダイヤモンド社、２００４年〕

Reichheld FF, Sasser E Jr "Zero Defections: Quality Comes to Services" – Harvard Business Review, 1990

『医業若しくは歯科医業又は病院若しくは診療所に関して広告し得る事項及び広告適正化のための指導などに関する指針（医療広告ガイドライン）』平成19年3月30日付医政発第０３３００１４号

柴田　雄一　（(株)ニューハンプシャーMC代表取締役・上席コンサルタント）

南ニューハンプシャー大学院にてMBA（経営学修士）取得後、大手経営コンサルティング会社に在籍。2004年、株式会社ニューハンプシャーMC設立。

経営者として、また医療経営のプロフェッショナルとして医療経営支援と医療人材紹介ビジネスに挑む。独特の観点から切り込んでいくユニークなメソッドは即効性に長け費用対効果も高いと評価を得ている。

http://www.foryou2004.jp/

クリニック経営・成功の法則
“集患”プロフェッショナル 2016年改訂版
～腕の良い医師が開業してもなぜ成功しないのか～

＊定価は裏表紙に表示してあります

2009年 8月20日　第1版第1刷発行
2016年 1月18日　第2版第1刷発行
2017年 6月12日　第2版第2刷発行

著　者　　柴田　雄一
発行者　　清水　　尊

発行所　医学通信社
〒101-0051　東京都千代田区神田神保町2-6　十歩ビル
TEL　03-3512-0251（代表）
FAX　03-3512-0250

https://www.igakutushin.co.jp/
※　弊社発行書籍の内容に関する追加情報・訂正等を掲載しています。

装丁デザイン：冨澤　　崇
図版・イラスト：荒井　美樹
印刷・製本：株式会社　アイワード

 ISBN978-4-87058-605-5